U0227472

认知功能障碍康复学

主 编 陈立典

科学出版社

北 京

内 容 简 介

本书共 9 章，主要围绕认知功能障碍的成因、评估、康复治疗以及科学研究等方面展开论述。全书详尽地阐述了认知功能障碍的解剖结构、神经科学基本理论、病理学、脑成像学表现、认知功能障碍的评估以及成人与儿童认知功能障碍的康复治疗，并在最后一章介绍了认知功能障碍相关的研究方法。本书内容详实、知识全面、设计科学、实用性强。

本书可作为从事认知康复专业人员使用的工具书，也可作为社区认知康复及临床认知康复继续教育的教材。

图书在版编目（CIP）数据

认知功能障碍康复学 / 陈立典主编. —北京：科学出版社，2018.6
ISBN 978-7-03-058028-3

Ⅰ. ①认… Ⅱ. ①陈… Ⅲ. ①认知障碍–康复 Ⅳ. ①R749.1

中国版本图书馆 CIP 数据核字(2018)第 131574 号

责任编辑：鲍 燕 曹丽英 / 责任校对：张凤琴
责任印制：赵 博 / 封面设计：陈 敬

科 学 出 版 社 出版
北京东黄城根北街 16 号
邮政编码：100717
http://www.sciencep.com

三河市春园印刷有限公司印刷
科学出版社发行 各地新华书店经销
*
2018 年 6 月第 一 版 开本：787×1092 1/16
2025 年 1 月第七次印刷 印张：18 1/2
字数：439 000
定价：98.00 元
（如有印装质量问题，我社负责调换）

《认知功能障碍康复学》编委会

主　　编　陈立典

副 主 编　穆克利　陈　旸

审　　稿　林克忠　林国徽　徐庆士

编　　委　（以姓氏笔画为序）

　　　　　刘　娇（福建中医药大学）

　　　　　陈　旸（Duquesne University）

　　　　　陈立典（福建中医药大学）

　　　　　林海鸣（福建中医药大学）

　　　　　贾　杰（复旦大学附属华山医院）

　　　　　黄滢珊（福建中医药大学）

　　　　　曾　奕（福建中医药大学）

　　　　　穆克利（Creighton University）

秘　　书　韩　平（福建中医药大学）

前　言

　　认知功能障碍康复学是一门研究认知发育障碍或因伤病导致的认知功能障碍评估、预防和治疗，促进认知功能障碍患者功能与能力最大限度恢复的医学学科，也是临床康复医学的一个重要分支。认知是指大脑接受外界信息、获得知识和应用知识的过程，包括信息的输入、编码、储存、提取这几个过程，是人类最基本的心理过程，包括知觉、学习、记忆、语言、视空间、执行、计算、理解判断等。认知功能障碍主要包括记忆障碍、定向障碍、语言障碍、视空间能力受损、计算能力下降、判断和解决问题的能力下降。

　　随着认知康复医学的发展，认知功能的评估和训练已渗透到各个领域，本书主要围绕认知功能障碍的成因、评估、康复治疗及科学研究等方面展开讲解。全书共9章，详尽地讲述了认知功能障碍的神经科学基本理论、解剖结构、病理学、脑成像学表现，以及认知功能障碍的评估与康复方法，并在最后一章介绍了认知功能障碍的一些研究方法。在认知功能障碍临床康复措施部分，根据成人与儿童认知功能的不同特点，分为成人认知功能障碍的康复与儿童认知功能障碍的康复。本书可作为从事认知康复专业人员使用的工具书，也可作为社区认知康复及临床认知康复继续教育的教材。

　　本书在编写的过程中得到了美国职能治疗研究院院士、台湾大学医学院职能治疗学系林克忠教授，广东省残疾人联合会作业治疗部林国徽主任，成都徐庆士康复工作室徐庆士先生的大力支持！在此表示衷心的感谢！

　　由于编者水平有限，书中若有疏漏或不妥之处，恳请广大读者不吝指正和提出宝贵意见！

陈立典

2018 年 4 月

目　录

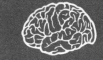

第一章

概　述

第一节　认知神经科学的起源和发展

认知神经科学（cognitive neuroscience）是一门医学学科，旨在探讨认知历程的生物学基础。主要的目标为阐明心理历程的神经机制，也就是大脑的运作如何造就心理或认知功能。认知神经科学为心理学和神经科学的分支，并且横跨众多领域，如生理心理学、神经科学、认知心理学和神经心理学。认知神经科学以认知科学的理论、神经心理学、神经科学及计算模型的实验证据为基础。

一、认知神经科学的起源

在 1980 年之前，神经科学和认知心理学这两个领域之间几乎没有互动。在 19 世纪 70 年代，"认知神经科学"（cognitive neuroscience）这个名词在纽约市一辆计程车的后座诞生，由 George A Miller 和 Michael Gazzaniga 共同创立。

17 世纪牛津大学自然哲学教授 Tomas Willis 是第一个将异常行为与脑结构变化联系起来的解剖学家，他认为特定的脑损伤与特定的行为缺陷有联系，并且大脑皮质可能确实是使我们成其为人的物质基础。其与 Christopher Wren 共同绘制了当时及此后 200 年内最为精准的人类大脑图，并为许多脑区命名。肇始于 Willis 的一些观点和知识基础经过几百年的沉淀，终于发展成为我们今天所知道的认知神经科学这个领域。

认知神经科学旨在阐明心理活动尤其是人类心理活动的脑基础（the neural bases of the mind），以揭示心理与脑的关系。这一特色是其被广泛关注的一个重要原因。但认知神经科学的这一目标并非现在才有。1819 年，Franz Joseph Gall（1758—1828）和他的学生 J G Spurzheim（1776—1832）提出所谓"颅相学"（phrenology）拓展了这种观点并且发展出定位主义观点，他们认为大脑有 35 个左右的特异性功能。这些功能被认为由特定脑区负责，这一观点可算是朝此目标努力的一次大胆尝试。但是由于那个时代不具备达到这一目标所必须拥有的两个基本条件：①采用独特的实验方法控制和分析人的心理过程；②可以用于研究人类脑功能的无创性技术和设备，颅相学家们的努力无疑是失败的。

1861 年，在法国，Paul Broca 在治疗一位脑卒中患者后发现，该患者可以理解语言，但是不能讲话。这位患者脑损伤区域位于左侧额叶下部，这部分脑区被称作 Broca 区。1876 年，德国神经学家 Carl Wernicke 报告了另一个脑卒中患者的语言障碍，与 Broca 的患者不同，Wernicke 的患者说话听起来很流利但实际上却没有任何意思，而且存在语言理解障碍。这位患者的脑损伤部位位于左半球更靠后的区域，颞叶和顶叶的交界区附近。Broca 和 Wernicke 所治疗的那类患者支持了特定脑区对人类行为（如语言）有重要作用这一观点，即局部脑损伤引起特定行为缺陷。

如果不同脑区完成不同的功能，那么它们的细胞形态也将不同，基于这种观点，德国的一些神经解剖学家开始潜心研究不同脑区的细胞类型。根据细胞结构，Korbinian Brodmann 将大脑皮质划分为 52 个特征不同的解剖区域。很快，更多的研究者发现细胞结构学中描述的不同脑区在很大程度上确实代表了不同的功能。

1873 年，Camillo Golgi 首创新的染色法——Golgi 染色法，即一种向单一神经元注入银的染色法，以此对神经系统进行周密的研究，并发现了脑与脊髓的细微构造。1885 年他发现了神经的细微细胞——Golgi 细胞。Golgi 的染色法启发了西班牙的神经组织学家 Santiago Ramón y Cajal，1903 年他改进了神经组织学的染色方法，创建了还原硝酸银染色法，他为神经细胞是神经系统基本结构单位提供了许多有力证据，认为每个神经细胞都是独立的，他还发现神经元内的电传导是单向的，只能从树突传到轴突。他阐明了神经细胞间的真正关系，对神经元学说的确立有重要贡献。1906 年他与 Camillo Golgi 分享了诺贝尔生理学或医学奖。

1897 年，英国生理学家 Sir Charles Scott Sherrington 在 Cajal 创立的神经元学说基础上，首先提出使用突触（synapse）这个术语来描述一个神经元与另一个神经元之间的连接，并认为神经元与神经元之间在这个部位进行信息沟通，而这个部位最早由 Cajal 在光学显微镜水平作组织学描述。

Ramón y Cajal、Sherrington 和 Brodmann 等发现，尽管特定的神经区域负责某项独立的功能，不同脑区的微观神经结构支持定位主义观点，但这些区域是相互连接的。神经元与大脑结构必须在它们与整体的关系中被理解，它们组成的网络及它们之间的相互作用才是人类表现出整体、综合行为的原因。简而言之，大脑神经网络的整合才可能产生心智。

在神经科学家探索大脑的同时，心理学家也在研究心智。在实验心理科学诞生之前，对心智的探讨是哲学家们的工作，最早至少可以追溯至古希腊人。他们对知识的本质及我们如何认识事物有着极大的兴趣，如柏拉图和亚里士多德等哲学家试图阐明人类知识的本质。柏拉图认为：最重要的知识来源于人们不依赖感觉经验而是来源于能够凭借天赋获知的概念，如美德。另如笛卡尔和莱布尼茨等哲学家也认为仅凭思维和推理就能获得知识，这种立场被称为理性主义（rationalism）。与之形成对比的是，哲学家亚里士多德认为人类通过如"所有的人都是会死的"这类从经验中习得的规则来探讨知识。这种哲学立场，则是经验主义（empiricism）。而在 18 世纪，康德试图调和理性主义和经验主义，主张人类的知识既依赖于感觉经验，也离不开心智的天赋能力。

一直到 19 世纪实验心理学诞生，心智的研究一直是哲学家们的领地。德国心理学家、生理学家 Wilhelm Wundt 及其学生创立专业的心理学实验室，运用实验内省法、反应时法等研究方法，对人的感知觉、反应速度、注意分配、感情及字词联想的分析等进行了研究，取得了大量重要成就，开创了实验心理学（运用较为系统的研究心理过程的实验方法）。然而，在其后的几十年间，实验心理学逐渐为行为主义所统治。依照行为主义者如 John Broadus Watson 的观点，心理学不应该研究意识，只应该研究行为，严格限于研究可观察的刺激与可观察的行为反应之间的关系，把行为与意识完全对立起来。在研究方法上，行为主义主张采用客观的实验方法，而不使用内省法。这一观念实际上是否认心智的存在。尤其是在北美洲，行为主义统治心理学领域直至 20 世纪 50 年代。

到 1956 年，学术界的氛围发生了剧变。George Miller 总结了一系列表明人类思维能力有限度的研究，他认识到，尽管行为主义可以提供重要的理论，但是不能用于解释一切人类的学习过程。Miller 开始把大脑作为一个综合的整体，进而去理解它的运作方式，即理解大脑和心智的工作方式。神经科学家和心理学家都做出了这样的结论：大脑作为一个整体一定大于其部分之和，大脑一定能产生心智。但它是如何做到的呢？认知神经科学这一术语诞生于 20 世纪 70 年代，因为那时神经科学和心理学又一次走到了一起。神经科学需要心理学关于心智的理论，而心理学则准备好对大脑的工作方式作更深的了解。二者结合的结果就是认知神经科学。

二、认知神经科学的发展

虽然"认知科学"一词在 1973 年就已经出现，但是直到 1995 年，麻省理工学院出版社推出的专著《认知神经科学》正式确立神经科学为一门独立新学科。该书由著名科学家、裂脑研究专家葛詹尼加（Gazzaniga）教授主编，170 多位国际著名学者分别为全书 11 篇 92 章撰文，全书 1400 多页，200 万字，百余张插图和 27 张彩图。这本巨著全面描绘了认知神经科学是研究人类心灵脑机制的科学，并把它确立为一门崭新的独立学科。同时，科学研究方法的进步，使得认知神经科学在 1995 年之后成熟起来。20 世纪 70~80 年代兴起的神经生物学和分子生物学新技术为脑科学在分子、细胞等微观水平上的进一步研究提供了可能；20 世纪末出现的新的科学技术成为认知神经科学重要的研究方法。这些技术包含了经颅磁刺激、功能性磁共振成像技术、脑电图和脑磁图。有时也会使用到其他的脑造影技术，如正子断层扫描造影和单光子电脑断层扫描。这些手段为认知科学家特别是心理学家提供了直接观察正常人心灵变化的脑功能动态变化规律的方法。另外其他的技术还包含微神经图、脸部的肌电图和眼球追踪仪。整合神经科学试着将不同领域和不同尺度（如生物学、心理学、解剖学和临床经验）所得到的研究成果，整合成一个统合的描述性模型。

认知神经科学自诞生以来，就成为国际科学研究的一个前沿和热点，并且受到多国政府的高度关注。1989 年 7 月 25 日，美国总统签署了国会通过的法令，将 20 世纪 90 年代称为"脑的十年"，呼吁美国民众、各种组织机构（神经科学研究社团、各级政府）积极促进神经科学的发展。这项议案列举了 20 条理由来说明进行脑研究的科学与社会意义，以及开展"脑的十年"的必要性及紧迫性。我们将这 20 条进行简单归纳，可以概括为 3

个方面。首先，列举了脑研究发展中开辟了广阔前景的新科学技术，包括脑成像技术、计算神经科学、分子神经生物学、分子遗传学、分子免疫学和药理学等方面的进展。在过去25的年间，共有15位神经科学家获得诺贝尔生理学或医学奖，作为脑研究充分吸收当代科学技术取得的丰硕成果的一种标志。其次，列举了人口老龄化、神经系统疾病及药物滥用等医学问题和社会问题的严重性和亟待解决的迫切性。再次，列举了针对人类思维、情感脑机制的认识来建立神经网络模型研究的可能性和必要性。美国政府和科学界对上述3方面的现实问题高度重视，并提出发展神经科学的倡议。世界各国脑研究领域的科学机构和科学家们，对美国政府倡议的"脑的十年"计划都感到非常振奋，并做出了积极的响应。随后欧洲、日本及其他发达国家先后开展了"脑科学计划""国际人类前沿科学计划"等大型研究计划，并将这项内容列为各国科学发展的重大战略内容。我国科学技术部和自然科学基金委员会也将脑研究课题列为国家攀登计划，还批准了多项与神经科学发展有关的重大、重点研究项目，如脑内单胺神经元的整合功能研究、脑神经网络功能的非线性动力学研究、整合及相关回路研究、脑下垂体前叶的肽能神经支配、视中枢神经元对视觉信息特征提取、中枢神经生长的实验研究、神经元核膜上甾体激素受体的研究等。但是，我国在认知神经科学的研究与目前国际上该领域的发展状况相比，还存在起步较晚、研究队伍规模偏小的问题。我国政府已经意识到当前我国在脑高级功能方面研究的不足，在2005年发布的《国家中长期科学和技术发展规划纲要》中，将"脑科学与认知科学"列为八大科学前沿之一。

2005年3月，科技部在认知神经科学领域布局成立了两个国家重点实验室，即中科院脑与认知科学国家重点实验室和北京师范大学认知神经科学与学习国家重点实验室。此外，国家还在该领域布局了多个重大或重点项目，例如，973计划、攀登计划和国家科技部基础性工作专项等。可以说，在国际研究潮流及大背景的促进下，我国认知神经科学的研究也迎来了前所未有的发展机遇。

第二节　认知神经科学的基本理论

认知神经科学之所以能够成为一个独立的科学分支，使科学家们能够着手探索人类大脑认知活动的内部机制，源于两大基本理论——功能定位理论和神经元理论的提出和发展。

一、功能定位理论

心理功能的物理源头的定位是认知神经科学的一个核心问题。如前所述，Broca医生发现运动性失语症，是由于左额下回后1/3脑结构的受损所导致，因此，脑的功能定位理论指导了当时对脑高级功能的研究，以至于在之后的近百年，科学家们试图通过解剖学和生理学方法，在脑内为每一种大脑高级功能找到一个相应的中枢，或一种结构有别于其他的特异细胞。但是到20世纪80年代前后，进一步的研究中，否定了祖母细胞（grand mother cell）是识别熟悉面孔的特异细胞，功能定位理论似乎走到尴尬的境地。20世纪，人们又运用"缺损法"和"刺激法"来论证功能定位理论，进一步揭示了心理活动的脑解剖学和生理学基础。如今，由于有了无创性脑成像技术，古老的功能定位理论又焕发出新的生机。用细胞电生理方法和脑成像相结合的途径，采用脑激活区作为机能定位的客观指标，确定了额、顶、颞叶皮层中有一种镜像神经元（mirror neuron），是人类社会交往的脑科学基础。脑中的神经元网络，一般相信是储存特定记忆的所在；而镜像神经元组则储存了特定行为模式的编码。这种特性不单让我们可以"想都不用想"就能执行基本的动作，同时也让我们在看到别人进行某种动作时，自身也能做出相同的动作。传统探究现象学的哲学家早就提出：对于某些事，人必须要亲身体验，才可能真正了解。对神经科学家而言，镜像神经元系统的发现，为该想法提供了实质基础，也明显改变了我们对人类理解方式的认知。因此，认知神经科学的发展走了一条否定之否定的螺旋式发展道路。神经心理学和功能定位理论在世界上受到了普遍的重视，各种成果相继问世，从而为当代认知神经科学的研究奠定了良好的基础。

二、神经元理论

神经元理论认为，神经元是特化的细胞类型，是神经系统功能的基本单元。这是现代认知神经科学的主要基础之一。该理论正式为人们所接受，应归功于 Camillo Golgi。1873年，他发明了硝酸银浸染法用来有选择地标记单个神经元，使不同类型的神经元能够彼此区别开来。1887 年，西班牙的 Santiago Ramón y Cajal 借鉴这一方法，初步证实了纤维末梢与其他神经细胞之间存在着非偶然联系方式。1921 年，奥托·洛伊又进一步证实了突触之间信息传达的化学方式。随后几十年对突触以化学方式传达信息的功能的研究取得了重大突破，包括通过受体激活发现了先前假想存在的神经元传送体及其活动功能、通过释放神经元传送体而对分子活动的揭示，这些为解释神经元计算和存储外界信息的方式提供了很好的基础。随着神经元标识技术的出现，细胞结构学和神经束勾绘技术的发展成为可能。前者通过大脑外皮层毗邻区域的细胞形态来识别功能特性的替补方式，其发展进一步加强了功能定位主义的观点；后者则通过特化组织浸染技术揭示了不同大脑区域之间及大脑区域内部的联系方式。此外，神经元理论还为理解神经细胞通过其电学属性而描绘的信息提供了帮助。神经组织的电学属性早在 19 世纪初就被发现，直到 19 世纪末，杜波伊斯·雷蒙德等证实了神经组织（神经传导）中电学潜能的扩散功能、神经膜在维持并传导电荷（负电波）的过程中所发挥的作用及传导速率。20 世纪 20 年代，洛德·亚德里安运用新型阴极射线管和增强技术，发展了记录单个神经元"活动"潜能的手段，发现了通过活动潜能所进行的神经传导的"全或无的属性"，证实了活动潜能的频率就是神经元所传导信息的通过时间。1947 年，芬兰生理学家 R.格拉尼特直接将电极置于皮肤表面来记录神经元活动，从而最终导致了研究大脑活动的非损伤方法的建立。随着单个神经细胞记录和大范围电生理学技术的掌握，20 世纪中叶，对哺乳动物的单个神经元的研究导致了"中心-外围感觉领域"概念的发展。

除了上述功能定位理论和神经元理论的提出和发展以外，以下不同领域的理论也为认知神经科学的发展做出了贡献。

三、物理符号论、信息加工学说和特征检测理论

物理符号论是人工智能研究中形成的认知科学理论，信息加工学说是认知心理学中的基本理论，特征检测理论是神经生理学发展中出现的理论学说，三个领域的理论一脉相通。20 世纪 50 年代计算机科学和人工智能诞生不久，就试图把人类的智能用物理符号加以表达，再转化为机器语言的编程，以便在机器运行这些程序中实现人工智能。心理学家以产生式原理用"如果……那么……"的符号形式，表达了人类解决问题的思维过程；而逻辑学家用数理逻辑符号表达了人类的认知过程，两者分别形成了人工智能的心理学派和逻辑学派；认知心理学家们则吸收物理符号论的原理，把人类认知活动视为信息加工过程。20 世纪上半叶，在心理学中占主导地位的理论是行为主义，当时实验心理学也主要是研究简单的感觉、运动和记忆等心理过程。20 世纪 50 年代末，计算机科学和信息科学迅速发展，在 50 年代末形成了利用信息加工的概念，形成认知主义的理论思潮。随后，传统实验心理学也采用信息加工的理论观点，研究感觉、运动、记忆、知觉等心理过程。高层次心理过程的研究，如概念形成、问题解决、语言运用等，也在信息加工理论下迅速开展起来。到 80 年代，完整的认知心理学体系已经建成。认知心理学与认知科学在理论和方法学上有许多共同之处，其差别仅在于认知心理学以人类认知过程为研究对象，而认知科学面对各种智能系统（人、动物和机器等智能系统）。经过 40 多年的研究，认知心理学发现人类认知活动所加工的信息相当复杂，有许多特性，如可描述性、层次性、方向性、阶段性和实体包容性，并不能简单地使用信息"熵"进行计算。认知心理学在认知过程研究中，经常使用信息加工的名词，形成了两类加工过程的基本概念，即自动加工过程和控制加工过程。

四、联结理论、并行分布处理和群编码理论

联结理论认为，认知活动本质在于神经元间联结强度不断发生的动态变换，它对信息进行着并行分布式处理，这种联结与处理是连续变化的模拟计算，不同于人工智能中离散物理符号的计算，因而又称为亚符号微推理过程。这种连续模拟计算的基础就形成了一定数量神经元的并行分布式群编码。由此可见，认知心理学从人工神经元间群编码的理论中吸收其信息加工的并行分布式处理的概念，神经生理学则吸收了神经元群编码的理论概念，遂使三个领域一脉相通，在神经元活动的时空构型中找出认知活动的神经基础。

五、模块论或多功能系统论

受到计算机编程和硬件模块的启发，模块论认为人脑在结构与功能上都是由高度专门化并相对独立的模块组成，这些模块复杂而巧妙地结合后，是实现复杂精细认知功能的基础。20 世纪 80～90 年代，模块论已发展为多功能系统论，为记忆的发展做出了贡献。

六、基于环境的生态现实理论

基于环境的生态现实理论认为，认知决定于环境，发生在个体与环境交互作用之中。美国心理学家 Gibson 认为生物演化中外界环境为生物机体提供了足够的信息，使之直接产生知觉。脑功能区、模块的分化、细胞发育和生物化学与生物物理机制的发展，均与生态环境的变迁有关。

第三节 认知功能障碍康复发展

在康复的临床实践过程中，人们发现仅仅关注躯体功能康复是远远不够的。不管是康复专业人员、抑或患者及其家属都认为，认知损害是在所有的障碍中影响患者最终康复结局最为重要的因素。1998 年，美国国立健康研究院（National Institute of Health，NIH）发表了 NIH 共识称："脑外伤患者的康复应包括认知和行为学的评估和治疗。"到今天，认知障碍的康复已成为脑损伤患者康复治疗中不可或缺的重要组成部分。

美国脑损伤学会（Brain Injury Association of America）的定义为：认知康复是指系统地运用医学和治疗学专科手段用以改善认知功能和因单一或多方面认知损害而受到影响的日常活动。美国康复医学会脑损伤多学科特别兴趣小组（The Brain Injury Interdisciplinary Special Interest Group of the American Congress of Rehabilitation Medicine）将其定义为：认知康复是在对患者脑-行为关系的损害评价和理解基础上，围绕功能展开的治疗性活动体系，通过强化、重建既往已经学会的行为模式，或者建立新的认知活动模式及代偿机制来实现功能的变化。

在过去的几十年间，在为患者提供认知康复治疗的过程中，临床工作者们已积累了大量的、富有成效的临床经验。几十年来，基于临床经验的认知康复在发达国家迅速发展并已成为神经康复的一个常规治疗部分。随着认知康复的深入发展，亟需对认知康复疗效的确切性进行科学、客观的评价以获得科学研究证据的支持。

最早期的认知功能障碍康复的发表历史来源已显得模糊不清。纵使如此，还是可以找到 Boake 关于认知功能障碍康复发展的总结。

认知功能障碍康复的历史可以追溯到第一次世界大战（简称一战）。第二次世界大战（简称二战）后，为了满足从战区归来脑损伤士兵的需求，进一步刺激了这些康复方法的发展。事实上，在 1920 年一战之后使用的许多认知康复技术和策略至今仍在沿用。

例如，自二战以来，发展脑损伤患者与现实生活直接相关的功能性技能被一直强调并加以重视。虽然追溯关于认知功能障碍康复的第一次记录几乎是不可能的，但是在一战以后，最早的一些相关记录便开始显现。例如，德国政府创建了"士兵学校"以满足退伍军人的需要。这实际上是为受伤士兵提供的康复医院。当时使用的评估手段与目前心理学家们使用的心理测试技术类似。这些评价包括具体技能的测量，与今天的康复和训练设施类似的工作样本测试。同时，德国人对患者进行长期随访。与如今的许多项目不同的是，这些早期的认知功能障碍康复并没有强调注意力、专注力或记忆策略的训练。

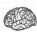

　　Boake 回顾了一战和二战之后认知康复训练在苏联的一些发展。Alexander Luria 则提供了关于这一领域在苏联的第一个全面回顾。他关注了一群在苏联乌拉尔山脉地区进行神经外科康复的士兵。我们今天使用的许多认知康复训练技术便是由 Luria 发明的一些康复技术的分支。他的认知康复模式包括个体的神经认知功能评估，分析各种自适应机制，评估可帮助患者消除障碍的潜在能力。他还研究了可用于改善记忆的不同药物治疗。总的来说，Luria 的认知康复模式是采用一个双管齐下的策略，旨在加强患者的潜在能力并引导患者使用新的补偿技能。

　　Boake 还描述了认知康复训练在英国二战后的早期发展。英国两个最好的脑损伤康复中心分别位于牛津和爱丁堡。Zangwill 也许是将认知训练中所谓的替代和直接再培训这两种方法进行对比的第一人。替代方法强调引导脑损伤患者提高可以代替损坏部分的能力。直接再培训涉及各种形式的精神练习，旨在加强患者的心智。Zangwill 通常忽视直接再培训方法的作用。像今天的许多治疗师一样，Zangwill 也认为直接再培训的方法在转移或移行到实际生活中的潜力有限。

　　Zangwil 对认知康复训练的另一个主要的贡献便是提供了第一个关于失语症治疗的系统评价。与此同时，认知康复训练在欧洲得到了发展，美国也对脑损伤康复产生了兴趣，被 Franz 描述为一种 "nervous and mental reeducation"（神经和精神再教育）。这个描述影响深远，它与至今仍在刊发的一本精神病学杂志标题类似——*the Journal of Nervous and Mental Disease*。Franz 梦想是在美国组织第一个康复研究机构，并将失语症和神经科学的研究包含其中。

　　第一次和第二次世界大战导致了各种各样康复技术的大发展，其中也包括了认知康复。Boake 指出，二战以后，美国的脑损伤康复中心直到今天仍是各种研究的中心聚集之地。许多中心已经建立了跨学科团队治疗脑损伤的患者。在美国，大多数早期的认知康复技术发端于心理学家和语言病理学家。

　　在 1970 年和 1980 年，受认知心理学发展的刺激，认知康复领域经历了巨大的变化并在 1960 年迅速成长。这些发展受到了一系列杰出理论的影响，包括 Luria 提出的许多关于认知神经科学和认知障碍治疗的重要观点。随后，一些研究人员研究了各种新的康复技术对认知障碍的影响。例如，由 Miller 制订的恢复损伤的功能和探求可以减少日常生活中不良影响的方法，以及由个别认知训练及社会活动等多种训练手段组成的康复训练取得了一定的成果。新的刊物如 *the Journal of Head Trauma Rehabilitation and Neuro Rehabilitation* 记录了认知康复技术的进步，这些出版物的发展也推动了人们进行该领域研究的热情。20 世纪后期，一些有影响力的认知康复技术、应用和模型程序纷纷发表。1990 年，认知康复的理念转变为一种让患者及家属可以减少损失的管理方法。现代认知康复是指对患者大脑行为先做出评估后而进行统计、功能定向的治疗性活动，其目标是提高患者个体处理和解释信息的能力，改善在家庭和社会生活中各方面功能，即改善与每位患者的日常生活活动（activities of daily living，ADL）相关联的各种功能。实际上，认知康复是一个干预系统，通过改善再处理和解释信息方面的障碍或改变环境来提高日常功能性能力。它的狭义概念主要是针对获得性（后天性）脑损伤导致认知功能（如注意力、记忆力、执行能力等）障碍而采取的系统处理方法；从广义上说，还包括个人精神疗法、职业咨询、职业训练及个人/家庭的咨询服务在内的各种内容。

随着医学和其他学科的发展，对认知障碍康复的研究也越来越深入。将计算机、多媒体、远程通信、虚拟现实等高新技术运用于脑损伤后认知功能障碍的康复是国际趋势。其中，远程网络、虚拟现实技术等为脑损伤后认知功能障碍的评定和康复提供了全新的思路。

此外，我国传统医学多年的临床实践表明，针灸是改善认知功能障碍的有效途径，如何充分发挥中医康复的特色优势，将针灸或越来越多的中医康复手段运用于脑损伤后认知功能障碍的康复治疗，丰富认知功能障碍的康复手段，也许是未来认知功能康复研究的新方向和突破口。

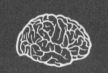

第二章

中枢神经系统功能解剖

神经系统可分为中枢神经系统（central nervous system，CNS）和外周神经系统（peripheral nervous system，PNS），外周神经系统是指神经系统在 CNS 之外的其他所有成分。CNS 可视为神经系统中进行命令和控制的部分，而 PNS 担负着传递信息的作用——将感觉信息传递到 CNS，并将 CNS 发出的运动指令传递到肌肉，从而对肌肉的自主运动（主要由躯体运动系统发挥作用），以及平滑肌、心脏和腺体的非自主运动（主要由自主神经系统发挥作用）进行控制。本章将主要介绍 CNS，对其功能解剖做回顾性的讲述。

第一节 端 脑

端脑是脑的最高级部位，由左右大脑半球构成，大脑半球为中枢神经中最大的结构，左右各一，上面观略呈卵圆形。在大脑半球表面，呈现许多深浅不同的裂或沟，沟裂之间有隆起的脑回。胎儿 5 个月发生沟、回，在出生后逐渐完成。沟裂的产生是因为大脑皮质各部在发生上快慢不匀所致，发育快的露在表面而将生长慢的部分挤入深部。人类大脑皮质的皱褶有着功能上的特殊意义，因为这些皱褶的存在，使约 2/3 的皮质被折叠到脑的沟裂中，这使得神经元之间形成非常紧密的三维联系，能使轴突的长度缩短，也因此使得神经传导速度变得更快。大脑皮质含有大量的神经元胞体，相对于皮质下的主要由轴突构成的部分而言颜色较深，因而称"灰质"，而深部的称"白质"，因此白质区是联结大脑皮质和其他脑区的数量庞大的轴突组成。以下将分别讲述端脑的灰质（皮质）和白质（髓质）的结构和功能。

一、端 脑 皮 质

（一）解剖学分区

大脑的两个半球主要可以分为五叶，分别为额叶、顶叶、颞叶、岛叶和枕叶（图 2-1、2-2）。额叶（frontal lobe）和顶叶（parietal lobe）由中央沟隔开；而外侧裂则将颞叶（temporal lobe）与额叶、顶叶分隔开来；大脑背侧的顶枕沟和腹外侧的枕前切迹则将枕叶（occipital lobe）与顶叶、颞叶分隔开来；岛叶位于外侧沟深面，被额叶、顶叶、颞叶所覆盖。这五叶分别担负着不同的功能，每个叶在解剖结构上都有着与其他叶区分的明显标志，比如脑的明显沟裂，而这些脑区的命名来自于其对应位置的颅骨（图 2-1 和图 2-2）。

左右大脑半球之间的联系是由发源于皮质神经元并横穿胼胝体（conpus callosum）的轴突完成的，胼胝体是神经系统中最大的一个白质连合（commissure）。

（二）按神经元分层的复杂程度分区

大脑皮质典型的六层结构详述如下（图 2-3）。

（1）第一层为分子层（molecular layer），较薄，约占皮质厚度的 10%，细胞较少，以水平细胞为主，而水平纤维较多。

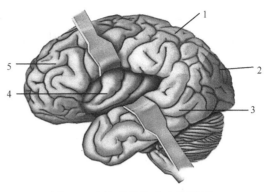

图 2-1 大脑半球分叶（左侧面）

1. 顶叶（parietal lobe）；2. 枕叶（occipital lobe）；3. 颞叶（temporal lobe）；4. 岛叶（insular lobe）；5. 额叶（frontal lobe）

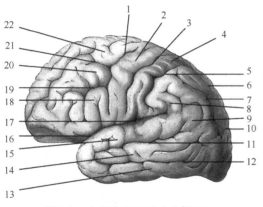

图 2-2 大脑表面沟回（左侧面）

1. 中央前沟（precentral sulcus）；2. 中央前回（precentral gyrus）；3. 中央沟（central sulcus）；4. 中央后回（postcentral gyrus）；5. 中央后沟（postcentral sulcus）；6. 顶枕沟（parietooccipital sulcus）；7. 顶内沟（intraparietal sulcus）；8. 缘上回（supramarginal gyrus）；9. 角回（angular gyrus）；10. 枕横沟（transverse occipital sulcus）；11. 颞上沟（superior temporal sulucs）；12. 颞下沟（inferior temporal sulcus）；13. 颞下回（inferior temporal gyrus）；14. 颞中回（middle temporal gyrus）；15. 颞上回（superior temporal gyrus）；16. 外侧沟（lateral sulcus）；17. 颞横回（transverse temporal gyrus）；18. 额下回（inferior frontal gyrus）；19. 额下沟（inferior frontal sulcus）；20. 额中回（middle frontal gyrus）；21. 额上沟（superior frontal sulcus）；22. 额上回（superior frontal gyrus）

（2）第二层为外颗粒层（external granular layer），也很薄，又称小椎体细胞层。主要由大量的颗粒细胞和小椎体细胞密集而成，约占皮质厚度的 9%。

（3）第三层为外椎体细胞层（external pyramidal layer），又可分为深、浅两个亚层，以小型（浅部）及中大型（深部）的锥体细胞为主。

（4）第四层为内颗粒层（inner granular layer），一般占皮质厚度 10%，主要为颗粒细胞的胞体密集组成。

（5）第五层为内锥体细胞层（internal pyramidal layer），又称节细胞层（ganglionic layer），以大型锥体细胞为主，也有小椎体细胞和非椎体细胞，约占皮质厚度 20%。

（6）第六层为多行层（multiform layer），此层因含有多种类型的细胞而被命名。细胞大小不一，尤以梭形细胞居多。

大脑皮质的 90% 都是新皮质（neocortex），这些皮质一般都是由 6 层细胞组成的，其神经元组织方式具有高度特异性。第四层通常是输入层，从丘脑及其他更远的皮质区域接收信息；第六层通常被认为起到输出信息的作用，发出信息到丘脑，从而促进反馈作用。大脑古皮质（又称原皮质，由海马和齿状回组成）、旧皮质（属于异型皮质，由梨状叶的嗅皮质及部分海马旁回组成）

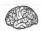

通常仅含 1～4 层神经元，中间皮质（扣带回及部分海马旁回和钩）位于新皮质和异型皮质之间，也分为六层。综上所述，神经元分层的复杂程度也可以作为皮质分区的标准。

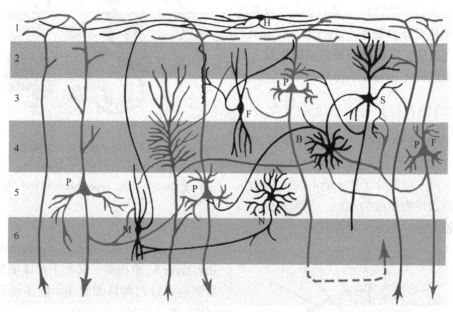

图 2-3　新皮质神经元细胞类型

B. 篮状细胞, F. 梭形细胞, H. 水平细胞, M. Martinotti 细胞, N. 神经胶质细胞, P. 锥体细胞, S. 星形细胞。三角形神经元代表分别范围局限于皮质内，正方形代表传出神经元。圆形代表新皮质神经元相互间及其与传入纤维的典型联系。左侧和右侧的传入纤维属联络性的皮质-皮质联系，中间传入纤维是特异性感觉纤维

（三）细胞结构学分区

与解剖学分区比较，细胞结构学分区是更为精细的划分方式，细胞结构学对大脑皮质的组织进行详细的分析，对细胞之间的相似程度进行判断，进而划分出可能代表某个功能的同质区域。代表性的是 Korbinian Brodmann 所进行的工作，他把大脑皮质分为 52 区，这些区域的划分是依据细胞形态和组织之间的差异进行的（图 2-4）。一般认为 Brodmann 分区法比较合理，在基础和临床方面得到广泛应用。

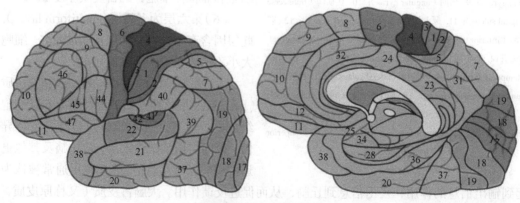

图 2-4　Brodmann 分区

（四）功能分区

大脑皮质的各叶在神经加工过程中发挥着多方面的作用，虽然主要的功能系统一般都能够定位在某个脑叶中，但是也有很多系统是跨脑叶的。换句话说，这些功能系统并不是完全由一个脑叶承担的，大体解剖学上对大脑皮质的进一步分区在某种程度上与不同的感觉或运动功能相关。根据其基本原理，大脑中的认知系统通常由不同的神经网络组成，这些组成成分位于皮质的不同区域。最后，脑的大部分功能都需要皮质和皮质下结构的共同作用，不论是感觉、运动还是认知功能都是如此。以下对已知的高级中枢定位分别简述（图 2-5）。

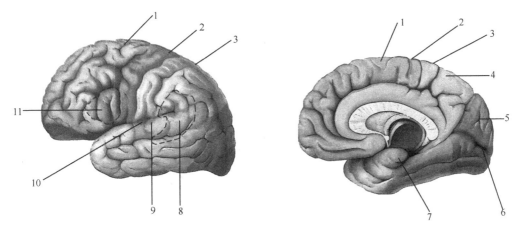

图 2-5　大脑皮质功能区（左半球上外侧面和右半球内侧面）

1. 运动前皮质（premotor cortex）；2. 初级运动皮质（primary motor cortex）；3. 初级感觉皮质（primary sensory cortex）；4. 初级感觉联络区（primary sensory association area）；5. 视觉联络区（visual association area）；6. 初级视皮质（primary visual cortes）；7. 初级嗅皮质（primary olfactory cortex）；8. Wernicke 区（Wernicke area）；9. 听觉联络区（auditory association area）；10. 初级听觉皮质（primary auditory cortex）；11. Broca 区（Broca area）

1. 额叶

（1）初级运动皮质（primary motor cortex）相当于中央前回 Brodmann 4 区和部分 6 区（图 2-5）。在运动的准备、导向和空间组合方面通过相应的传入纤维调节运动皮质的活动。另通过椎体系、锥体外系、皮质丘脑下丘脑纤维、皮质脑桥纤维和皮质网状纤维管理全身骨骼肌运动。该部的功能特点为：①上下颠倒；②左右交叉；③机能代表区的大小与运动精细复杂程度成正比；运动越精细复杂的部位，其代表区越大（图 2-6）。

（2）运动前皮质（premotor tortex）位于 Brodmann6 区，邻近初级运动皮质的前方；延伸到内侧面，在扣带回靠近 24 区；在中央旁小叶前下方，许多功能性运动区分布于此皮质区。

（3）额眼区（frontal eye field）在上运动前皮质的前方，由 6 区、8 区和 9 区的一部分组成，主要接收丘脑小细胞的背内侧核来的投射。额眼区是与眼肌随意运动有关的皮质区，并与眼肌运动有关的头颈肌的协同运动也有关系。人脑的额眼区司两眼的同向偏斜，一般偏向对侧。与此同时，头颈肌有相应的协同运动，如眼转向一侧，头面部也

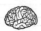

转向同一侧。额眼区受损可导致眼患侧同向偏斜，而刺激则诱导对侧偏斜，此种运动一般是暂时的。

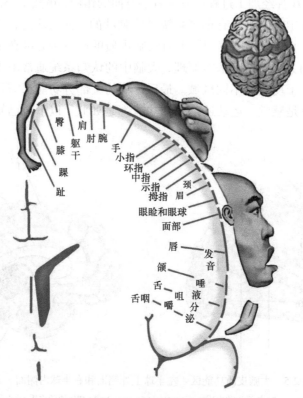

图 2-6　第一躯体运动区

（4）补充运动皮质（supplementary motor area，SMA）由 6 区和邻近 6 区的扣带回 24 区组成。补充运动皮质对运动调控作用在复杂运动中最为重要，与连续空间运动的组织和运动记忆的恢复有关。补充运动区损伤患者的表现为与基底核损伤类似的功能障碍，为运动不能及执行连续复杂运动发生障碍。刺激清醒患者的补充运动区，引起一种急于运动的感觉或一种运动将要发生的预感；补充运动区的面部代表区对发音和形成语言有重要的作用。

（5）前额皮质（prefrontal cortex）主要由 Brodmann 9 区、46 区和 45 区组成。

（6）语言区（language area）通常只有优势半球（左侧）才有语言代表区。运动性语言区（the motor speech area），位于额下回后部，相当于 44 区和 45 区的一部分，又称 Broca 区。损伤此区一般会出现运动性失语症 motor aphasia。运动性失语症只是语言不清楚，有关发音肌并未瘫痪。这种失语症，有的人不能恢复，有的人可以逐渐恢复正常，这说明优势现象不是绝对的。补充失语区（supplementary language area），位于半球内侧面的额内侧回，损伤此区，失语症仅维持数周即可恢复正常。

（7）制止说话区（speech arrest area）每侧半球各有两个区域，即中央回制止说话区（central speech arrestarea）和额上回制止说话区（superior frontal speech arrest area），电刺激时，正在进行的语言突然停止。中央回制止说话区，位于中央前回、后回的喉、面代表区，与中央回发音区向重叠。刺激中央前回引起说话中止的次数 4 倍于中央后回。额上回制止说话区，位于半球内侧面，与额上回发音区相当。

（8）书写区（writing area）位于优势半球的额中回后部（8 区）。此区损伤的患者，不能以书写的方式表达自己的意见，但手部的其他运动功能仍然存在，阅读和说话的功能也不受影响，称为失写症 agraphia。

2. 顶叶

（1）初级躯体感觉皮质（primary somatosensory cortex）位于中央后回的 3a、3b、1 区和 2 区，并延伸到中央旁小叶后部。该部的功能特点为：①上下颠倒；②左右交叉；③机能代表区的大小与该部的感觉灵敏度有关；感觉灵敏度越大的部位，其代表区越大（图 2-7）。

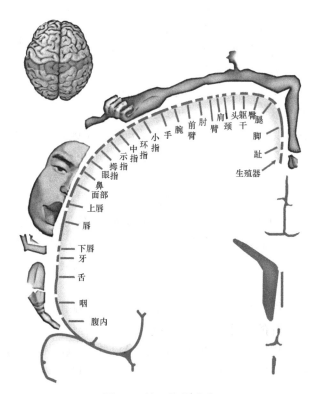

图 2-7　第一躯体感觉区

该区管理躯体的浅感觉和深感觉。但是浅感觉可能在丘脑平面已达到意识阶段，故破坏中央后回时，这些感觉仍然存在。刺激清醒患者的中央后回，患者主观感觉对侧身体麻木或有触电的感觉，有时感到身体某处在运动，但实际上并未运动，极少数可产生痛觉和温度觉；口区的感觉是同侧的，咽、喉、会阴区的感觉可以是双侧的。3 区主要与皮肤感觉有关，2 区主要与关节的深感觉有关，1 区与浅感觉、深感觉均有关系。

（2）第二躯体感觉区（secondary somatosensory area）位于中央后回最下部并延伸到中央前回。刺激患者的第二躯体感觉区所得结果与第一躯体感觉区相似，第二躯体感觉区内身体代表区的定位是头面部最靠前，邻近第一躯体感觉区，而骶区在最后。

（3）皮质的味觉区（gustatory area）尚未完全肯定，一般认为在中央后回下端，头面部代表区的下方，即顶叶的岛盖部（43区）和邻近的岛叶皮质。

（4）顶上小叶在中央后回后方，顶叶上部由5区、7a区和7b区组成。该区的主要功能与对侧肢体精巧的技术性运动有关，对来自皮肤、肌腱、关节和内感受器的刺激进行高级的分析综合。

（5）顶下小叶在人以外的灵长类动物中，位于7区。人类位于该区偏上，且39区和40区于下方交错。

顶上小叶和顶下小叶是重要的联络皮质区，与邻近的感觉皮质间有密切的联系，一般感觉和特殊感觉均在此进行复合和整合，具有高度分析综合的能力。临床上损伤或切除次区，除发生严重的感觉性失语症、对侧上肢、下肢精巧运动障碍外，还可出现种种混杂现象，如肌无力、说话反常和空间定位消失。

3. 颞叶 颞叶皮质包括新皮质、古皮质、旧皮质和过渡型皮质。海马旁回位于颞叶底面内侧部，属旧皮质和过渡型皮质。海马和齿状回属于古皮质。颞叶新皮质在种系发生上较晚，在人类获得高度发展，一般认为跟听、语言、知觉和记忆有关。

（1）听区：第Ⅰ听区（first acoustic area）范围相当于41区，位于颞横回的中部和颞横后回的一部分。第Ⅱ听区（second acoustic area）位于第Ⅰ听区的外侧，相当于42区及其邻接的22区，占颞横回的其余部分及邻接的颞上回。41区是主要的听接受区，42区是主要的听联络区，与41区和42区邻接的22区的一部分也是听联络区。听区与内侧膝状体有往返纤维。

由于内侧膝状体的纤维来自双侧，故单侧内侧膝状体和41区、42区损伤，只能引起患侧听力轻度下降，甚至颞叶广泛损伤，对听力的影响也不大。但单侧损伤后，不易判断声音的来源。颞叶损伤主要表现在语言功能上，特别是优势半球。双侧22区损伤，可导致严重的听觉性失语。此外，左侧颞叶后部损伤，常出现遗忘性失语，患者不能叫出一个熟悉的人或物的名称。

（2）非听区：指颞中回、颞下回、枕颞外侧回、针颞内侧回和颞上回的前端。颞叶后部皮质对颞叶、枕叶和顶叶的感觉运动区可能有复杂的整合作用，可能与听觉性、视觉性语言活动有关。颞叶前部皮质与躯体和内脏活动有关。刺激颞叶前部皮质还会引起听觉记忆和视觉记忆。颞叶癫痫或肿瘤患者也会有幻听和幻视。切除后，不能理解所见物体的意义，并伴有饮食习惯的改变、性行为过盛和情绪反应消失。

4. 枕叶 枕叶几乎全部由17区、18区、和19区组成。

17区为初级视皮质（V1），又称纹区皮质，位于枕叶内侧面，占据距状沟两侧及其后部深面的皮质。初级视皮质接受来自外侧膝状体经视辐射的传入纤维，每个半球的视皮质接受来自两侧半个视野的冲动，代表双侧视野的对侧半。因此，视网膜的上1/4（代表上半视野）与距状沟以上的视皮质相联系，视网膜的下1/4（代表下半视野）与距状沟以下的视皮质相联系。视网膜的周围部激活距状沟皮质的最前部，黄斑区激活邻近距状沟后端的皮质部分。人类的初级视皮质含六层细胞，负责对颜色、明度、空间频率、朝向及运动等信息进行皮质编码。

第二视区（V2）占据18区的较大部分，内含半个视野的全部视网膜代表区，是17区

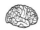

同一代表区的镜像。

第三视区（V3）位于 18 区，是一条邻近 V2 前缘的窄皮质。V3 又分为多个亚区，其纤维均投射到顶叶、枕叶、颞叶的视区。

视觉与联合皮质：通常将新皮质中不能被单纯划分为感觉或运动的部分定义为联合皮质（association cortex）。这些区域接受来自许多皮质区域的输入，其中包含的细胞可能被不止一个感觉/运动通道的刺激激活，其作用很难被单纯地划分为感觉或是运动。以视觉联合皮质为例，虽然初级视皮质对于视觉是必要的，但它和纹外皮质（V2、V3）并不是视知觉加工的唯一位置。顶叶和颞叶中的视觉联合区域在准确视知觉中都扮演着重要的角色，此外，视觉联合皮质在形成心理表象的过程中也被激活，此处的心理表象是指在没有视觉刺激的情况下提取视觉形式的记忆。因此，更高级的心理加工是位于感觉运动交互区域的联合皮质的主要任务。

5. 岛叶　人的岛叶功能尚不清楚，可能与内脏感觉和运动有关，刺激人的岛叶可以引起内脏感觉和运动，如唾液分泌增加、吞咽、打嗝、胃肠蠕动、恶心。岛叶前部对嗅觉和味觉起作用。岛叶是触觉辨别通路，至少是躯体感觉通路的关键区域，通过第二躯体感觉区实现。

二、端 脑 髓 质

在端脑髓质有纤维束及位于半球底部的基底核。

（一）纤维束

大脑白质由神经纤维组成，可分为三类：连合纤维、联络纤维和投射纤维。

（1）连合纤维（commissural fibers）是连合左、右两大脑半球的纤维。

1）胼胝体（corpus callosum）是大脑半球中最大的连合纤维。它在两半球中间形成一个弧形板，其纤维向四面投射到大脑皮质。胼胝体在种系发生上出现较晚，它的发育和大脑皮质的发育是相平行的。脑重量大的动物，其胼胝体也大。人类的胼胝体最发达。

2）前连合（commissura anterior）为前后两个弓形的纤维束组成，呈"H"形，中间彼此连接。主要连合两侧颞叶，小部分连合两侧嗅球。

3）穹隆（fornix）是嗅脑的连合纤维，也是嗅脑的投射纤维。它起自海马，纤维先向后再弓形向上贴附在胼胝体的下面，然后再弯向前下，而终于下丘脑的乳头体。

（2）联络纤维（association fibers）是同侧半球皮质之间的联合纤维，纤维长短不一。

（3）投射纤维（projection fibers）是进出大脑半球的神经纤维束。

纤维有长短之分，但以长纤维为主，长纤维主要为内囊（capsula interna），在水平切面上内囊呈"＞＜"形，主要成分为投射纤维（其中也含有纹状体的横行交错纤维），内囊分三部（图 2-8），短纤维如大脑与间脑之间的升降纤维。

内囊前肢：位于尾状核与豆状核之间，含有额桥束。

内囊膝：位于豆状核、尾状核与丘脑之间，含有皮质脑干束。

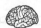
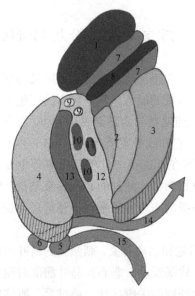

图 2-8 穿经内囊的主要结构

1. 尾状核（caudate nucleus）；2. 苍白球（globus pallidus）；3. 壳（putamen）；4. 丘脑（thalamus）；5. 外侧膝状体（lateral geniculate body）；6. 内侧膝状体（medial geniculate body）；7. 额桥束（frontopontine tract）；8. 丘脑前辐射（anterior thalamic radiations）；9. 皮质核束（corticonuclear tract）；10. 皮质脊髓束（corticospinal tracts）；11. 皮质红核束（corticorubral tract）；12. 枕桥束（occipitopontine tract）；13. 丘脑上辐射（superior thalamic radiation）；14. 听辐射（acoustic radiation）；15. 视辐射（optic radiation）

内囊后肢：位于豆状核与丘脑之间，由前向后排列为皮质脊髓束、丘脑皮质束、枕颞桥束、听辐射与视辐射。

内囊是大脑半球内极重要的"关口"，在此有大量的上、下行纤维束紧密排列。若一侧内囊受损（如脑出血），根据病变位置和被损传导束的性质及局部位置，可出现多种症状，如对侧半身感觉丧失，对侧肢体偏瘫等。

（二）基底核

基底核（basles ganglia）共有四对，因位置靠近脑底故名基底核，包括尾状核、豆状核、屏状核和杏仁体（图 2-9、图 2-10）。

（1）尾状核（nucleus caudatus）呈"C"字形，状如松鼠之尾。前端膨大称头，在侧脑室前角底部，内囊内侧，后部变为细长作弓形弯曲称体与尾，它沿着侧脑室壁自前向后行进，至侧脑室中央部分即位于下角的顶部，并随下角在颞叶向内向前行进而与杏仁体相连接。

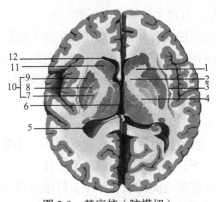

图 2-9 基底核（脑横切）

1. 内囊前肢（anterior limb of internal capsule）；2. 内囊膝（genu of internal capsule）；3. 屏状核（claustrum）；4. 内囊后肢（posterior limb of internal capsule）；5. 侧脑室后角（posteior horn of lateral ventricle）；6. 第三脑室（third ventricle）；7. 内侧苍白球（medial globus pallidus）；8. 外侧苍白球（lateral globus pallidus）；9. 壳（putamen）；10. 豆状核（lentiform nucleus）；11. 尾状核（caudate nucleus）；12. 侧脑室前角（anterior horn lateral ventricle）

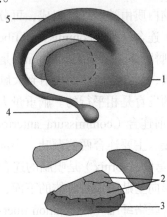

图 2-10 基底核

1. 豆状核（lentiform nucleus）；2. 苍白球（globus pallidus）；3. 壳（putamen）；4. 杏仁体（amygdaloid body）；5. 尾状核（caudate nucleus）

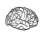

（2）豆状核（nucleus lentiformis）在岛叶的深部，介于内囊与外囊之间，其前下端与尾状核头相连接。豆状核在水平切面上呈三角形，核内有两个白质薄板层将它分为三部，外侧部最大称壳（putamen），其余二部称苍白球（globus pallidus）。

尾状核与豆状核合称纹状体（corpus striatum）。爬行类、鸟类已具有尾状核和壳，它们在种系发生上出现较晚，称新纹状体；苍白球出现较早，在鱼类已经存在，故称旧纹状体。

纹状体主要与肌肉运动活动有关，在进化上比控制肌肉进行随意运动的锥体系要古老得多。在哺乳类以下，它是调节躯体、内脏活动对环境作本能性适应的高级中枢，在高等哺乳类，它则退居次要地位，成为大脑皮质控制下的锥体外系中枢。

用荧光组织化学方法发现，纹状体内含有大量多巴胺能神经末梢，而其胞体主要位于中脑黑质。正常的纹状体活动，要求其内部的神经递质多巴胺和乙酰胆碱的含量保持平衡。已知多巴胺是抑制性递质，乙酰胆碱是兴奋性递质。

生理学研究还表明，尾状核可以对各种感觉刺激（包括视、听、躯体、内脏）发生非特异性反应，刺激尾状核能影响感觉传入活动。在针刺镇痛原理研究中，我国学者证明了尾状核参与了针刺镇痛的过程，并在形态学上证明了尾状核与有关镇痛的核团具有广泛的联系。

（3）屏状核（claustrum）为岛叶和豆状核之间的一薄层灰质。在人脑，屏状核的纤维联系及功能还不清楚。动物实验表明屏状核与感觉皮质间有交互联系，且有定位。屏状核由躯体感觉、视觉与听觉区组成，它可能汇集从感觉皮质的多型传入，与躯体感觉、视觉、听觉的整合有关。

（4）杏仁体（corpus amygdaloi deum）与尾状核的末端相连，是边缘系统的皮质下中枢。杏仁核的功能仍不十分清楚，大量动物试验和临床实践证明，杏仁核与情感、行为、内脏活动及自主神经功能等有关。电刺激杏仁核，患者可表现出恐惧、记忆障碍等精神异常，呼吸节律、频率和幅度改变，以及血压、脉搏、瞳孔和唾液分泌变化。

附：边　缘　系　统

边缘系统（图 2-11）为大脑内侧面的一个呈马蹄形的脑回，形成环绕上位脑干的边缘，由皮质结构和皮质下结构两部分组成。皮质结构包括海马结构（海马和齿状回）、边缘叶（扣带回、海马旁回和海马回沟）、脑岛和额叶眶后部等。皮下结构包括视丘、下视丘及中脑等在内的部分。但其主要成分为扣带回、海马旁回和海马。边缘系统不是一个独立的解剖学和功能性实体，其功能主要与保持个体和种系生存的防御反应、获食行为、进食、生殖等关联的动机、情绪、记忆、嗅觉、内脏、自主神经、内分泌、性、学习、记忆及运动功能有关，属于高级自主神经中枢，又称为内脏脑和精神脑。它是管理着学习经验、整合新近与既往经验，同时为启动和调节种种行为和情感反应的复杂神经环路中重要的一部分。边缘系统有两个神经组织，即杏仁核与海马，前者关系情绪的表现，后者与记忆有关。

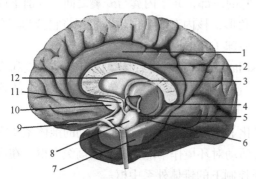

图 2-11 边缘系统的组成（大脑半球内侧面观）

1. 扣带回（cingulate gyrus）；2. 胼胝体上回（indusium griseum, supracallosal gyrus）；3. 穹隆（fornix）；4. 束状回（fasciolar gyrus）；5. 海马（hippocampus）；6. 齿状回（dentate gyrus）；7. 海马旁回（parahippocampal gyrus）；8. 钩（uncus）；9. 嗅球（olfactory bulb）；10. 旁嗅区（parolfactory area）；11. 胼胝体下回[subcallosal gyrus, 终版旁回（parataminal gyrus）]；12. 透明隔（septum pellucidum）

在文献中常提及的帕佩兹回路（CYapez circuit）是边缘系统的一个神经回路，由海马回、大脑穹隆、乳状突、丘脑前核及带状回组成，与情绪的感知及反应有关。而海马系统则是大脑较原始的一部分，由海马旁回、海马结构、齿状回、束状回、灰被、海马伞和穹隆组成。海马系统与记忆关系密切。

第二节 间 脑

间脑位于中脑之上，尾状核和内囊的内侧。一般分成丘脑、上丘脑、下丘脑、底丘脑和后丘脑五个部分。间脑体积不到中枢神经系统的 2%，但结构和功能却十分复杂，仅次于端脑（图 2-12、图 2-13）。

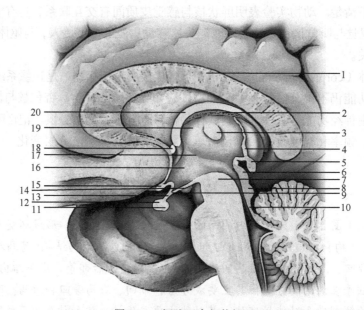

图 2-12 间脑正中矢状切面

1. 胼胝体（corpus callosum）；2. 脉络丛（choroid plexus）；3. 丘脑间黏合（interthalamic adhesion）；4. 丘脑髓纹（thalamic medullary stria）；5. 松果体（pineal body）；6. 上丘（superior colliculus）；7. 中脑（midbrain）；8. 下丘（inferior colliculus）；9. 灰结节（tuber cinerem）；10. 中脑水管（大脑水管）[mesencephalic aqueduct（cerebral aqueduct）]；11. 神经垂体（垂体后叶）[neurohypophysis（posterior lobe of pituitary gladn）]；12. 腺垂体（垂体前叶）[adenohypophysis（anterior lobe of pituitary gland）]；13. 漏斗（infundibulum）；14. 乳头体（mammillary body）；15. 视交叉（optic chiasm）；16. 下丘脑（hypothalamus）；17. 下丘脑沟（hypothalamic sulcus）；18. 前连合（anterior commissure）；19. 丘脑（thalamus）；20. 穹隆（fornix）

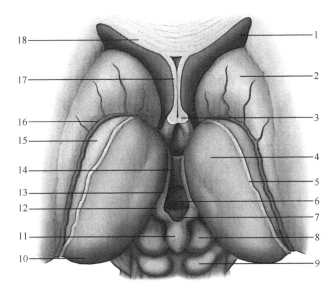

图 2-13　间脑背面观

1. 侧脑室（lateral ventricle）；2. 尾状核（caudate nucleus）；3. 穹隆（fornix）；4. 丘脑（thalamus）；5. 脉络带（tenia choroidae）；6. 第三脑室（third ventricle）；7. 缰连合（habenular commissure）；8. 上丘（superior colliculus）；9. 下丘（inferior colliculus）；10. 丘脑枕（pulvinaar）；11. 松果体（pineal body）；12. 缰三角（habenular trigone）；13. 丘脑髓纹（thalamic medullary stria）；14. 丘脑间黏合（interthalamic adhension）；15. 附着带（lamina affixa）；16. 丘纹静脉（thalamostriate vein）；17. 透明隔（septum pellucidum）；18. 胼胝体（corpus callosum）

（一）丘脑和后丘脑

丘脑是间脑中最大的部分，由一对卵圆形灰质团块组成，借丘脑间黏合相连。后丘脑位于丘脑的后下方，可看作是丘脑腹侧核群向后方的延续，包括内侧膝状体和外侧膝状体。

丘脑位于脑干的最前端，间脑的背侧，中间以第三脑室为界，背侧是穹隆和胼胝体，外侧是内囊——包含由运动中枢皮质向脑干和脊髓传导冲动的神经纤维。

丘脑常比喻为"皮质的关口"，因为除了某些嗅觉输入外，来自所有感觉通道的信息在到达初级的皮质感觉接受区域前都要先经过丘脑。外侧膝状体核团负责接受来自视网膜上神经节细胞轴突传导的视觉冲动，其轴突则连向初级视皮质（BA17 区）。与此相似，来自内耳的听觉冲动经由上行听觉传导通路的传递到达内侧膝状体核，其轴突则连向初级听皮质。躯体感觉信息经由腹后核（ventral posterior nuclei）（腹后内侧核和腹后外侧核）传向位于 BA1 区、BA2 区及 BA3 区中的初级躯体感觉皮质。丘脑中的感觉中继核团不仅向与之相联的皮质传送信息，还接受大量来自相同皮质区域的下行投射。

丘脑不仅中继初级感觉冲动，它还与基底神经节、小脑、新皮质及内侧颞叶建立了双向的信息传导，这些环路涉及很多重要的功能。其中，丘脑枕是丘脑内最大的核群，在灵长类发育较大，约占丘脑灰质核团的 1/4。它参与了涉及多个皮质区域的综合功能，如丘脑枕对感觉信息有总整合作用，偏重于对视觉、听觉及躯体浅感觉的整合作用。

（二）上丘脑

上丘脑位于丘脑的背侧部与中脑顶盖前区相移行的部分，包括松果体、缰核、缰三角、缰连合、丘脑髓纹和后连合。上丘脑是间脑中的古老部分，主要功能是传导嗅觉所引起的低级内脏反射活动。

（三）底丘脑

底丘脑又称腹侧丘脑，是中脑被盖区与丘脑的过渡区。底丘脑的主要核团是一对底丘脑核和未定带、红核前区、底丘脑网状核等。

（四）下丘脑

下丘脑位于丘脑的下边，包括位于第三脑室底部的一些神经核团及神经束（图 2-14）。下丘脑对自主神经系统和内分泌系统十分重要，负责控制维持动态平衡状态（如维持身体的正常状态）所必须的部分功能。下丘脑还参与情绪活动过程并控制与其底部相连接的垂体。

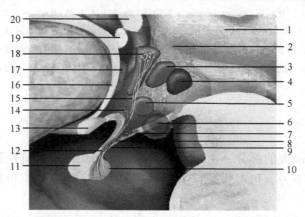

图 2-14 间脑正中矢状切面（下丘脑核团、室旁垂体束模式图）

1. 丘脑（thalamus）；2. 下丘脑沟（hypothalamic sulcus）；3. 背内侧核（dorsomedial nucleus）；4. 后核（posterior nucleus）；5. 腹内侧核（ventromedial nucleus）；6. 乳头体（mammillary body）；7. 弓状核（漏斗核）[arcuate nucleus(infundibular nucleus)]；8. 结节垂体束（tuberohypophysea tract）；9. 漏斗（infundibulum）；10. 神经垂体（垂体后叶）[neurohypophysis（posterior lobe of pituitary gland）]；11. 腺垂体（垂体前叶）[adenohypophysis（anterior lobe of pituitary gland）]；12. 视上垂体束（supropticohypophysial tract）；13. 视交叉（optic chiasm）；14. 视上核（supraoptic nucleus）；15. 室旁垂体束（paraventriculohypophyseal tract）；16. 终板（lamina terminalis）；17. 视前核（preoptic nucleus）；18. 室旁核（paraventricular nucleus）；19. 前连合（anterior commissure）；20. 穹隆（fornix）

下丘脑产生的激素调控大部分内分泌系统。例如，在第三脑室周围的下丘脑神经元通过轴突将信息传送至下丘脑和垂体的交界处（正中隆起），并释放神经激素，从而控制垂体前叶激素的分泌。在垂体前叶，这些来自下丘脑的缩氨酸促进（或抑制）多种激素向血液中释放；生长激素、甲状腺激素、促肾上腺皮质激素、促性腺激素等都是在下丘脑的控制下由垂体前叶释放的。下丘脑前部内侧的神经元，如室上核和旁脑室核，通过轴突将信息传送至垂体后叶，刺激其向血液中分泌抗利尿激素和催产素，从而分别调节肾脏中水分保持、乳液的产生及子宫收缩的过程。除边缘系统外，下丘脑还接收来其他脑区的输入，

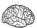

如中脑网状结构、杏仁核、视网膜，以调整生理周期的节律（昼夜周期）。下丘脑的投射主要
包括向前额叶皮质、杏仁核及脊髓的投射。而最重要的投射之一则是向垂体的投射。

　　除了直接的神经投射之外，下丘脑影响其他神经元活动的另一个重要方式是通过向血
液中分泌肽激素来进行神经调控，这些循环中的肽激素能通过在血液中的远距离作用来影
响多种行为。与此相似，下丘脑也受到在血液中循环的激素的影响。

第三节　脑　干

　　脑干（brainstem）有三个部分：中脑、脑桥、延髓。这三部分组成间脑和脊髓之间的
中枢神经系统（图 2-15 和图 2-16）。与脑干相连的有后 10 对脑神经，脑干内部有与脑神

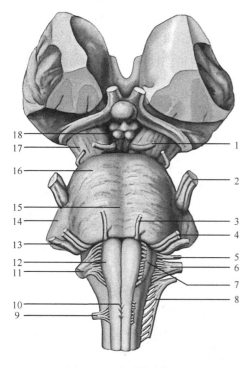

图 2-15　脑干的腹侧面

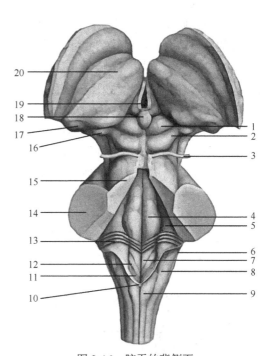

图 2-16　脑干的背侧面

1. 动眼神经（oculomotor nerve）；2. 三叉神经（trigeminal nerve）；3. 展神经（abducent nerve）；4. 面神经（facial nerve）；5. 舌咽神经（glossopharyngeal nerve）；6. 迷走神经（vagus nerve）；7. 橄榄（olive）；8. 副神经（accessory）；9. 第 1 颈神经（the first cervical nerve）；10. 锥体交叉（decussation of pyramid）；11. 舌下神经（hypoglossal nerve）；12. 锥体（pyramid）；13. 前庭蜗神经（vestibulocochlear nerve）；14. 小脑中脚（middle cerebellar peduncle）；15. 基底沟（basilar sulcus）；16. 脑桥基底部（basilar part of pons）；17. 大脑脚（cerebral peduncle）；18. 脚间窝（interpeduncular fossa）

1. 上丘（superior colliculus）；2. 下丘（inferior colliculus）；3. 滑车神经（trochlear nerve）；4. 面神经丘（facial colliculus）；5. 前庭区（vestibular area）；6. 舌下神经三角（hypoglossal triangle）；7. 小脑下脚（inferior cerebellar peduncle）；8. 楔束结节（cuneate tubercle）；9. 薄束结节（gracile tubercle）；10. 闩（obex）；11. 最后区（area postrema）；12. 迷走神经三角（vagal triangle）；13. 髓纹（striae medullares）；14. 小脑中脚（middle cerebellar peduncle）；15. 小脑上脚（superior cerebellar peduncle）；16. 内侧膝状体（medial geniculate body）；17. 外侧膝状体（lateral geniculate body）；18. 松果体（pineal body）；19. 第三脑室（third ventricle）；20. 背侧丘脑（dorsal thalamus）

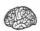

经相关的脑神经核，包括运动及感觉性核团，分布广泛的调节性神经递质系统核团及负责传送上行感觉冲动和下行运动冲动的纤维束。

从脊髓到延髓、脑桥、中脑、间脑、大脑皮质，结构变得越来越复杂。神经结构上的复杂性导致这些区域所控制的行为的复杂性依次递增。但这并不意味着脑干是不重要的，脑干的损伤对生命的威胁是极其严重的，部分原因是脑干很小——因此很小的损伤就会出现较大范围的症状；另一个原因是脑干核团控制呼吸乃至意识水平如睡眠和觉醒。因此脑干的损伤大多是致命的，而大脑皮质的损伤后果则视损伤区域和程度而定，相对来说，影响要小一些。

（一）中脑

中脑（mesencephalon, midbrain），位于间脑尾部、脑桥前部。它包围在大脑水管周围，与第三、第四脑室相联，包括顶盖（中脑的背侧部分）、被盖（中脑主要部分）及腹侧部分。腹侧部分包含一些大的纤维束（大脑脚），起自前脑止于脊髓的皮质脊髓束，到小脑及脑干的皮质脑干束等。中脑中的某些神经元参与视觉传导功能（如上丘、动眼神经核及滑车神经核）、视觉反射（如顶盖前区）及听觉中继（下丘），中脑被盖核团还参与运动调节（红核）。

中脑的大部分都由中脑网状结构占据，它是脑桥和延髓网状结构的向前延续。网状结构是脑干中一系列运动和感觉核团的集合，它们参与唤醒、呼吸、心血管调节、节段水平上（如四肢）肌肉反射活动的调节及疼痛的调节（图2-17和图2-18）。

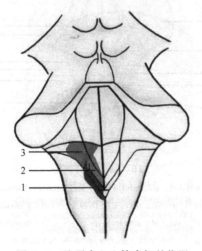

图2-17 脑干内心血管中枢的位置

1. 血管舒张中枢（vasodilator centre）; 2. 心抑制中枢（cardio inhibitor centre）; 3. 心加速中枢和血管收缩中枢（cardio accelerator center and vasoconstrictor centre）

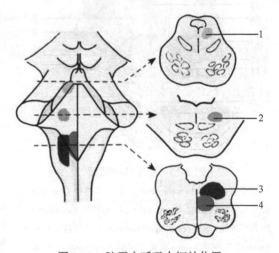

图2-18 脑干内呼吸中枢的位置

1. 呼吸调整中枢（pneumotaxic centre）; 2. 长吸中枢（apneustic centre）; 3. 呼气中枢（expiratory centre）; 4. 吸气中枢（inspiratory centre）

（二）脑桥和延髓

脑桥和延髓共同构成后脑（hindbrain）。

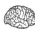

脑桥（pons）包括位于第四脑室底部的脑桥被盖及脑桥主体，脑桥主体由大量的纤维束及其中散布的脑桥核团组成。这些神经纤维是从皮质到脊髓、脑干及小脑区域的投射纤维的延续；这些神经纤维最初在中脑腹侧面密集排列。到了脑桥，它们变为更小的围绕着脑桥核团的神经束，一部分继续向终点走行，另一部分则止于脑桥区域的核团。

脑桥水平的很多核团具有听觉和前庭觉（平衡）的功能；起自听觉和前庭觉外周组织的轴突与中枢神经系统的主要突触连接位于脑桥覆盖的细胞群当中。此外，面部和嘴部的感觉、运动核团及控制某些眼外肌肉的运动核也在此处。这一水平上的脑干仍有很大一部分由网状结构构成。

延髓（medulla），位于脑部最末端的部分，它与脊髓相连。延髓腹侧面有两对非常重要的双侧核团（薄束核和楔束核），他们是从脊髓上行的躯体感觉冲动的最主要中继站。这些投射系统在从脑干走行至大脑的躯体感觉皮质的途中，在丘脑进行突触中转。在延髓的腹侧面，皮质脊髓束形成椎体（pyramids），即延髓腹侧面的双侧隆起。

在延髓水平上的这些到脊髓的运动性轴突部分交叉（形成锥体交叉），将冲动传递至对侧脊髓，例如，右半球的运动系统控制左侧的身体。延髓的最前端是大的橄榄复合体（下橄榄核及内侧副橄榄核）。从横切面上看，他们是高度折叠的核团，是皮质小脑运动系统的一部分。橄榄核接受来自皮质和红核的输入，并将它们投射至小脑。负责前庭功能的感觉核团（前庭核尾部）及一些来自面部、嘴部、咽喉部（包括味觉），以及腹部的感觉输入都汇聚于延髓。延髓还有支配心脏及颈部、舌和咽喉部肌肉的运动性核团。

综上所述，脑干神经元完成大量感觉及运动加工。特别是涉及视觉运动、听觉及前庭功能的加工，以及负责面部、嘴部、咽喉部、呼吸系统和心脏的感觉运动控制加工。脑干容纳着从皮质传向脊髓和小脑的神经纤维，以及从脊髓依次传向丘脑及皮质的感觉纤维。很多神经冲动传导途径都有核团分布在脑干，并广泛投射向大脑皮质、边缘系统、丘脑和下丘脑。

第四节　小　　脑

小脑（cerebellum）位于脑干上部，处于脑桥水平位置的神经结构（图 2-19）。它组成第四脑室的顶部并位于小脑脚（cerebellar peduncle）之上，小脑脚由小脑的大量传入、传出神经纤维组成。小脑的结构包括小脑皮质、4 对深层核团及内部的白质。

小脑与前脑的大脑半球很相似。小脑中充满了细胞，目前测量结果显示小脑中的神经元数量与中枢神经系统其余部分的神经元数量相等约 110 亿！虽然小脑的部分传入纤维止于深层的核团中，但是多数的纤维都会投射到小脑皮质。这些传入纤维来自脑中参与运动和感觉加工的部分，因此他们携带着有关运动传出及感觉传入的信息，这些感觉传入信息帮助我们了解身体所处的状态。来自前庭投射的平衡觉传入信息及听觉和视觉传入也会从脑干投射至小脑。小脑的传出始于深层核团，小脑的上行传导会传送至丘脑，然后到达运动和运动前区皮质。其他传出传向脑干的核团，并且影响传送至脊髓的下行投射，小脑在维持姿态、行走及协调运动过程中都至关重要。小脑并不直接控制运动，而是整合有关身体和运动指令的信息并调整运动，使其变得流畅而协调。

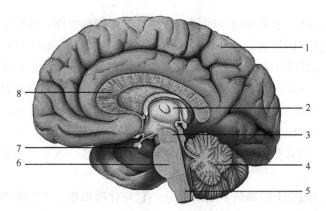

图 2-19 小脑的位置

1. 端脑（telencephalon）; 2. 间脑（diencephalon）; 3. 中脑（mesencephalon）; 4. 小脑（cerebellum）; 5. 延髓（medulla oblongata）;
6. 脑桥（pons）; 7. 脑垂体（pituitary）; 8. 胼胝体（corpus callosum）

第三章

认知神经功能

第一节　感觉和知觉

知觉（perception）是大脑为了了解环境，接收感觉信息后组织、处理和大脑翻译的结果。所有知觉的产生均与感觉器官被刺激后产生神经系统的物理和化学信号有关，例如，视觉涉及光刺激，听觉涉及气压波。因此，我们可以看出，感觉是知觉产生的先决条件之一，但知觉与感觉是两个不同的概念。并且，知觉并不只是这些物理、化学信号的被动接收，也会受学习、记忆、注意力等的影响。

知觉是人脑对直接作用于它的客观事物的各个部分和属性的整体反映。例如，一根香蕉可引起人的色觉（黄色）、嗅觉（香）、形状觉（半拱桥形）和味觉（甜），但这些都只是香蕉的个别属性，单凭个别感觉不能判定香蕉这个整体，但上述各种感觉被综合在一起时，其整体反映的是半拱桥形、黄色、有香味、吃起来有特别甜味的物体。这就是香蕉的概念，也就是知觉。

一、感　　觉

（一）概念

人对客观事物的认识是从感觉（sensation）开始的，是人体探知内部环境和外部环境的结果，它是最简单的认识形式。感觉的接受信息形式包括触觉、视觉、听觉、嗅觉、味觉等。

感觉是人脑对直接作用于某一感觉器官的客观事物的个别属性的反映。个别属性有大小、形状、颜色、坚实度、湿度、味道、气味、声音等；例如，当菠萝作用于我们的感觉器官时，我们通过视觉可以反映它的颜色；通过味觉可以反映它的酸甜味；通过嗅觉可以反映它的清香气味；同时，通过触觉可以反映它的粗糙的凸起。感觉接收包括三个步骤：

（1）感觉器官接受刺激。

（2）感觉刺激转录成大脑能够编码翻译的电子信号。

（3）电子信号通过神经通道传输到大脑的特定区域，该区域将电子信号翻译成有意义的信息（知觉）。

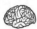

（二）感觉的分类

（1）视觉：眼睛视网膜内的感光接收器能察觉的光的波长、强度和复杂程度。涉及两种光的接收器：视杆细胞和视锥细胞。视杆细胞对微弱的暗光较为敏感，因此在夜晚使用较多。视锥细胞对颜色和强光比较敏感，因此在白天使用较多。来自视杆细胞和视锥细胞的信号通过视神经被转录为神经冲动，传输给大脑。

（2）听觉：耳内听感受器（听毛细胞）察觉外部世界中声音的波长、频率、强度和复杂程度。不同的纤毛运动引起不同的神经编码，最终决定了声音的大小高低和音律。

（3）味觉：舌头上的食物或其他物体可以触发味觉感受器。四种基本的味觉形式包括甜、咸、酸、苦。

（4）嗅觉：外界的气味可以激发鼻腔内的纤毛感受器。这些感受器将信号发送给大脑的嗅球。

（5）躯体感觉：躯体感觉在皮肤表面或内部的感受器被触发时而产生。

（三）感觉相关概念

（1）绝对阈值：个体在 50%的时间内可以接收的感觉刺激的最低量。

（2）不同阈值：个体在 50%的时间内可以区分两种不同感觉的刺激量的最小分辨值。

（3）终端阈值：个体能感觉的最大刺激量。

（四）感觉的特性

1. 感觉的适应性　感觉的适应性通常跟外部环境相关联。感觉具有跟随环境和条件变化而变化的特点。例如，冬天洗冷水澡时会感到水尤其冰冷，过一段时间就不再感觉那样冷了，这是皮肤感觉的适应。据研究，除痛觉之外各种感觉都有适应问题。刚入暗室，什么也看不见，等一会就看清了，这是暗的适应；自暗室突然走出来，光亮刺眼，什么也看不见，等一会又看清了，这是光适应；入芝兰之室，久而不闻其香，入鲍鱼之肆，久而不闻其臭，则是嗅觉适应。当一种强度不变的刺激持续作用于感觉器时，传入神经纤维的冲动频率逐渐下降，引起的感觉逐渐减弱或消失，这一现象称为感受器的适应现象（adaptation）。适应是所有感受器的一个功能特点，但不同感受器有很大的差别，嗅觉感受器最容易适应。感觉适应的产生机制可能更为复杂，其中只部分地与感受器的适应有关，因为适应的产生与传导途径中的突触传递和感觉中枢的某些功能改变有关。

2. 感觉的对比　感觉对比的现象在日常生活中随处可见。感觉对比（sensory contrast）是某一特定的感受器官由于不同的刺激背景而引起感受性程度变化的现象。如同样的白色在黑色背景上比在灰色背景上显得更白。这样的感觉对比现象，在日常生活中是常见的。轻松的音乐可缓解焦虑情绪，有些优雅乐曲可以减轻某些疼痛。左手泡在热水里，右手泡在凉水里，然后同时放进温水里，结果左手感觉凉，右手感觉热，这是同时对比。吃过螃蟹再吃虾，就感觉不到虾的鲜味，这是不同的刺激先后作用于某一感受器而产生的对比现象。感觉对比的这种特性在视觉障碍（如老年人视力下降）等群体当中应用较多，如在针对单侧空间忽略的患者进行环境改造时，会加强其生活用品和家具环境中的颜色对比，如设置成红色和绿色等鲜亮的颜色。

3. 感受的补偿 各种感觉器官和初步的感觉能力在人类一出生就已经存在，这为各种感觉能力的发展奠定了基础。但是在后天的生活环境当中，个体由于实践活动不同，其相对应的感觉器官和感觉能力的发展水平也逐步显示差异。有经验的美食鉴定师傅，只通过口腔和鼻腔对食物的品尝，就可判断食物的细微差别（如所放的调料以及种类等）。一般人对黑布只能分出深黑、浅黑等几个等级，而有经验的染布工人则可以把黑布按深浅程度区分为 43 等。同样的，残疾人的感受性补偿是惊人的，盲人的触觉和听觉格外灵敏，这能让他们适应当下的生存环境。所以说，人的感受性通过实践训练是可以发展的。我们在进行康复训练时，就可以利用感觉的此种特性提高患者的能力。

二、知　　觉

（一）概念

知觉是人对客观事物各部分或属性的整体反映，是对事物的整体认识或综合属性的判别。

人类认识客观事物始于感觉输入，感觉器官将外界的刺激信息输入到神经系统进行识别和辨认。知觉以感觉为基础，但不是感觉的简单相加，而是对各种感觉刺激分析与综合的结果，是大脑皮质的高级活动。知觉是人们认识客观事物最重要的环节，如橙子，我们不仅仅要知道它是黄色的、酸甜味道，摸起来有点硬的感觉，还要将它与其他物品区别开，如柠檬、西红柿，这就是知觉。

（二）知觉的分类

知觉分为两大类：简单知觉（视知觉、听知觉、触知觉、嗅知觉、味知觉）和综合知觉（空间知觉、运动知觉、时间知觉）。

1. 简单知觉

（1）视知觉（visual perception）：不同于视感觉。视感觉，通常称为视觉，乃是我们对事物的个别性质和特征的感受。而视知觉是指个体具有的处理并翻译周边环境中从视觉通道获得的信息。

（2）听知觉（auditory perception）：是指个体通过特定的器官（如人类的耳朵）感受声音振动的形式感知和理解声音能力。人的耳朵检测震动，并将其转换成神经冲动，然后发送到大脑，并解释声音的属性。不同的动物能感知不同的声音，例如，犬能够感知非常尖锐的声音，人耳却无法感知。除了声音，有许多因素影响听知觉的过程。大脑主要是负责许多信息的处理过程，可以将大量的噪声转化为有用且可理解的东西。听觉识别就是一个能够区分不同声音的过程；这是语言交流过程当中非常重要的一部分，主要声音和背景声音之间的区分也是听觉识别的一个重要组成部分。这使人类能够专注于重要的声音信息，而忽略无关重要的，这样个体就不会被大量的噪音所干扰。

（3）触知觉（tactile perception）：是指个体仅通过皮肤刺激的变化来感知外部环境或物体特性的一种能力。例如，个体可以将一只手放在他人的下巴和嘴唇（泰德马方法）通

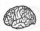

过触知觉来感知他人的语言。我们通过这个例子可以知道触知觉总是发生在特定的姿势环境中，人通过皮肤的刺激来获得信息。

（4）嗅知觉（olfactory perception）：是由化学分子刺激嗅觉感受器所引起的。对于同一种气味物质的嗅觉敏感度，不同的人有很大的区别，对于同一个人嗅觉敏感度在不同情况下也会有很大变化。人可以通过嗅觉来认识事物，了解周围的环境。

（5）味知觉（taste perception）：是指个体对物质味道的知觉。以味觉通道为主通过多种感觉通道（如嗅觉、视觉等通道）协同作用，对能引起味觉的化学刺激物行程的直接的整体性反应。

2. 综合知觉

（1）空间知觉（spatial perception）：是个体感觉物体大小、形状、运动和定位对象的能力。尽管其他感觉系统可能在决定物体的空间位置中也扮演了一定的角色，但空间知觉起主导作用的是视知觉。与其他知觉形式相似，空间知觉的感觉器官都发生在大脑收集环境数据的部分。我们可以观察到，空间知觉的使用过程从某种程度上说是需要使用技巧的，比如光学错觉，但是这个过程中大脑能完全下意识地创建一个三维的地图区域来辨别物体的空间位置。

深度知觉是空间知觉的主要组成部分之一。大脑能够通过观察事物的前后关系和判断物体的相对大小确定距离。在这个过程中，眼睛也扮演了重要的角色，它能协助确定观察对象是否移动，以及比较相关的数据。当大脑分析所有收集到的数据后，它能大致计算出观察者和观察对象及对象之间的近似距离。

（2）运动知觉（motion perception）：是个体基于视觉元素（也包括前庭和本体感受的输入）推断物体在一个场景中运动速度和方向的过程。尽管这过程看起来很简单，但是众多学者经研究表明，从数学计算的角度来看，它是一个困难的问题和非常难以解释的脑神经处理过程。

（3）时间知觉（time perception）：是一个经常出现在心理学和神经科学的研究领域当中的名词，它是指个体主观方面对于时间的体验。个体感知到的连续两个事件之间的时间间隔称为时间知觉。一个人的时间知觉不能直接经验或理解，但它可以通过一系列的客观研究和科学实验来进行推断。

（三）知觉的特性

1. 知觉的恒常性　知觉的恒常性，也称作物体的恒常性、恒常现象，尽管外界的照明、位置距离和角度一直在变化，动物和人类仍然认为熟悉的物体具有标准的形状、大小、颜色。知觉的恒常性是一种知觉系统不同的感觉输入途径下识别相同物体的能力。当知觉的条件在一定范围内发生改变时，知觉的映像仍然保持相对不变，这就是知觉的恒常性。例如，对过去熟悉的人，个体不会因为他的发型、服装的改变而变得不认识；一首熟悉的歌曲，不会因它高八度或低八度而感到生疏，或因其中个别曲子走调，就认为是别的歌曲。知觉的恒常性在生活中随处可见，也对日常生活有很大的辅助作用，这使个体能够正确地认识物体的性质，它可以使人们在不同情况下，按照事物的实际面貌反映事物，从而能够根据对象的实际意义去适应环境。如图 3-1 所示，尽管门的位置角度发生了变化，但是我们仍然认为这三扇门是一样的。如果知觉不具有恒常性，那么个体适应环境的活动就会更加复杂，在不同情况下，每一认识活动，每一反应动作，都要来一番新的学习和适应过程，实际上也就是使适应变为不可能的了。但个体知觉恒常性的体验会因为经验值的降低而受到限制影响。

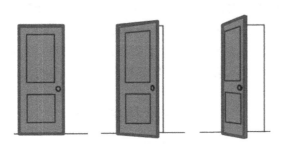

图 3-1　知觉的恒常性

2. 知觉的理解性　在面对事物时，个体通常都是根据过去的知识经验，对当下环境的对象做出一定的解释，使它具有一定的意义。知觉的理解性表现为人在看待事物时，总是根据过去的知识经验来解释判断它，将事物进行分类汇总，从而能够更深刻地感知它。这就是知觉的理解性。不同文化和社会背景的人，在知觉上是有差异的。如对于相同的图画，成人与儿童相比，成人能更深刻地了解图画的内容和意义，看到儿童所看不到的细节。影响知觉理解性的条件有三个。

（1）言语的辅助：人的知觉是在言语和认知系统的协同活动中实现的，言语的作用有助于对知觉对象的理解，使知觉更快捷、完整。例如，天空中的云彩，自然景色中的巨石形状，在感知时加以词和言语的指导，很快就能感觉到。

（2）实践的任务：在面对明确具体的活动任务时，知觉服从于当前的活动任务，所以知觉的对象比较清晰、深刻，任务不同，同一的对象可以产生不同的知觉效果。比如，对天安门的素描和用文字的描写，任务不同，知觉的效果就会不一样。

（3）个体的态度：个体如果对知觉对象抱着消极的态度，就不能深刻地感知客观事物；只有对知觉对象发生兴趣，抱积极的态度才能加深对它的理解。

3. 知觉的整体性　个体看到一个事物的时候，会趋向于将感知对象作为一个整体去理解，而不是仅仅专注于感知的对象的个别属性。这就是知觉的整体性。知觉对象是由多种属性构成的，各属性具有不同的特征，但是人们并不把对象看作许多个别的、孤立的部分，而总是把它认为成一个统一的整体。知觉的整体性是客观对象的许多部分形成的复合刺激物，大脑皮质对复合刺激物的各个组成部分及其相互关系进行分析、综合，从而反映客观对象各种属性的关系，形成关于对象的完整映像。例如，人在看风景的同时，总是先感知风景的整体，然后才根据特别的需求注意到个别的属性。知觉的整体性是多种感知器官相互作用的结果。知觉的整体性及感知的快慢，与过去经验和知识的参与有关。

4. 知觉的选择性　知觉的选择性会让个体把观察对象的部分属性（或对象的颜色、形状、位置等）优先地区分出来。客观事物是多种多样的，人总是有选择地以少数事物作为知觉的对象，对它们的知觉格外清晰，被知觉的对象好像从其他事物中突出出来，出现在"前面"，而其他的事物就退到后面去了。与此相关的生理基础是：大脑皮质中一个兴奋中心占优势，同时皮质的其余部分受抑制。知觉的选择性揭示了人对客观事物反映的主动性。知觉的选择性依赖于个人的兴趣、态度、需要及个体的知识经验和当时的心理状态；还依赖于观

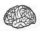

察对象本身的特点（强度、活动性、对比）和被感知对象的外界环境条件的特点（照明度、距离）。第一，对象强度大、对比明显、颜色鲜艳时容易成为知觉对象；活动的物体对象在相对静止的背景上容易成为知觉的对象。第二，观察对象在空间上接近、连续或形状相似时，容易成为知觉的对象。第三，观察物符合"良好图形"原则时，容易成为知觉的对象，比如对称、连续或结构简单的图形。第四，观察物轮廓封闭或趋于闭合时，容易成为知觉的对象。

三、知觉相关理论

有关的知觉的研究一直是心理学和认知科学中的热门主题，以下列举几种与知觉相关的理论。

（一）直接知觉理论

直接知觉理论（direct perception）由著名的知觉研究学者吉布森（Gibson）首次提出，该理论认为外部环境中的信息是多元化的，个体对外部环境的认识可以是直接的而非是整合而成的。理论认为周围的环境已为个体的存在提供了足够充分的信息，而我们的感觉器官也有能力从外部环境中收集这些信息，因此，当我们认识处于三维空间的物体时，这些物体的空间信息直接就呈现在了光学的世界里，该刺激由个体的感觉器官所接收。由此而见，个体对三维物体的认识，并不需要依赖以往的经验，而能直接通过感官世界认识该物体，并进行无意识的判断，解读所感受到的外界信息。该理论尤为强调人和环境的相互作用，人知觉的产生依赖于外部的环境。

其在为飞行员做训练电影准备时首次提出该理论。训练电影中，从固定的点观察会觉得飞行员始终一动不动，基于这一设想，他开发了一个新的光学流动模型理论。后来吉布森将此理论发展成一个通用的视知觉理论，该理论主要包括了三个主要观点：

1. 光学阵列 光达到眼睛的模式可以认为是一种光学排列，它在视网膜内包含所有可用的视觉信息。这个光学阵列（optic array）提供了信息对象在空间中明确的布局。

2. 变形梯度 当光学阵列包裹周围的观众时，个体所感知的变形梯度（textured gradients）提供了物体相关的信息（如距离、速度等）。这种知觉几乎很少或基本没有涉及认知系统中的信息处理过程。为此我们可以看出吉布森的理论主要基于物体的动作或是运动。然而先前的研究都是控制在实验室条件下，几乎消除了受试者的运动。理论中涉及的两个常数是尤为重要的：点（或有人移动的点）和与个体身高相关的视野，这些不变量有助于保持物体大小的恒常性。

吉布森进一步解释光学阵列潜在的通过共振来过滤外部信息刺激的能力。这很像无线电波和收音机，可以通过接收的频率来从其他"噪音"中区分播放的音乐。这与人能自动"收听"并识别环境是相似的。

3. 功能可见性 功能可见性（affordance）意味着给视觉信息附属了特定的含义。作为该理论的创建者，吉普森并不认可长期记忆可以给人生活提供意义的理论。相反，他认为，个体可以直接感知对象潜在使用方式——如用梯子"可以"让个体向上或向下攀爬，椅子"可以"用来坐。

吉布森认为，视觉感知是非常准确的。视觉错觉存在的原因主要是因为我们的知觉通常是在很短的时间内运作的，并且通常也可能是在二维和静态环境下观察的，这会影响个体对于物体运动的感知，从而产生错觉。视错觉与日常生活的关联性很小。然而，吉布森的理论可以解释个体接收信息的过程，但远远不能解释个体是如何将看到的物体赋予真正的含义的，该过程涉及记忆和学习。这是直接知觉理论当中缺少的一部分。

（二）知觉的推断理论

知觉心理学另一个有影响的观点是关于知觉基本性质的推断理论（inferential perception）。它的基本假设是：知觉经验是一个混合物，一部分来自当前的感觉，而大部分是从大脑储存的信息中提取的。人们根据在整个生活中获得的经验对作用于感官的刺激作出物体性质的推断。美国的心理学家 W.詹姆斯对这个理论作了如下的叙述："知觉的一般法则：人们知觉的一部分东西是通过感官来自于人们面前的物体，另一部分（可能是大部分）总是来自于人们自己的心灵。"他认为，根据当时触发感官的刺激，人们便做出可能会产生这种刺激物体性质的推断。这种推断是人在整个生活中形成的感官经验的基础上作出的，因此是一种具有很高概率的可能性。H.von 赫尔姆霍茨早就指出过知觉的推断是自动的无意识的过程。知觉的推断理论的另一基本假定是：瞬间输入的感觉信息是初步的、模糊的或不完整的，不能以此确定相应的外在物理刺激是什么。在任何知觉过程中，作用于感官的近端刺激（如视网膜象）只能提供线索，而不能对远端刺激（外界客观事物）提供真实而完整的描述。所以，必须根据近端刺激所提供的线索及在过去经验基础上作出的一系列关于世界的假设，对近端刺激的真实性质进行评价。这个评价的结果就是人的知觉。

知觉的推断理论是一种再造理论，就是说，人们通过知觉可以把客观世界再造出来。这种理论必须假设人们所在的世界是一个有秩序而多样化的世界，因为只有在这样一个世界里，片断的输入才有可能成为线索，使人们能够推断感觉输入是来自什么东西，以及所遗漏的输入片断是什么东西。如果在一个混乱的世界中，只有这个世界的片断知识，就根本不可能提供对它的其余部分的认识。在这样的世界里，过去的经验也不会对推断外界事物的性质有所帮助。

（三）格式塔知觉理论

格式塔知觉理论 gestalt perception 诞生于 1912 年的德国。在近代知觉理论中，格式塔心理学占有重要的地位。其代表人物是 W.克勒、K.科夫卡和 M.韦特海默。格式塔知觉又称完形知觉，完形意味着个体的特征可以构成一个整体（完形意味着"组织"）如描述一棵树——部分是树干、树枝、树叶、花或水果，但是当你看整棵树时，你能无意识的看到一棵树的整体，组成部分的特征反而是次要的，即使其清晰可见。

格式塔知觉包括以下两个特点：

1. 知觉的组织性　在时刻变化、丰富多彩的世界中，个体受通道的限制，不可能输入每一时刻作用于感官的所有信息。因此，人们只能对刺激的基本特征进行反应，把外界许多孤立的刺激组织成一个有意义的整体。如图 3-2 和图 3-3，哪一种形式更容易被记住呢？

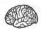

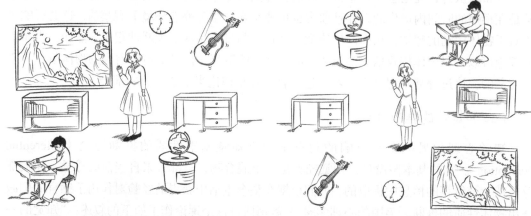

图 3-2　所有物体看成是一个整体　　　　　图 3-3　所有物体分别呈现

2. 知觉的主动性　个体并不像一架照相机那样，被动地记录刺激的全部细节。相反，知觉是一个主动的过程，它对刺激进行加工处理，丢掉刺激的某些细节，保留其基本特征，并用概念的形式把刺激经验组织起来，使客观刺激在知觉中变成具有完整结构的形象。知觉在进行信息处理时，会无意识地对外界物体和信息进行分类处理。

同样的，在格式塔知觉理论中有以下六大原则：

（1）靠近原则：靠近原则告诉我们，在知觉处理过程当中，相互靠近的物体更容易被当作一个整体。如图 3-4 所示。

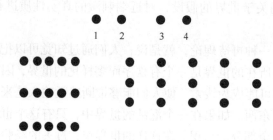

图 3-4　靠近原则

（2）相似原则：相似性意味着知觉有一种倾向，能将看到的具有相同特点的信息放在一起进行集中处理，所以在这个例子中，有三组白色正方形和三组黑色正方形排列成线。相似原则认为，那些相似的视觉特征包括形状、大小、颜色、纹理或价值取向都将被视为同类而归属在一起，如图 3-5 所示。

（3）共同原则：假设靠近原则和相似原则同时生效，这将产生一个新的视觉运动，这些方框构成的视觉图形将往下延伸，它们将改变原本的分组，如图 3-6 所示。

（4）延续性：将物体作为完整的线段（顺序）显然是重要的。但是，整体意味着一些干扰可以改变整体线段的视觉延伸。A 到 O 和 O 到 D 是两条线，同样的，C 到 O 和 O 到 B 是两条线。连续性原则会优先接受物体延伸部分的信息，因此，我们会认为这个物体是两条交叉线，而不是 4 条直线相交于一个中心点，如图 3-7 所示。

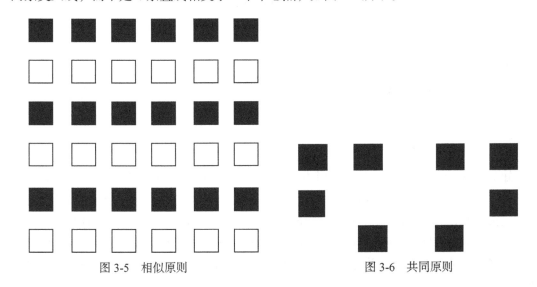

图 3-5　相似原则　　　　　　　　　　　　　图 3-6　共同原则

（5）完形原则：与延续性原则相关，知觉倾向于构造简单的物体外形，具备独立的连续性和相似性。这引发了一个知觉能够填充空缺或缺失的物体信息，从而让部分信息变成一个平常且完整的物体。如图 3-8 中可以分别解读为圆形，两个重叠的矩形（格式塔），和一个曲线加入三个形状不均匀的正方形。

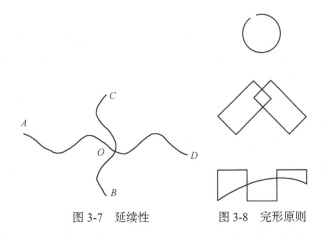

图 3-7　延续性　　　　图 3-8　完形原则

（6）区域和对称性：区域性原则认为，两个物体重叠时，当大的物体被看作是基底面时，小的物体会被认为是前景物体。对称原则是视为一个完整的物体或图形。对称轮廓在某种程度上可以将物体从它基底面当中分离出来，如图 3-9 所示。

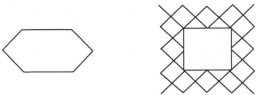

图 3-9　区域和对称性

四、知觉的延伸

（一）知觉学习

知觉学习（perceptual learning）是知觉对于信息的接收随着训练逐渐提高的过程。这种训练不需要经常性的反馈，而是在无意识的状态下提高，并且这种知觉对信息接收处理后的成果可以储存很长时间，甚至是永久性的。

（二）知觉障碍

知觉障碍（perception deficit）指个体对看到的事物不能再理解，是在感觉传导系统完整的情况下大脑皮质特定区域对感觉刺激的认识和整合障碍。各种原因所致的局灶性或弥漫性脑损伤时，大脑对感觉刺激的解释和整合发生障碍，称知觉障碍，如躯体构图障碍、空间知觉障碍等。即知觉障碍者有正常的感觉系统，如能正确的指认颜色、形状，也有正常的记忆，但是难以将感觉系统所接收到的信息综合起来做出知觉水平的反应，如命名物体等。

第二节　注意和意识

注意（attention）是指人的心理活动或意识对外界一定信息或事物的有选择地指向和集中的过程，也是大脑对相关的感觉刺激加工的资源进行适当分配的过程。具有注意的能力称为注意力。注意从始至终贯穿于整个心理过程，只有先能够注意到一定事物，才可能进一步去集训、记忆和思考等认知活动。人对周围环境的注意，在某瞬间注意的只是事物的一部分，而不是全部，这一部分就是认知活动的指向性和集中性。指向性是认知活动所反映的客体，集中性是指对客体反映的稳定性和深入程度。注意是指心理活动对外界一定事物的指向和集中。

正因为人有意识活动的指向性和集中性，才能对客观现实反映得更精确、更完整、更清晰。如在聚精会神看书时，对外界与书无关的事不予反应，指向性就是"书"，集中性就是对外界的事物不予反应，不受外界干扰。注意过程与感知觉、记忆、思维和意识活动密切相关。注意力是智力的五个基本因素之一，是记忆力、观察力、想象力、思维力的准备状态，由于注意，人们才能集中精力去清晰地感知一定的事物，深入地思考一定的问题，而不被其他事物所干扰；没有注意，人们的各种智力因素，观察、记忆、想象和思维等将得不到一定的支持而失去控制。此外，注意并不是一个独立的心理过程，只不过是一种心理状态，是感觉、知觉、记忆思维等在心理过程的一种共同特征，是某种心理活动的指向性、选择性、集中性。注意总是和认知活动同时存在，还伴有情绪体验和情绪表现。

现在认为注意力是包括几个子系统的内部加工过程，它是大脑在一定时间和空间维度中通过几个不同的方式，对刺激或信息进行关注，使其更为有效地进行信息加工的心理过程。

人在注意的时候可以采取分析的态度，也可以采取综合的态度。在分析态度的时候，客观刺激物或意识中的某一部分便突出出来。如在听音乐的时候，可以注意乐曲中的某几个音调，这几个音调对于听者来说便在整个曲调中占有突出的地位，听起来格外鲜明。注意可以由某种客观事物引起，也可以由内部刺激物引起。当事物对于人有一定意义的时候就会引起注意。在日常生活中可以观察到，人的生理活动常常指向和集中于对他最有意义的事物。因此，注意也受人的个性特征所制约。不同的人可能有不同的兴趣、信念、世界观等，因而他们的心理活动会有不同的方向和不同的内容，所注意的事物也就会有所不同。注意在人的实践活动中起着很重要的作用。因为注意这一活动本身就是认知活动的一种积极状态，使认知活动具有一定的方向。例如，当司机注意红绿灯的时候，知觉便处于积极的状态，使他有选择地知觉红绿灯这一信号灯光，而不去感知其他东西。这样，对于被知觉的对象的感受性便提高，红绿灯信号看起来强度增加了，知觉便更加清楚。所以有效的注意力有利于保证人能够及时地反映客观事物及其变化，使人能够更好地适应周围环境。

一、注意的概述

（一）什么是注意

注意在人类认知活动中是选择者和放大器，是认知资源的分配者和认知活动的指南针，决定着注入认知过程的信息来源。因而，注意是感觉、知觉、记忆、思维、想象及意志和情绪等心理活动的一种共同特性，而不是一种独立的心理过程。

詹姆斯是机能主义心理学派的鼻祖，这样定义注意："每一个人都知道注意是什么。所谓注意，就是心灵从若干同时存在的可能事物或思想的可能序列中选取一项，以清晰、生动的形式把握它。聚焦、集中、意识就是注意的本质。它意味着从若干事物中脱身，以便更有效的处理其他事物。"

也就是说，人类的认知活动能力是有限的，不可能同时加工和处理许多不同的信息，否则每项活动的效率都会不同程度的下降。

（二）注意和意识

注意和意识有交叉，但并不完全等同。在几乎没有意识的情况下，也可以产生注意，即无意注意；在没有注意到的情况下，也会有意识产生，即有意注意。两者虽有区别，但在实际生活中很难截然分开，并且可以相互转化。

无意注意又称非随意注意，其意识程度比较弱，不需要事先预定目的，也不需要通过意志和努力去注意。往往在周围环境发生变化时产生无意注意，通常表现为在某刺激物的直接影响下，人迅速地、不由自主地把感觉器官朝向刺激物。

有意注意又称随意注意，其意识程度比较强，需要事先预定目的，并作出一定意志和努力的注意。有意注意受人的意识和自觉调节的支配，不仅可以指向个人愿意关心的事物，对不乐意又应当关心的事物也可以自觉注意。

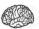

二、注意相关基础理论

（一）注意有关的神经结构和生理机制

1. 丘脑网状核闸门系统理论　20世纪70年代形成了丘脑网状核闸门系统理论。这个理论以50～60年代神经生理学网状非特异系统机能意义的理论为基础，认为中脑网状结构弥散地控制和调节脑的活动，在非随意注意中发生重要作用。其中内侧丘脑-额叶皮层系统对无关刺激引起的神经信息发生抑制作用，从而选择性地调节随意注意。在非随意注意与随意注意的两个机能系统中，丘脑网状核起着闸门作用，调节着选择性注意机制。

网状非特异投射系统，包括脑干网状上行系统和丘脑非特异投射系统。各种模式的刺激作用于相应感受器，转变为神经冲动后沿特异感觉通路向特异性投射系统传达至大脑皮质特殊位置，与此同时还发出侧支将神经信息传至网状非特异系统，到达广大皮层区域，引起朝向反应，在非随意注意中，中脑网状结构的兴奋一方面引起广大皮层区的弥散性觉醒反应，还抑制着丘脑网状核的功能，使后者不能对丘脑中继核实施抑制性影响，因为造成丘脑感觉性特异中继核的高度兴奋，保持非随意注意状态。随着刺激的重复应用，额叶皮层-内侧丘脑系统的神经冲动达丘脑网状核，引起它的兴奋，于是又选择性地抑制了丘脑感觉性特异中继核的功能，抑制了对无关刺激的感受，保持着特殊的随意注意机制。

总之，在非随意注意和随意注意两者中，丘脑网状核起着调节的闸门作用，中脑网状结构的兴奋，抑制丘脑网状核，是非随意注意的基础。而额叶-内侧丘脑系统引起丘脑网状核兴奋，是随意注意的基础。

2. 非随意注意的朝向反射理论与神经活动模式匹配理论

（1）朝向反射理论：传统神经生理学和条件反射理论把非随意注意看成是一种被动的非选择性注意过程。当新异性刺激主体时，引起机体的现行活动的突然中止，头面部甚至整个机体转向新异性刺激发出的方向，称为朝向反射，是非随意注意的生理基础，中脑网状结构在其中起重要作用。朝向反射是由一种新异性强刺激引起的集体的一种反射活动，有机体的生理活动发生下列变化：①自主神经功能变化；②脑皮层唤醒，呈现去同步化；③头颈部肌肉及眼外肌收缩使头、眼部朝向刺激物；④正在进行的一切活动暂停。

朝向反射一开始带有无条件反射性质，在此基础上，又进一步发展了条件性的定向反射，如人类有意识地观察、探索活动等。这种条件性的定向反射主要受人们的需要、动机和活动目的所支配。

（2）神经活动模式匹配理论：索科洛夫在朝向反应的研究中发现，它是一个包括许多脑结构在内的复杂功能系统。这一功能系统的最显著特点是它在新刺激作用下形成的新异刺激模式与神经系统的活动模式之间的不匹配。认为新异刺激模式与神经系统活动模式的不匹配是这种反应的生理基础，是朝向反应的生理基础。

因此，注意从其发生来说是机体的一种朝向反射。朝向反射是由周围环境的变化引起的。刺激物的出现、消失、增强、减弱及性质上的变化都会引起朝向反射。在刺激物持续作用的进程中和刺激物多次重复出现的时候，朝向反射便逐渐消退。人在发生朝向反射的时候，刺激物引起身体的许多种反应，如感受器朝向刺激物，肢体血管收缩，头部血管舒张，手掌皮肤电阻降低，前额皮肤电阻增高，大脑皮质 α 节律暂时抑制，皮质进入兴奋状态等。在朝向反射发生之后，随即发生适应性反射。这时，人的各种分析器的活动与刺激物的关系便专门化了，只有跟刺激物有关的分析器进行活动，或者说，分析器只对适宜刺激物发生反应。有关的分析器的活动在刺激物的全部作用时间内维持着，随刺激物的性质和强度的变化而变化着。如对光刺激物的瞳孔反射和网膜的光化学反射都属于适应性反射。机体的这些反射活动都是为了保证能够清晰地感受周围环境的刺激物，对刺激物做出适当的反应，使机体更好地适应环境。

3. 注意的脑机制 认知活动在大脑皮质基本都有相应的功能区域或功能单元定位。当注意指向某项认知活动时，可以同时改变相应的大脑功能区域或神经功能单元（通常由很多神经元组成的神经环路组成）的激活水平。La Berg 认为，对某一目标或刺激的注意需要 3 个脑区的协同活动，即：①认知活动相应的大脑功能区（功能柱）；②丘脑神经元（可以提高脑的激活水平）；③大脑前额叶的控制。通过三角环路的形式将这三个脑区结合起来，成为产生注意现象的生理基础。

注意过程涉及广泛的脑结构，包括脑干网状结构、初级感觉皮层、边缘系统、及大脑皮质，是认知神经科学研究的焦点。

（1）脑干网状结构：正常的意识水平是注意活动的前提。脑干网状结构通过感觉通路的侧支接受到来自身体各部分的感觉信息，然后产生脉冲式兴奋信息，并投射到大脑皮质的广泛区域，从而使大脑产生非特异性的兴奋，并保持觉醒水平，维持正常的意识状态，为注意活动提供保证。

脑干网状结构是信息传导通路，还能使大脑产生一般性的兴奋水平和觉醒水平，使得皮层功能普遍得到增强。脑干的网状结构，包括丘脑的某些部分也起着非常重要的作用。脑干的网状结构把由感受器官传来的刺激传导到大脑皮质，增强皮质的兴奋水平。刺激脑干的网状结构可以使机体从睡眠状态进入兴奋状态，在脑电图上表现为棘状的慢波转化为低电位的快波。网状结构的这种机能使大脑皮质和整个机体保持觉醒状态，使注意成为可能。这个脑干网状结构、丘脑与大脑皮质的联系系统就是"上行网状激动系统"。现在一般的倾向认为，上行网状激动系统的机能是注意、意识状态和睡眠的共同的神经生理机制。

（2）初级感觉皮层：初级感觉皮层的参与是注意和认知活动的基本条件。在脑干网状结构的激活下，大脑初级感觉皮层可以对各种感觉通道的信息进行通道特异性的自动初步加工，同时也受到其他皮层功能的影响，比如扣带回、额叶皮层。

（3）边缘系统：边缘系统中的"注意神经元"是人体选择不同刺激信息的重要细胞，是保证有机体实现精确选择的行为方式的重要器官，是决定认知活动指向的神经基础。边缘系统不仅是调节皮层紧张性的结构，也是对新、旧刺激物进行选择的重要结构。在边缘系统中存在着的大量"注意神经元"只对特殊通道的刺激变化作出反应，所以，这些神经细胞只有在环境中出现新异刺激时，才会被激活而出现兴奋，而对已经习惯了的刺激没有任何反应。这些组织的失调，将引起整个行为选择的破坏。

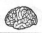

（4）大脑皮质：调节注意的最高部位是大脑皮质。大脑皮质不仅对皮层下组织起调节、控制的作用，而且是主动调节行动、对信息进行选择的重要器官，尤其是前额叶。额叶严重损伤的患者会出现主动和被动注意都减弱的现象，也就是说这类患者既不能将注意集中在对方发出的语言指令上，也不能抑制对任何其他刺激物的反应。研究发现，以注意障碍为主要症状的注意与多动症障碍儿童的额叶存在着功能障碍，这一发现也证明了额叶参与了注意的调节。

注意的中枢机制是神经过程的诱导规律。按照这个规律，在大脑皮质上发生的每一个兴奋中心，都引起周围区域的抑制。因此，兴奋就不会均匀地沿着整个皮质扩散开来。在每一个瞬间，皮质上都有一个最优势的兴奋区域，在这个优势兴奋区域最容易形成暂时联系和进行分化，所以，它是与最清楚的意识状态相联系的。由于大脑皮质的一定区域产生了优势兴奋中心，以及由此产生机体的各种反射活动，人就能够更清楚地反映引起优势兴奋中心的各种刺激，这也就是注意。与此同时，皮质的其余区域就由于负诱导而多少处于抑制状态，与这些区域相关的刺激物就不能引起平时所能引起的反应，就是处于注意的边缘或未被注意。优势兴奋中心不是长时间地保持在皮质的一个部位上，而是不断地从一个区域转移到另外一个区域。先前处于优势兴奋状态的区域，过一些时候可以转化为抑制状态；而先前处于抑制状态的部位可以转为兴奋状态，出现新的优势兴奋中心。皮质内的这种优势兴奋中心的转换，就引起注意方向的变化。

（二）注意的神经生物化学机制与神经生物学模型

1. 注意网络学说　美国科学院院士 Posner（1980）及他的同事，在大量认知心理学和生物学研究基础上提出了注意网络学说，认为在认知、神经网络和神经递质等水平上，注意分为 3 个成分网络，它们在结构和功能上是相对独立，分别是朝向网络（orienting）、警觉（alerting）及执行控制（executive control）网络。

（1）Posner 的注意实验方式

1）刺激：注视点（圆点）、左右两侧的周围视野方框、靶刺激（＋）。

2）任务：对左或右方框内出现的靶刺激尽快尽可能正确地进行反应。

3）记录：反应时及是否正确反应（图 3-10）。

4）结果：正常人在有效提示下能缩短反应时间。在此，本实验还研究了注意的成分，其中警觉系统能够反映有效提示与中性提示间的差别，定位系统体现出有效位置与中性提示间的差别，执行系统反映其有效方式提示（内源性提示）。

（2）Posner 和 Peterson（1990）提出注意行为分为两个系统，两个系统同时受到网状结构上行激动系统唤醒机制的影响。后部注意系统由顶叶后部、四叠体的上丘（视觉注意转移）、丘脑枕叶核（对新刺激注意的锁定）组成，主要负责注意的定位功能；前部注意系主要由扣带回组成，主要负责注意的目标搜索，同时负责注意资源的分配。

1）胆碱递质系统（ACh）：大脑皮质的胆碱递质主要来自于 MBF（基底前脑），激活丘脑和皮质，对记忆、注意产生影响。依据 Posner 的注意网络学说，即其中胆碱递质系统主要与注意的空间定位网络成分有关。

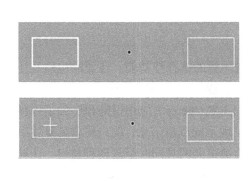

● 对即将出现的靶刺激的位置，给予各种
　提示
　中性提示(注视点)
● 有效提示：提示位置就是将出现靶点的
　位置
● 无效提示(提示位置不是靶刺激的位
　置)。有效提示与无效提示的比率大约
　为4∶1

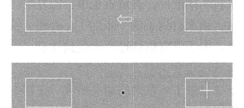

● 周围方框变亮、变暗或消失提示直接吸
　引注意点，以一种自下而上的方式对注
　意产生影响，称为外源性提示

● 注视点箭头的提示则需要被试调动自
　上而下的机制来注意刺激，称为内源
　性提示

图 3-10　Posner 的注意实验方式

2）去甲肾上腺素递质系统（NA）：大脑皮质的 NA 主要来源于脑干中的蓝斑核，广泛投射到大脑皮质的各个区域，激活大脑皮质，维持主体的觉醒状态。大量研究结果表明，NA 可能影响注意的警觉系统，间接影响目标反应。依据 Posner 的注意网络学说，NA 系统主要与注意的警觉网络成分有关。

3）多巴胺递质系统（DA）：供应大脑皮质的多巴胺主要来源于脑干髓质核 A8、A10 细胞核团。DA 通过中脑前脑束向两侧大脑半球广泛投射。DA 系统通过影响腺苷酸环化酶（ATP 循环的重要酶）的活性，在中枢神经系统的不同区域发挥抑制或兴奋作用。由于注意所选择目标的转移需要执行功能的大量参与，依据 Posner 的注意网络学说，DA 系统可能与注意的执行网络有关。

2. 注意参与心理活动　注意是各种心理活动的共同组成部分，来自 SPECT、PET 和 fMRI 的大量证据证明，大脑皮质、皮质下结构和脑干均参与了注意的调节。

（1）Top-down 模型：也被称为"聚光灯"模型，是当前任务目标，对注意加工引导作用的加工模型，当注意只想某一区域时，该区域的所有信息（包括与任务有关的信息及无关信息），都得到注意资源的分配，获得加工。

（2）Bottom-up 模型：由感知觉刺激引起的自上而下的注意加工模型，例如，新异刺激引起注意加工。

（3）唤醒（arousal）是一种一般性的警觉状态，是注意的基础。上行网状激动系统，对于维持睡眠-觉醒状态，即入睡、唤醒、警觉和注意起决定性作用，从而使大脑皮质保持适度的清醒。此过程中丘脑网状核则可能有助于在大范围基础上选择注意信号。唤醒状态的改变显然要影响参与注意的皮质和皮质下区域。

（三）注意的神经心理学模型

20 世纪 60 年代以来，心理学家们主要对注意的选择性功能、注意的实质及注意发生在人脑信息加工的哪个阶段进行了大量研究，形成了一系列理论模型。

1. 过滤器理论模型 美国心理学家切里（E.C.Cherry）应用追随程序做了一项实验。追随程序指的是在实验中同时给被试的双耳呈现不同刺激信息，但只要求其复述事先指定的一个耳朵听到的信息。切里在他的实验中给被试的两耳同时呈现两种材料，让被试追随从一耳听到的材料，并检查被试另一耳所获得的信息量。前者称追随耳，后者称非追随耳。结果发现，被试者能很好地报告追随耳的项目，从非追随耳获得的信息很少，甚至当原来使用英文的材料改用法文或德文呈现，或将材料顺序颠倒，被试者也很少能发现。这个实验说明了追随耳的信息由于被选择而受到注意，因而得到了进一步加工、处理、编码，进而进入了记忆系统；而从非追随耳进入的信息，由于没有被选择而未受到注意，也就不能有效地发现信息的变化。

英国心理学家布鲁德本特（D.E.Broadbent）也做了一系列的相关研究。在其中的一项实验中，应用双耳分听技术，让被试通过耳机同时听一些数字，这些数字分为三个一组，例如，左耳 6、2、7，右耳 4、9、3，左右耳同时成对输出 6、4、2、9、7、3，间隔时间为 500ms，连续进行。在数字全部输入完毕后，要求被试立即再现。结果发现，被试以耳朵为单位分别再现各个耳朵听到的数字 6-2-7，4-9-3，正确率为 65%；若要求被试按输入顺序再现（6-4-2-9-7-3），正确率仅为 20%。布鲁德本特解释为人的两耳是分隔的两个信息通道，感觉信息是经单行通道串行加工的。当一个通道接受信息时，另一通道的信息只能暂时存放在缓冲记忆中并迅速衰竭。当一个通道的信息加工完毕，另一个通道的信息才被提取出来加工。他据此提出了注意的过滤器模型（图 3-11）。

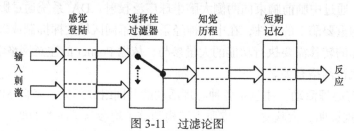

图 3-11 过滤论图

资料来源修改自贝斯特（1991，P.49），斯特恩柏克（2005，P.113）

2. 早期选择模型 Broadbent 的早期选择模型（图 3-12），这是描述选择性注意的最著名的模型，即知觉水平上的注意选择模型。布鲁德本特认为，人类面临着大量的信息，但个体的神经系统在同一时间内对信息进行加工的能力是极为有限的，需要过滤器进行调节，从而使中枢神经系统不致负担过重。过滤器相当于一个开关，它按照"全"或"无"的法则工作，接通一个通道，通过一些信息，这些信息便得到进一步的加工处理。其他的通道则被阻断，信息不能暂时储存在短时记忆中，并且迅速衰退。这种理论也被称为瓶颈理论或单通道理论。

3. 衰减理论模型　布鲁德本特的过滤器理论模型得到了一些实验的支持，但也有一些实验结果与之不相吻合。1960 年，牛津大学的格林（J.A.Gary）等在一项实验中，通过耳机给被试两耳依次分别呈现一些字母音节和数字，左耳：ob-2-tive；右耳 6-jec-9。要求被试追随一个耳朵听到的声音，并在刺激呈现之后作出报告。结果发现，被试的报告既不是 ob-2-tive 和 6-jec-9，也不是 ob-6，2-jec，tive-9，而是 objective。如果按照过滤器理论来预测，被试只能接受追随耳的信息，而非追随耳接受的信息将全部被过滤掉，因为过滤器只能接受一个通道的信息。但格林的实验却证明，由于两只耳朵分别听到的音节可以组成 objective，因此，来自非追随耳的信息仍然得到了部分加工。

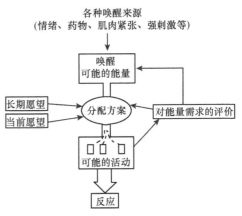

图 3-12　Broadbent 的早期选择模型

后来，美国心理学家特瑞斯曼（A.M.Treisman）基于日常生活和实验研究的结果，在 1960 年提出了注意的衰减学说来修正布鲁德本特的过滤器模型。她认为过滤器并不是按照"全或无"的原则工作的，事实上，没有集中注意而设想被关闭的通道所传递的信息并没有完全被阻断，而只是被衰减，其中重要的信息仍可以得到高级的加工，反映到意识中。例如，带耳机的被试，可以根据规定只注意一只耳朵而不注意另一只耳朵，成功地掩蔽另一只耳朵的信息。但是又要当另一只耳朵中出现重要信息（如被试的名字）时，被试者就能听到。1967 年，特瑞斯曼和格芬（G.Geffen）对这种学说提出了实验证明。他们的双耳分听实验表明，被试者能觉察出追随耳中 87% 的词，觉察出非追随耳中 8% 的词。实验要求被试者双耳听两个不同的材料：追随耳听：There is a house understand the word；非追随耳听：Knowledge of on a hill。实验结果表明，大多数被试者听到的是：There is a house on a hill，且声称信息是来自于一个耳朵。这些实验表明，被试者并非只注意追随耳中的信息，也注意到了另一只耳朵中的重要信息。这只有在两个通道都接通的情况下才可能实现。就是说人可以同时注意两个通道的刺激，这样就对布鲁德本特的单通道模型提出了质疑。1971 年，布鲁德本特接受特瑞斯曼的修正。因此现在一般把布鲁德本特的过滤器模型和特瑞斯曼的衰减模型合称布鲁德本特-特瑞斯曼过滤衰减模型。

特瑞斯曼还提出了阈限的概念。她指出，不同刺激的激活阈限是不同的。有些刺激对人有重要意义，如自己的名字、火警信号等，它们的激活阈限低，容易被激活，当它们出现在非追随的通道时，容易被人们接受。影响阈限的因素有项目的意义、熟悉程度、上下文的联系、指示词及人的个性倾向性等。这可以用来解释格林的实验结果。在格林的实验中，追随耳中的信息顺利地被激活而得到识别，非追随耳中的信息由于受到衰减，往往不能被激活，但是一些特别有意义的项目（在此处是由于上下文的关系）阈限降低，就能被激活而得到识别。

布鲁德本特的过滤器模型和特瑞斯曼的衰减模型，前者认为它起到瓶颈的作用（bottleneck theory），而后者认为它发挥衰减的作用（attenuation theory）。上述两种理论还对外界刺激信息的选择的作用各自保留自己的意见。前者认为选择主要依据刺激的感性特

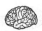

性进行，而后者认为依据言语选择，同时还包括对刺激的语义特性的分析。两者都是针对信息加工的知觉阶段，认为选择处于初级分析的觉察和高级分析意义的识别之间，过滤器的作用都是在识别前对信息进行选择，未获得注意的信息不能得到识别，更不能进入记忆系统保存，因此过滤器-衰减模型也被称为知觉选择模型。

4. 后期选择理论　在非追随耳的信息也能得到信息加工的研究结果的基础上，特雷斯曼提出了衰减器模型。然而针对同样的研究结果，德尤奇（J. A. Deutsch）等提出了与上述介绍的几种理论截然不同的理论解释。他们认为，通过追随耳和非追随耳收集的信息都可进入高级分析水平进行处理，得到全部的知觉加工，注意不在于选择知觉刺激，而在于选择对刺激的反应。之所以追随耳的成绩好，是因为追随程序使追随耳的信息显得比非追随耳更为重要，因而能引起被试的反应。

最为广泛接受的理论是 Anne Treisman（1960）提出的"衰减器理论"（attenuator theory）。该理论中认为注意的选择包含早期和后期两个阶段。早期选择仅仅是减弱而不是完全阻断没有被注意的信息，而后期选择则与信息的最后识别有关。关于空间注意还有一种广为接受的"聚光灯比喻"（spotlight metaphor），它把空间注意比作大脑内部的一盏聚光灯。位于注意聚光范围之内的刺激可以被有效地处理，并且注意的"聚光灯"可以在视野范围。此外，Deutsch J. 和 Deutsch D. 提出后期选择理论（late-selection theory）认为所有输入的信息都以并行的方式进入觉察器被知觉加工和觉知，注意的功能在于选择对什么信息进行反应。选择的标准是信息相对重要性，这种重要性是由上述信息的性质和任务的需求决定的。这一理论认为注意是在知觉发生之后才发生的，故称之为注意的后期选择理论。

多阶段选择理论：早期选择理论、衰减理论和后期选择理论一致认为注意的选择只能发生在信息加工的某个特定阶段上，这种刻板性与事实不符。据此，Jonston 和 Heinz 提出了多阶段选择模型，认为注意的选择可以根据任务的不同，发生在信息加工的不同阶段。

5. 资源分配理论　以上瓶颈理论从信息加工过程的自身表现考虑注意选择功能，另一些科学家考虑到注意是消耗能量的，可以从加工总体能源配置的角度理解注意的选择性。Kahneman 提出的资源分配模型是此类观点的代表。他认为，注意的资源总量要大于觉醒水平，毕竟是有限的，因此从总资源中分得的资源多寡则决定这个信息被注意的程度。这样，资源的分配方案便成了注意的选择性的关键。

6. 视觉特征受控抑制模型　Treisman 和 Gelade 提出特征整合理论对视知觉形成过程中的注意进行了解释。后来 Treisman 又进一步发展了这一观点，认为应把知觉对象分解为特征的客体。这些特征在开始是以结合在一起的状态被输入的，输入后即分为空间特征和非空间特征，两者沿大脑不同通道并行到达不同部位，此时两者仍具有联系。他们所在的部位在主客观因素的作用下或被抑制或被不同程度激活，处于最高激活水平部位的诸特征被选择而得到注意。这些特征再结合在一起形成客体的整合表征，通过与长时记忆中语义表征的匹配，该整合表征遂得以识别。那些处于低激活水平的部位的特征不能结合，其客体将不被注意。同时得以结合的数量是有限的，此即为视觉特征受控抑制模型。

（四）注意的日间生理变化特点

注意的不同方面存在着 24 小时周期性节律变化。例如，有意识或费力的注意过程在上午良好，午饭后下降，下午又再次升高；但自动注意过程整天无波动。一般而言，警觉与觉醒上午开始在较低水平，到晚上逐渐上升到高峰水平。脑损伤后这生物节律可能被改变。因此这些节律的破坏也是影响注意力的因素之一，所以在设计促进脑损伤后最佳注意力的恢复训练，应考虑这种生物节律的波动。

此外，注意常常伴随着一些特有的外部生理变化和表情动作。在紧张注意外界对象的时候，除了感官朝向刺激物进行倾听或凝视之外，身体肌肉还处于一般紧张状态，多数无关的运动都停滞下来。静止是紧张注意的特征。注意的时候，呼吸会变得轻微和缓慢，呼与吸的时间比例也改变了，一般吸的更加短促，而呼的愈加延长了。当处在非常强烈的注意状态下，常常发生呼吸暂时停止的现象，即所谓"屏息"现象，同时心跳加速，牙关紧闭，紧握拳头。在沉浸于自己的思考或想象中的时候，眼睛常常是"呆视"，如同看着远方一样，因此，周围的对象就被感知得模糊起来而不分散注意力。

三、注意的分类

（一）无意注意（被动注意）和有意注意（主动注意）

1. 无意注意　无意注意是指无意识地注意到周围事物，由外界刺激被动引起的指向活动。因为人在注意某一事物的时候，在许多情况下是不随意的，既没有自觉的目的，也不加任何努力。产生无意注意的原因分为两类：第一是客观刺激物本身的特点，第二是人的主体的状态。前者是产生无意注意的主要原因，刺激物的强度对于引起无意注意具有重大的作用，按照条件反射的强度规律，刺激物在一定限度内的强度越大，它所引起的兴奋就越强烈，对这种刺激物也就越容易进行分化和形成条件联系。无意注意虽然主要由外界刺激物引起，但是也决定于人本身的状态。同样的一些客观事物，由于感知它们的人的本身的状态不同，就可能引起一个人的注意而引不起另一个人的注意。兴趣是无意注意的重要源泉，人的心境对无意注意也起着很大的作用，它在很大程度上决定着什么事物容易引起注意。

2. 有意注意　有意注意即是指精神活动的主动集中，是由主观努力决定的，如聚精会神地读书或写字。有意注意是自觉地、有预定目的的注意。在有意注意时往往需要一定的努力，人要积极主动地去观察某种事物或完成某种任务。有意注意常常服从于人有意识的活动任务，只有当人自觉地有目的性提出任务，决定着在进行活动的时候要区分出哪些对象，比如它们的哪些方面、特点和性质，也就是决定着在这种情况下要注意的特质。有意注意的集中和保持，不仅在没有干扰、没有任何无关的事物妨碍正在进行的活动的时候是可能的，而且即使在有干扰的情况下也是可能的。这些干扰可能是来自外界的刺激物（如分散注意的无关声音和光线等），也可能是机体的某些状态（如生病、疲倦等），或者是伴随的情绪等。想要克服这些干扰，必须采取一些特别的行动来把注意保持在活动任务所要求的事情上。有时必须消除或减少外界无关刺激物的影响。

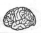

（二）根据注意力的功能及其相关的神经解剖脑区划分

我们临床所指的注意主要是指有意注意，即主动注意。根据注意力的功能及其相关的神经解剖区域，注意力分为警觉性注意（alerting attention）（右额区）、持续性注意（sustained attention）（右额顶区）、分配性注意（divided attention）（额前背侧皮质及前扣带回）和选择性注意（selective attention）（顶后区）等多种注意力成分及注意力监督系统（supervisory attention system）（前扣带回及额前外侧区）。

Morav 的早期研究提出注意可以分为选择性、集中性、搜寻、激活、定势、警觉 6 个方面的特征。注意（attention）一般是指人们集中于某种特殊内、外环境刺激而不被其他刺激分散的能力。这是一个主动过程，包括警觉、选择和持续等多个成分。其中警觉是一个人对周围环境反应的一种状态，是其他注意的先决条件；选择是我们决定刺激对应于要做的事，这些事被认为是重要的、有趣的并能灵活地处理；持续是将注意维持一段时间的能力。记忆、交流、解决问题和其他较高水平的认知和知觉功能性活动都需要注意的参与。注意代表了基本的思维水平，注意障碍对其他认知领域有负面影响。因此，注意的改善是其他认知障碍训练的前提。

（三）根据注意的水平划分

（1）集中注意（focused attention）：看到刺激作出适当的反应，对特殊感觉（视觉、听觉、触觉）信息的反应能力。如观察某人时，注意其特殊的面部特征、言谈举止的细节等。

（2）持续注意（sustained attention）：也称注意维持，是指对单一信息源在连续的一段时间内的注意保持。能够持续一段时间注意某项活动或刺激的能力，又称之为集中（concentration），与警觉有关，而警觉是一种对环境中随机产生的某种细小的变化做出反应和觉察的准备状态。注意维持是与警戒或者唤醒密切相联的一种注意形式。而它主要取决于紧张性觉醒的维持水平。这也是信息处理的基本，如在上课时保持留心，公路上开车，看电视，在功能训练中观察患者等，都需要此类注意。

（3）选择性注意（selective attention）：是指专注于某种刺激而忽视另外一些刺激的心理活动，是一种选择有关活动、任务，而忽略无关刺激（如外界的噪音，内在的担心等）的能力，例如，在客厅里别人看电视，你却在看报纸或做作业。或者上课时邻座同学在倾谈，你仍留心老师的讲课内容。这与有意向选择某项活动有关。

（4）交替注意（alternating attention）：两项活动之间灵活转移注意重点的能力；如正在做某项工作时，电话铃响了，你会暂停工作去接电话，然后再恢复工作。

（5）分配注意（divided attention）：是指进行两组或者两种以上活动时能同时注意不同的对象，是一种对多项活动同时反应的能力，也称精神追踪（mental tracking）或同时注意。例如，驾车时边开车边与旁边的乘客说话；上课时一边听老师讲课，一边在传简讯。

这 5 种注意类型能够在意识支配下或自动发挥作用。大多数活动都需要两种以上的注意。有意识地注意一般是缓慢又费力，需要精力集中并涉及一系列处理过程。如学习新技能、解决某个问题等。而自动注意则较快，涉及平行的处理过程，如展现已知的技能。

四、注意力的特征和功能

（一）注意力的特征

客观世界丰富多彩，人在同一空间或时间内不可能注意到所有的事物，而只能有选择性的集中注意到少数目标。所以，注意的两个基本特征是指注意的指向性和集中性，这也表明注意具有方向性和强度的特征。

注意的指向性是指心理活动可以在众多目标中忽略其他的目标，有选择性地对其中某一目标产生反应。注意的指向性不同决定了人可以从外界接受不同的信息。

注意的集中性是指心理活动停留在被选中目标上的强度和紧张度。注意的集中性越强，表明人对目标物心理活动的强度越大，紧张性越高。能够让人集中注意的目标是注意的中心，其余目标则处在注意的边缘或处在注意范围之外。通常，注意的中心与边缘是经常变换的，新的目标成为注意的中心时，原来作为注意中心的目标则转移到注意的边缘，甚至完全不被注意。

同时，注意的指向性和集中性也是密切联系的，指向性是集中性的前提和范围，集中性是指向性的具体表现和进一步发展。当人处于高度集中注意时，注意指向的范围会缩小，即"视而不见，听而不闻"。

此外，根据注意所指向的目标不同，可以把注意区分为外部注意（external attention）和内部注意（internal attention）。外部注意指人对周围事物的注意，在探索外部事件中起着重要作用，经常与知觉同时存在和进行，也称知觉注意。内部注意是指对自我思想和情感的注意，在发展自我意识和个性方面起着重要的作用。

（二）注意的功能

注意本身依赖于一定的心理活动而存在，它总是体现在感知、思维、记忆、情感、意志等心理过程中，是各种心理过程所共有的特性。所以，注意是一种复杂的心理活动，其最基本的功能就是选择；为了同时有效地处理多项任务，注意还具备分配功能。注意的选择和分配功能密不可分，没有分配就不需要选择，没有选择便无从实现分配。

1. 选择功能　注意的选择功能是将有关信息线索区分出来，使心理活动具有一定的指向性，即认知心理学家所说的选择性注意（selective attention）。选择性注意可以使心理活动选择有意义的、符合需要的、与当前活动任务相一致的各种刺激，避开或抑制其他无意义的、干扰当前活动的各种刺激。每个人都是有选择性地关注外界事物，人的年龄、性别、性格、爱好不同，注意力的选择也不同。对于选择功能是如何实现的，认知心理学家们提出了不少理论模型，比如布罗德本特（D.E.Broadbent）的过滤器模型、特雷斯曼（A.Treisman）的衰减器模型、奈瑟（Neisser，1967）图式模型等。

（1）过滤器模型（filter model）：由布罗德本特（Broadbent）提出。其基本的思想是，注意就是一个过滤器闸门，在感觉水平就已经实现了注意的选择性，所以在信息加工容量超负荷的情况下会有选择性的放行一部分信息进入加工系统，阻断另一部分信息。也就是说，处于注意范围以外的信息是不会进入认知的，而同时注意到的信息也会受到加工容量的限制，因而个体不可能在同一时刻注意到多件或两件事情，除非事件本身包含的信息含量较少，或者呈现的速度很慢。

布罗德本特（Broadbent）这样解释自己的模型：注意的选择性是通过一个类似"Y"形漏斗的过滤器实现的。"Y"形漏斗的两个手臂表示两个不同的感觉通道，在手臂交叉的地方，有一个能够左右摆动的闸门，它可以放行漏斗的一个信息通道，同时关闭另一个信息通道。所以，一个人在同一时间只能接收一个通道传来的信息。布罗德本特同时还认为，注意的选择性是在感觉水平就已经实现了，而这时个体对外来信息的刺激还没有产生有意义的认知。

但是，过滤器模型也存在它的缺陷，比如鸡尾酒会效应：在一个喧嚣的社交场合，当一个人正在和朋友交谈时，突然听到不远处有人提到他的名字，尽管他对名字前面的话根本没印象。也就是说，一般情况下一个人在集中注意某一行为时不会对注意范围以外的事物做出反应，但是如果有人提到他的名字，即使不在他的注意范围之内，也会引起反应。如果按照过滤器模型，注意的闸门将注意范围之外的信息完全关闭在认知加工过程之外，应该不会产生鸡尾酒效应。

（2）衰减器模型：为进一步正式过滤器模型存在的缺陷，特雷斯曼（Treisman）提出了衰减器模型。她将注意比作一个衰减器，它可以"降低"非注意信息的"音量"，而不是完全关闭相应的通道。这样，部分具有意义的非注意信息也是可以进入认知的过程。

衰减器模型与过滤器模型的不同之处在于，衰减器模型是一种双通道或多通道模型，更为灵活，而过滤器模型同一时间只开放一个通道。但两者的出发点是一致的，都认为注意的选择功能都是为了选择一部分信息进入高级的知觉分析水平。所以，这两个模型也常被作为注意的知觉选择模型。

（3）图式模型：奈瑟（Neisser）提出注意的图式模型（schema model），认为注意既不是过滤器，也不是衰减器，个体所注意到的目标与当时的任务所激活的图示相关。奈瑟将注意比作"摘苹果"：树上的苹果有的被摘下来了，有的还留在上面。个体注意到的目标就是被摘下来的苹果，留在树上的苹果就是那些没被注意到的目标，而不是被过滤或衰减掉。

奈瑟的图式模型相比较过滤器模型和衰减器模型戴上了全局的眼光，提出了"为什么这样选择的"问题，促使大家进一步思考注意与经验、动机、任务之间的关系。而过滤器模型和衰减器模型都是在谈注意的选择功能在哪里实现，以及怎样实现的问题，主要考虑一种局部的机制。

2. 分配功能　当我们需要顺利地同时进行两种活动任务时，就需要用到注意的分配功能。注意的选择与分配功能密不可分，且侧重点不同。注意的选择功能强调如何将注意力集中到当前的目标任务上，分配功能则强调如何将注意力合理的分配和转移到多项目标任务上。

（1）自动加工与控制加工：我们在同时进行的多项任务中，有些任务只需要很少的认

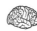

知资源，就能够进行有效地认知加工，即自动加工（automatic processing），比如斯特鲁普效应中，对颜色单词的阅读反应。但是自动加工并不是天生具有的，而是通过训练获得的。控制加工是自动加工的对立面，是一种需要运用注意的加工，其容量有限，受意识的控制，可以适应变化多端的环境。

（2）双任务作业研究：在进行双任务作业时，需要同时进行两种活动，有些情况下可以顺利完成，比如边看书边听音乐。但有些情况下，同时进行两种活动会比较困难，比如初学翻译的人，边听边翻译，只有进行不断地训练后，才能同时顺利进行这两种活动。所以，能否顺利同时进行两种活动，受活动本身的性质、活动对认知资源的需求及个人因素制约相关。通常情况下认为，个体能够同时有效地进行两种活动，有以下三种可能的机制：①两项任务交替获得认知资源；②两项任务中有一项可以自动进行；③个体通过训练，学会将两项任务整合在一起执行。

但在同时进行两项或多项任务的过程中，由于认知资源有限，难免会出现认知加工的"瓶颈"现象，韦尔福德（Welford）称之为"心理不应期"（psychological refractory period，PRP）。帕什利等认为，瓶颈现象出现在反应的选择阶段；从记忆中提取信息也会出现加工的瓶颈现象。另外，与心理不应期关系密切的还有注意瞬断，是指在快速连续的呈现两个目标刺激的情况下，第一个目标刺激出现后的数百毫秒时间内，人无法准确地辨别甚至检测出第二个目标刺激。因此，注意瞬断也可以看作是心理不应期的深入研究。

五、注意的品质及其影响因素

（一）注意的广度

注意的广度反映的是注意品质的空间特征，又称注意的范围，是指一个人在同一时间内能够有效注意到的目标的数量。扩大注意的广度，可以提高工作、生活和学习的效率。比如打字员、汽车驾驶员等职业都需要有较大的注意广度。影响注意广度的因素主要包括注意对象的特点、活动的性质和任务及个体的知识经验三个方面。一项通过速示器进行的研究表明，成人在1/10秒内一般能注意到4~6个没有联系的外文字母或8~9个黑色的圆点。

（1）注意对象的特点：一般情况下，注意对象的排列越有规律，组合越集中，注意的范围就越大。形状、大小、数量相同，规则排列的对象要比大小不一、排列无序的对象更容易清晰把握。

（2）活动的性质和任务：活动任务越复杂，注意的广度越小。

（3）个体的知识经验：一般来说，在某一专业或针对某件事情上个体的知识经验越丰富，整体知觉能力越强，注意的范围也就越大。

（二）注意的稳定性

注意的稳定性是注意的时间特征，也称为注意的持久性，是指注意在同一目标或活动上能够保持时间的长短。但衡量注意稳定性不能只看时间的长短，还要兼顾到短时间内的活动效率。与注意的稳定性相反的是注意的分散，又称分心，是指由于无关的干扰刺激或者单调刺激的持续作用，在注意过程中引起个体偏离注意目标的状态。无关的干扰刺激妨碍个体主动注意的活动，易引起个体的被动注意；单调刺激的持续作用是指主动注意的活动如果从头到尾毫无变化，容易引起个体的疲劳、厌烦和精神松懈，导致注意的分散。

影响注意的稳定性的因素与注意目标的特点、个体的精神状态及意志力水平有关。一般情况下，内容丰富比单调的对象更能维持注意的稳定性。但并不是事物越复杂，内容越丰富，注意力也就越稳定。过于复杂、变幻多端的对象反而使人容易产生疲劳，导致注意力的分散。

（三）注意的分配

注意的分配是指在同一时间内把注意指向不同的目标和活动，在人的实践活动中有着非常重要的现实意义，比如"一心二用"，甚至"一心多用"。但是注意的分配是有条件的，同时进行的两种或多种活动应是高度熟练，有内在联系的。当一种活动达到可以自动控制的熟练程度时，个体就可以集中精力同时去关注比较生疏的活动，保证不同的活动间同时顺利进行。另外，有内在联系的活动经过训练，可以形成固定的反应模式，也便于注意的分配。例如，演唱会上歌手可以一边演唱一边弹奏同一首歌。

（四）注意的转移

注意的转移是指根据要求，为了提高活动效率，保证活动的顺利完成，主动地将注意从一个目标或事件转移到下一个目标或事件上，不同于注意的分散。良好的注意转移表现为，注意在不同活动之间的转换时间短、活动过程的效率高。影响注意转移的因素与对原活动的注意集中程度、新注意对象的吸引力、是否有明确的信号提示、个体性格和自控能力有关。

六、持续性注意的测验

持续性注意的测验即注意的稳定性测验，是指注意在一定时间内保持在某个认识的客体上的时间或短时间内的活动效率。对持续性操作测验的研究最初是从对人类警觉性的研究开始的。警觉性是指对不常出现但又非常重要的事件在一段时间内保持注意力的能力。Mackworth 在 20 世纪 60 年代设计了第一个警觉性测验，用来测试雷达操作人员的侦测能力是否会随着观测时间的延长而下降。

持续性操作测验（continue performance test，CPT）这一名称最初由 Rosvokl 等于 1956 年提出。近 20 年来有 10 多个版本的 CPT 用于注意稳定性障碍的测验，包括 Conners 持续性操作测试、注意力变量测验（test of variables of attention，TOVA）、整合视听持续性操作测验（integrated visual and auditory continuous performance test，IVA-CPT）及持续性注意测验（continue attention test，CAT）等。

持续性操作测验（CPT）由一系列刺激或成对的刺激随机快速呈现，同时要求被试者

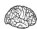

对指定目标作出反应。测验结果用漏报和虚报错误数来表示,漏报错误数反映被试者的持续性注意,虚报错误数反映被试者的持续性注意和冲动控制。根据感觉通道的不同,CPT可分为视觉持续性操作测验和听觉持续性操作测验。国内外研究显示 CPT 对儿童 ADHD 有一定辅助诊断价值。

注意力变量测验(TOVA)1987 年由 Greenberg 设计,在设计上考虑了 ADHD 最突出的几个特点,包括注意力不集中、易转移、追求新奇刺激、易厌烦、冲动、注意维持不良、认知加工过程常受阻等,同时在设计方面上采用两个简单图形进行刺激,而不是用字母或是数字,所以 TOVA 的使用不受语言和文化的限制和影响,在非英语国家也能使用。

整合视听持续性操作测验(IVA-CPT)将儿童 ADHD 的核心症状进行量化和标准化,且容易操作,在一定程度上避免了主观判断造成的偏差,有一定的科研和临床应用价值。IVA-CPT 通过对 6 岁以上儿童进行反复的视觉和听觉刺激,主要观察遗漏、错选、反应时间及稳定性 4 个认知变量情况,可以对患者的注意力和执行功能作出评价。但依据 IVA-CPT确定的 ADHD,存在一定的漏诊率和误诊率,尤其对年龄较大的 ADHD 患儿的诊断,仍需要结合临床 DSM-Ⅳ量表或其他量表评分综合评定。

CPT 测试结果受到多种因素的影响,比如测试本身因素、受试者本身的因素、环境因素等,导致 CPT 诊断 ADHD 时特异性较低,误诊率较高,故 CPT 目前只能作为诊断 ADHD的辅助工具。

第三节　学习和记忆

一、学　习

我们之所以能够适应社会的生活,每天进行的各种活动都与学习有关,它是有机体适应环境、维持生存和发展的必要条件,贯穿人的一生。我们周围的环境是动态变化的,只有我们经常调节自己的行为来融入环境,才能取得与环境之间的平衡,这些都要通过不断地学习和经验积累来实现。

(一)什么是学习

学习是个体在一定情景下通过反复地练习或经验而产生的行为或行为潜能的比较持久的变化,这是个体与环境之间相互作用的结果。学习有三个特征:

1. 行为或行为潜能的改变　学习的发生以行为和行为潜能的变化为标志,是个体获得新的行为经验的过程。一般来说,学习的结果能通过可观察到的行为变化体现出来,使个体可以完成一些以前无法完成的事情。例如,小学生在没有学过拼音之前,不能正确读出生字的发音,一旦掌握了拼音组合的规则之后,便能够认生字的读音了。这就说明行为发生了变化,由此表明个体"学会了什么"。

但行为的变化有时并不是明显而外在的,而是内隐而潜在的,即所谓的"行为潜能的改变"。例如,教幼儿学唐诗,反复诵读 10 首唐诗,一段时间后让其自行背诵,若其能准

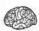

确无误地背出 6 首，说明已经学会这 6 首唐诗，但这并不意味着其余的 4 首完全没有学习过。在之后的学习中如果再接触到这 4 首诗，幼儿会记住得更快、更牢固，这说明之前的学习已经让幼儿的行为潜能发生变化。

2. 引起的行为变化比较持久 只有发生较持久的改变才是学习，无论是外显的行为变化还是行为潜能的变化。例如，我们小时候学习的乘法法则，到现在还能正确运用，这说明先前的"经验"已经保存下来，这就是一种行为上的持久的变化。而有些行为虽然发生了变化，但是只有短暂改变，时间一过立即恢复原状。如运动员在长跑比赛中，起跑时跑得很快，后来速度越来越慢，这种行为速度上的变化是由疲劳引起的；又如正常的意识会因麻醉药物或酒精物质而发生暂时改变；等等。这些暂时改变的行为都不能视为学习。只有那些由经验引起的行为变化及学会的某种行为，在不同场合表现出相对一致性，才能称为学习。

3. 是基于练习或经验的过程 学习只有通过个体在实际活动中的经验才能产生。经验既可以指个体通过活动直接作用于客观现实的过程，也可以指在这一过程中所得到的结果，如生活中习得的习惯、学会的知识、掌握的技能和形成的观念等。学习获得的行为变化，既不包括个体因年龄增长而呈现出的成熟或由发育带来的变化，或由疾病、脑损伤引起的行为变化，也不包括由动机、疲劳、心境或药物等引起的暂时性行为变化。虽然这些因素都能够改变行为，但都不能称为学习。只有通过经验而产生行为持久改变的过程才是学习。

（二）学习与反射

学习是由经验引起的相对持久的行为变化，如果仅是单纯地重复一个反应，并不一定能产生学习，因此需要研究刺激与反应之间的联结及如何促使某个反应再次发生。

1. 反射与反射弧 反射是神经系统的基本活动方式，是在中枢神经系统参与下，有机体对内外环境刺激做出的规律性反应。例如，进食时分泌唾液，手触碰尖利物体时会立即缩回，过马路红灯亮时会自觉停下等，这些都是反射活动。反射经常用来解释人脑的活动和人的心理活动。

反射弧是执行反射活动的生理基础，是从接受刺激到发生反应，兴奋在神经系统内产生内在联系的一个环路。一个完整的反射弧包括五个部分：感受器、传入神经、神经中枢、传出神经和效应器。人的生理或心理活动是由作用于感觉器官的刺激（输入）引起，刺激转化为神经冲动传至大脑的神经中枢，分析综合后以反射的形式作出反应，通过传出神经支配肌肉运动等效应器而产生某种行为（输出）。然而，此时反射活动并不停止，效应器的反应动作又作为刺激信息（输入）返回作用于感受器，进而通过大脑中枢的调节影响效应器的活动（输出），并再次引起神经兴奋并传向神经中枢，这个过程称为反馈联系。反馈分为正反馈和负反馈：正反馈产生并增强中枢神经活动的输出；负反馈则抑制或减弱中枢神经系统活动的输出。

因此，神经系统是通过反射活动来控制和调节机体内部的生理和心理过程，从而与外部环境获得平衡。

2. 反射的类型

（1）无条件反射：是有机体在种系发展过程中形成并遗传下来的反射，如各种本能就是无条件反射，因此人和动物都有。随着进化的发展，无条件反射渐渐减少。引起无条件反射的刺激称无条件刺激；由无条件刺激引起的反应称无条件反应。如针刺手，手会马上缩回，针就构成无条件刺激，而手缩回的动作则是无条件反应。有机体基本的无条件反射有食物反射、防御反射、内脏反射、朝向反射和性反射等，在个体生存和种族繁衍方面有重要意义。

（2）条件反射：是在无条件反射基础上建立起来的反射，是高级神经活动的基本方式，是脑的高级机能之一。与无条件反射生来就有的特征不同，条件反射是在个体生活过程中为适应环境变化通过学习建立起来的反射。如听到铃声就上课，就是在多次经验重复后建立起来的条件反射。引起条件反射的刺激称条件刺激，由条件刺激引起的反应称条件反应。条件反射摆脱了无条件反射的刻板性，变得具有概括性和灵活性，可以随环境的变化而适当调整机体的反应。通常认为学习活动就是条件反射建立和巩固的过程。

（三）学习的理论

1. 学习的联结理论 学习的联结理论强调学习就是在刺激与反应之间建立联结的过程，因此又称为"刺激-反应"理论。

（1）经典条件反射：一个原来不能引起某种无条件反射的中性刺激物，由于总是伴随某个能引起无条件反射的刺激物出现，重复多次后，该中性刺激物也能引起无条件反射，这种反射称为经典条件反射。

俄国生理学家巴甫洛夫（1849—1936）用经典条件反射的实验程序和方法探讨条件反射的形成机制，他用犬来进行食物性条件反射的建立，实验装置见图3-13。

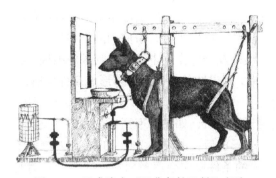

图3-13 巴甫洛夫"经典条件反射"实验

如图3-13所示，在实验中，犬被固定在架子上，用导管连接唾液腺以收集唾液，用铃声作为无关刺激（中性刺激）。

犬进食（吃肉）会分泌唾液，这是无条件反射。食物是犬分泌唾液的无条件刺激，当不给食物而只给铃声时，犬并不分泌唾液，因为铃声属于中性刺激，不会导致唾液分泌。但巴甫洛夫发现，若每次在给犬吃食物以前出现铃声，如此反复多次以后，只要铃声响，即使没有呈现食物，犬也会分泌唾液。如此一来，原本是中性刺激的铃声在多次与食物结

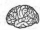

合出现之后，变成了进食的信号，也就成为分泌唾液的条件刺激，即由中性刺激成为引起无条件反射的刺激。巴甫洛夫把这种学习过程称为条件反射。图 3-14 是解释条件反射形成的模式图（CS 指条件刺激；UCS 指无条件刺激；UCR 指无条件反射；CR 指条件反射）。

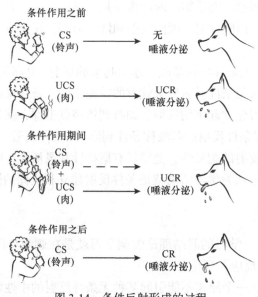

图 3-14　条件反射形成的过程

经典条件反射主要有以下规律：

一是习得。条件刺激与无条件刺激之间建立联结的过程称作条件反射的习得。在这个过程中，根据条件刺激与无条件刺激之间在时间上的关系，分为同时性条件作用、延迟性条件作用和痕迹性条件作用三种。在同时性条件作用中，条件刺激与无条件刺激在时间上是完全同步出现的；在延迟性条件作用中，条件刺激先出现一段时间，在它还未消失时，无条件刺激开始出现；在痕迹性条件作用中，条件刺激先出现，在其消失一段时间后，无条件刺激才开始出现。其中，延迟性条件作用最易形成条件反射，其次是同时性条件反射，最后是痕迹性条件反射。

二是消退。条件反射形成以后，如果得不到强化，条件反应会逐渐削弱，直至消失。也就是说，在经典条件反射形成后，如果多次只呈现条件刺激而不呈现无条件刺激（即不给予强化），原先已经形成的条件反应会逐渐削弱直到消失。例如，犬对铃声形成唾液分泌的条件反射以后，如果只给铃声不给食物，已经形成的条件反射就会消退。

三是泛化与分化。泛化指在条件反射形成后的初期，不仅原条件刺激本身会引起条件反射，而且与条件刺激相关的一系列刺激也会引起条件反射。例如，犬对三声铃声形成了分泌唾液的条件反射后，一声或两声的铃声也会引起狗的唾液分泌反应。新刺激越接近原来的条件刺激，泛化现象越容易发生。分化与泛化相反，指对事物的差异的反应，即对某种特定刺激做出某种反应，而对其他类似刺激不做出反应。例如，犬可以学会只对三声铃声作出唾液分泌的条件反应，而对一声或两声铃声没有唾液分泌的反应。分化可以通过选择性强化或消退来实现。

四是二级条件作用。在已经形成的条件反射的基础上，如将原来的条件刺激作为无条件刺激，使它与另一个中性刺激同时出现，就可以建立一种新的、更复杂的条件反射，即二级条件反射。例如，当铃声与唾液分泌的联结建立起来以后，将灯光与铃声反复结合（无食物出现），经过学习之后，灯光也会引起犬的唾液分泌。在二级条件作用中，有机体建立条件反射不再需要借助具有生物学意义的无条件刺激（如食物），因此二级条件作用可以用来解释人类的许多复杂行为。

（2）操作性条件反射：在经典条件反射中，有机体的行为都是由刺激引发的不自主的反应，刺激来自环境，有机体不能预测或控制刺激的出现。而生活中的大多时候，我们都能主动地为了某种结果而作出某种行为。例如，我们为了得到奖励而努力在考试中取得好成绩，这里的努力就是我们主动发起的，而不完全是由刺激（奖励）决定的，因此无法用经典条件反射来解释。

操作性条件反射是 20 世纪 30 年代美国行为主义心理学家斯金纳（1904—1990）通过"斯金纳箱"对动物（如白鼠和鸽子）的行为进行研究后总结出来的。在实验中，动物在箱子中刚开始因饥饿导致混乱走动，后偶然碰到杠杆，得到了食物，之后多次去碰杠杆都得到了食物，由此学会了按压杠杆与得到食物之间的联结，即学会了用杠杆得到食物的操作性条件反应。通过研究，斯金纳认为存在两种类型的学习，一类是由刺激情景引发的应答性反应，与经典性条件反射类似；另一类是操作性条件作用，不是由刺激情境引发，而是个体的自发行为。操作性条件反射是在一定的刺激情境中，个体做出了某种反应，该反应结果能满足其某种需要，以后这种操作及活动得到强化而形成的条件反射，也称工具性条件反射。操作性条件反射是个体学会把反应与活动结果联系在一起的过程，日常生活中人们的大多数行为都是操作性行为。

影响行为巩固或再次出现的关键因素是行为后所得到的结果，即强化。斯金纳认为，"凡是使反应概率增加，或维持某种反应水平的任何刺激"都称为强化物。强化分为两种：正强化和负强化。环境中能增加行为反应出现的概率的刺激为正强化物，如食物或口头奖励等；环境中能减弱行为反应出现的概率的刺激为负强化物，通常是有机体力图回避的某种厌恶刺激，如电击等伤害性刺激或口头批评。无论是增加正强化还是减少负强化，其结果都是增加某种行为再次出现的概率。与正强化或负强化相对应的是惩罚，它是个体在一种行为发生后随即出现的厌恶刺激或事件，从而导致该行为出现的概率减少。例如，对个体给予生理或心理的不愉快刺激，就会减少不良行为的出现。惩罚可以通过在行为之后施加厌恶刺激（如孩子犯错误后的打骂）或取消正强化（如孩子未完成作业就不让其看电视）两种方式实现。但是，惩罚只会教会和训练个体"不该做什么"，因此在日常生活中，惩罚的运用应适当，尽量避免对个体产生持久的不良影响。

操作性条件反射和经典条件反射的形成规律是相同的，都要在一定条件下建立起条件反射，并且都需要通过强化来维持。但区别在于，在操作性条件反射中，个体是通过自己主动的操作活动而得到强化；而在经典条件反射中，个体则是被动地接受条件刺激而得到强化。

2. 学习的认知理论 在研究人类的复杂行为时，许多心理学家认为除了要关心个体可观察到的行为反应外，更要关心学习的心理过程（即刺激-反应的中间过程），研究刺激怎样引起反应和学习行为的内在机制。

（1）顿悟学习：是格式塔心理学提出来的。格式塔心理学理论强调知觉的整体性，认为学习是一种完整的过程，是学习者对知觉情境的重新组织并领悟其内在关系的过程。顿悟学习是格式塔心理学的代表人物苛勒（1887—1967）在深入研究猩猩解决问题的行为时得出的，其中最为经典的是他设计的"猩猩取香蕉"实验。

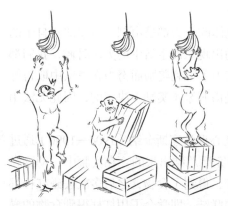

图 3-15 苛勒的"猩猩取香蕉"实验

如图 3-15 所示，猩猩可以看到房顶上悬挂着一串香蕉，但够不着，地面上放有几只箱子。猩猩开始时试图跳起来抓取香蕉，但没能成功，在多次尝试失败后，它不再跳了，而是在房间里走来走去，仿佛在观察房间里的东西。突然，猩猩走到箱子前面，站着不动，过了一会儿，它把箱子挪到香蕉下面，尝试去抓取香蕉，发现不够高后，又把两只或更多箱子叠起来，拿到了香蕉。

通过研究，苛勒发现猩猩不是通过一次次地尝试错误的方式来探索如何拿到香蕉，而是突然学会如何解决问题的。因此，他认为这是顿悟的结果，也就是说猩猩突然发现了箱子与香蕉之间的关系，这是通过整个情境的理解或认知重组而做出的有组织的反应，从而找到了解决问题的新方法。苛勒把这种"完形"重组的顿悟过程，称为"顿悟学习"。我们在日常生活中，尤其在进行创造性活动时，经常会有灵感或是突发奇想，让我们在一段苦想后找到想要的答案，这就是顿悟的作用。

（2）目的行为学习理论：目的行为学习的观点由美国新行为主义心理学家托尔曼（1886—1959）提出，他反对"刺激-反应"公式，而是强调"中介变量"的作用，并指出认知是刺激和反应间的中介变量，对个体行为具有决定作用。

托尔曼把个体内在的认知活动作为学习的重要因素，把学习看作是个体有目的地对刺激做出反应的过程。只有考虑到个体的认知结构，才能了解个体的完整行为。

为了研究个体在学习过程中的认知变化，托尔曼设计了白鼠的"位置学习"实验，在白鼠已经学习过的迷津中设置了几个阻碍。如图 3-16 所示，迷津中有三条不同通道可以到达食物箱，第一条通道最近，第三条通道最远。托尔曼发现：①在训练之后白鼠学会了走迷津，并喜欢走第一条通道，不喜欢走第二条和第三条通道；②将第一条通道堵住（如图 A 处），白鼠会从第一条通道返回，改走第二条通道；③将第二条通道堵住（如图 B 处），白鼠会从第二条通道返回，改走第三条通道。也就是说，当迷津通道有所变化后，白鼠都能采用较好的办法加以解决，重新选择通往目的地的通道。这个结果表明，白鼠对迷津位置的信息已经相当熟悉，好像在脑中形成了一个地图，照着路线走，而不是盲目地行动。

托尔曼用"认知地图"来描述动物在迷津实验中所学到的东西，即关于迷津通道的位置信息，如哪条路是死路，哪条路通向食物，哪条路最近等。托尔曼认为，一旦白鼠掌握了认知地图，就会明白目标是什么及应该如何走，这是对环境的综合表象，是基于过去经验在脑中形成的有关场景的类似地图的表征，包括方向、距离、时间关系等信息。

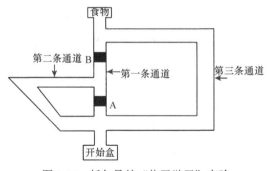

图 3-16　托尔曼的"位置学习"实验

此外，托尔曼还发现，强化并不是学习所必需的。在一个后续实验中，他发现有的白鼠虽然没有受到强化但也在学习，只不过没有将学习的效果表现出来，托尔曼将这种学习称为"潜在学习"。潜在学习也称潜伏学习，指个体在学习期间，学习效果没有体现在外部行为中的学习过程，这种学习在缺乏奖赏的情况下仍能继续进行。托尔曼由此指出，学习不仅需要知识，而且要有目标，若没有目标学习就可能表现不出来。

3. 观察学习　观察学习是指个体并不直接参与学习活动，只是观察他人的行为及其结果从而习得这种行为的过程。这是一种社会性间接学习，因此也称为替代学习。美国心理学家班杜拉认为，观察学习并非仿照别人的行为去表现，而是观察到他人的行为被强化或被惩罚后，选择也做出类似行为或抑制该行为。我们从小到大，有很多行为是通过观察榜样的行为来学会的，既包括亲社会行为，也包括反社会行为。父母是我们的启蒙老师，我们最早都是通过模仿来扩展自己的知识和技能，并在学校和社会中慢慢建立起自己的行为准则。在这个过程中，人并不是被动地接受榜样的信息，而是结合自己已经具有的知识和经验，对获取的信息进行分析、思考、比较、评价，并将信息组织成抽象的认知表征，以便以后付诸成行为。因此，观察学习是规则的获得，而不是对行为反应的简单重复或模仿。

观察行为受到被观察榜样的特征、观察者（学习者）的特点及奖赏的结果等方面因素的影响。

二、记　忆

在我们青春年少时，也许没有人太关注我们的记忆。对于正常健康人群来说，记忆能够相当良好地运行，使得很多人认为它理所当然，就像身体的其他系统的日常运作一样，比如呼吸、消化、代谢等。但就像生病了，如果哪天你发现你的记忆好像出了问题以至影响到你的生活功能的时候，比如你忘记了和朋友的约会，出门忘了锁门，或考试时绞尽脑汁也记不起背过的知识点时，你可能会因此担心甚至恼火，从而想要了解记忆是怎样发挥作用的。因此，这节就将学习到我们是如何去记忆及记忆都有哪些表现形式。

（一）什么是记忆

记忆是在头脑中积累和保存个体经验的心理过程，是人们必不可少的一种认知功能。

从信息加工的角度看，我们通常将人脑比喻为计算机，因此记忆被认为是存储和提取信息的容量，是人脑对外界输入的信息进行编码、存储和提取的过程。人脑平均能够存储 100 万亿比特（bits）的信息，因此实际上要管理如此大批量的信息是一项艰难的任务。

我们的感官所接触的来自外界或体内的所有刺激或信息，都构成我们记忆的内容。比如我们认识过的事物、思考过的问题、体验过的情感、经历过的事件或身体的某种痛苦感受等，都会在脑中留下不同程度的印象，其中有一部分作为经验能保留相当长的时间，在一定条件下还能恢复，这就是记忆。因此，记忆不仅仅局限于对输入信息的认知，它比感知觉更深入，是对感知觉已经加工过的信息再进行进一步的编码、存储和提取。这使得我们对一些很久不再接触的事物还能够保持记忆，能回忆年幼时的朋友，当再次遇见还能相识。

记忆作为一种基本的心理过程，是和其他心理活动密切相关的。在知觉中，人的过去经验能提供重要线索，若没有记忆的参与，人就不能分辨和确认周边的事物。在解决实际问题时，由记忆提供的知识经验通常也起着关键作用。从个体心理发展的角度看，一个人某种能力的出现，一种好的或坏的习惯的养成，一种良好的行为方式和人格特质的培养，也都是以记忆活动为前提的。比如我们从小发展走、跑、跳等运动技能，就必须保存动作的经验；要发展言语和思维，也必须保存词、概念和语法等等。记忆联结着人的心理活动的过去和现在，是人们学习、工作和生活的基本机能。

当然，记忆并不是对外界信息的被动接收。人作为有主观能动性的高级动物，能够在一定程度上自主调配心理活动。记忆是一种积极、能动的活动，人能主动地将信息编码，转化成有脑可以接受的形式。同时，人对外界信息的接受是有选择的，对自己有意义的事物都会有意识地进行记忆。另外，记忆还依赖于人们已有的知识结构及神经系统的功能水平，只有当输入的信息通过神经系统的加工并汇入到脑中已有的知识结构时，新的信息才能在头脑中巩固下来。

（二）记忆的过程

记忆是一个过程，需要在一定的时间内展开，可以区分为前后联系的三个环节，即编码、存储和提取三个基本过程。任何外界信息只有经过这些过程，才能成为个体可以保持和利用的经验。

编码是对外界信息的最初加工，也就是对外界信息进行形式转换以形成一定心理表征的过程。信息编码包括对信息进行反复的感知、思考、体验和操作。心理表征是信息或知识在心理活动中的表现和记载的方式，可以是视觉、听觉、抽象概念、具体命题等形式。新的信息需要与人已有的知识结构形成联系，并融入旧的知识结构中，才能获得和巩固。

存储是将编码后的信息形式保持在人们的头脑中，是信息编码和提取的中间环节，在记忆过程中有着重要的作用，没有信息的存储就没有记忆。

提取是将输入脑中的信息再输出的环节，即从记忆中查找已有信息的过程，是记忆过程的最后一个阶段，考验着记忆效果的好坏。

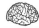

（三）记忆的类型

1. 感觉记忆、短时记忆和长时记忆　根据信息保持时间的长短，可将记忆分为感觉记忆、短时记忆和长时记忆。

（1）感觉记忆：人们借助感觉器官接触外界各种客观刺激，当刺激停止作用后，感觉信息在一个极短的时间内被保存下来，称感觉记忆、瞬时记忆或感觉登记。假设每一个感觉通道都有一种感觉记忆，每一种感觉记忆都会将感觉刺激的物理特征的精确表征保持 0.25～2 秒，这是记忆系统的开始阶段。比如我们走在街上，对面走来一个陌生人，在擦肩而过的当下那种转瞬即逝的记忆就是感觉记忆。

视觉领域的感觉记忆称图像记忆（或映像记忆），待续大约半秒钟，是指视觉器官能识别刺激的形象特征，并保持一下生动的视觉图像。声音的感觉记忆被称作声像记忆（或回声记忆），比图像记忆保持的时间较长一些。

感觉记忆是一种原始的感觉形式，是记忆系统在对外界信息进行进一步加工之前的暂时登记，其编码形式主要依赖于信息的物理特征，因而具有鲜明的形象性。感觉记忆虽然有较大的容量，但其中大部分信息会因为来不及加工而迅速消退，只有一部分信息由于注意而得到进一步加工，并进入短时记忆。

（2）短时记忆：是感觉记忆和长时记忆的中间阶段，保持时间为 5 秒～2 分钟。比如，我们查阅一本电话簿找一个朋友的号码，然后记住这个号码直到把它拨出去，这个过程就是短时记忆在发挥作用。短时记忆一般包括两个成分：一个是直接记忆，即输入的信息没有经过进一步的加工，容量相当有限，为 7±2 个单位。编码方式以言语听觉形式为主，也存在视觉和语义的编码。另一成分是工作记忆，即将输入的信息经过再编码，使其容量扩大。这时的短时记忆与长时记忆中已经储存的信息发生了意义上的联系，编码后的信息进入了长时记忆。在用于完成推理和语言理解等任务时，还能转化成长时记忆中的信息提取出来解决面临的问题。

短时记忆的编码方式可以分为听觉编码和视觉编码。在短时记忆的最初阶段存在视觉形式的编码，之后才逐渐向听觉形式过渡。短时记忆编码的效果受到大脑皮质兴奋水平的影响，如通常在上午 11 点至 12 点学习效率最高，在晚上 18 点至 20 点效率最低。短时记忆的另外一个显著特点是其容量的有限性，因此记忆效果取决于对信息的加工深度，如果能将数字、字母或词语编码成有意义的信息组合，可以提高记忆的容量和效率。

复述可以防止短时记忆中的信息受到无关刺激的干扰，在没有复述的情况下，短时记忆只能将信息保持 15～30 秒。复述可分为两种：一种是机械复述或保持性复述，即将短时记忆中的信息不断地简单重复；另一种是精细复述，即将短时记忆中的信息进行分析，使之与已有的经验建立起联系。

（3）长时记忆：是指信息经过充分的和一定深度的加工后，在头脑中长时间保留下来。这是一种永久性的存储，保存时间长，从 1 分钟以上到许多年甚至终身，容量没有限度。长时记忆中存储着我们过去的所有经验和知识，为所有心理活动提供了必要的知识基础，其来源大部分是对短时记忆内容的加工，也有由于印象深刻一次获得的。长时记忆中的信息是有组织的知识系统，使人能够有效地对新信息进行编码，以便更好地识记，也能

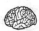

使人迅速有效地从头脑中提取有用的信息，以解决当前的问题。

长时记忆存储信息可借助有效而及时的复习，可灵活应用集中复习和分散复习的方式来正确分配复习时间。同时，可注意排除前后知识材料的影响，对材料的中间部分要加强复习，还可借助外部记忆手段，如记事本、备忘录等。

长时记忆信息的提取有再认和回忆两种。再认是人们对感知过、思考过或体验过的事物，当它再度呈现时，仍能再认的现象。如故地重游，到处都很熟悉，就是再认。回忆是人们对过去经历过的事物以形象或概念的形式在头脑中重新出现的过程。比如我们考试时做主观题，根据考题回忆起某个相关的知识点。

感觉记忆、短时记忆和长时记忆的区分只是相对的，它们之间相互联系、相互影响。任何信息都必须经过感觉记忆和短时记忆才可能转入长时记忆，没有感觉记忆的登记和短时记忆的加工，信息就不可能长时间存储在头脑中。

2. 情景记忆和语义记忆　长时记忆通常被分为两类：情景记忆和语义记忆。

情景记忆是对某个体验过的特定事件的记忆，跟个人的亲身经历有关，比如曾经的某次难忘的旅行，故又称自传式记忆。情景记忆不够稳固，也不太确定，因为受到一定时间和空间的限制，使得信息的存储容易受到各种因素的干扰。要恢复这些记忆，需要一些涉及事件发生时间和事件内容的提取线索。

语义记忆是对一般知识和规律的记忆，是类属的、范畴的记忆，与特定时空无关，表现在词语、概念、符号、公式、规则等形式中。比如我们都知晓的常识、数学公式、物理定律等，一般很少受到外界因素的干扰，因此比较稳固。

3. 陈述性记忆和程序性记忆　陈述性记忆是对有关事实性资料的记忆，可以通过语言描述而直接获得。凡是对人名、地名、名词解释、定理、定律等知识和常识的记忆，均属于陈述性记忆。

程序性记忆又称操作性记忆，是指如何做某事的记忆，包括对知觉技能、认知技能和运动技能的记忆。程序性知识较难用语言来描述，因此又称为非陈述性记忆。程序性记忆往往需要通过多次尝试才能逐渐获得，在利用时不需要意识的参与。比如小时候学会骑自行车，长大后很久没练习，虽然一时无法描述其动作要领，但尝试后还是能顺利掌握，因为程序性知识已经转化成一种自动化的技能，不容易消除。

（四）记忆的神经生理机制

记忆是人脑的功能，其神经生理机制包括记忆在人脑中产生的部位、信息的存储、信息的恢复等方面。随着科学技术的进步和发展，人们对记忆的神经生理机制有了新的了解，主要体现在记忆的脑学说和记忆的脑细胞机制两个方面。

1. 记忆的脑学说

（1）记忆的脑功能定位学说：最早提出脑功能定位思想的是法国医生布罗卡，他认为脑的功能都是由大脑的一些特定区域负责的，记忆也不例外。不同类型的记忆产生于大脑的不同部位，即假设在大脑中存在着视觉记忆中枢、听觉记忆中枢、语言记忆中枢和运动记忆中枢。

定位说得到一些临床研究的支持。例如，患者的大脑左半球语言运动中枢受损不仅会导致失语症，而且会使言语记忆受到损伤；大脑右半球额叶受损只会导致形象记忆障碍，而不影响言语记忆。加拿大著名神经外科医学潘菲尔德在医治严重癫痫患者时，进行开颅手术后用微电极刺激患者大脑皮质的颞叶，引起了患者对往事的鲜明回忆。苏联心理学家鲁利亚通过研究指出，大脑皮质下组织（透明隔、乳头体）及部分边缘系统受损时，患者的短时记忆出现明显的障碍。同时，边缘系统中的海马受损也将引起严重的记忆障碍，尤其会影响短时信息在向长时记忆转化的过程。

（2）记忆机能整体均势说：记忆机能整体均势说认为，记忆是整个大脑皮质活动的结果，大脑中并不存在单纯的记忆中枢，而是大脑各个部分都存在联系。因此，又称为记忆的非定位理论，或整合论。这是由美国心理学家拉胥里最早提出的，他认为记忆并不是皮层上某个特殊皮层的机能。他用实验方法破坏动物大脑皮质的不同区域，并检查手术的记忆保持的影响，发现大脑皮质破坏的区域越大，记忆的丧失就越严重。因此，他认为记忆的保持，不依赖于大脑皮质的精确定位，而是整个大脑皮质的机能。

这种观点得到了 20 世纪 40 年代末出现的"细胞集合"理论的支持。这种理论认为，神经细胞之间会形成一个庞大而复杂的神经网络系统，任何一个神经细胞都不能离开细胞群而单独地进行活动。一个神经细胞可以是某条通路上的一个环节，也可以是另一条通路的组成部分。因此，记忆"痕迹"并不依赖某一固定的神经通路，而是涉及成千上万甚至上百万神经细胞的相互联系。

（3）多重记忆系统学说：多重记忆系统学说认为，人类记忆存在着五种主要的记忆系统，它们是程序性记忆系统、知觉表征系统、语义记忆系统、初级记忆系统和情景记忆系统（表3-1）。这五种记忆系统在发生和个体发展上都存在一定的顺序，在加工过程中也存在一定的联系。在人类心理的发生上，程序性记忆系统和知觉表征系统发生得早，具有明显的生物学特征，并且能独立操作；初级记忆系统和情景记忆系统发生得晚，并且依赖于较早的记忆系统的操作。

表 3-1 人类主要的记忆系统

记忆系统	其他名称	子系统	提取方式
程序记忆系统	非陈述性记忆	运动技巧 认知技巧 简单条件反射 简单联想学习	内隐地
知觉表征系统	启动效应	结构描述 视觉的字词形式 听觉的字词形式	内隐地
语义记忆系统	一般的记忆 事实的记忆 知识的记忆	空间的 关系的	内隐地
初级记忆系统	工作记忆 短时记忆	视觉的 听觉的	外显地
情景记忆系统	个人的记忆 自传性的记忆 事件的记忆		外显地

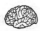

2. 记忆的脑细胞机制

（1）记忆的突触生长说：记忆的突触生长假设是神经生理学家普遍持有的观点，认为记忆的神经生物基础包含着神经突触的持久性改变，这种变化往往是由特异的神经冲动导致的。由于涉及结构的改变，因此其发生的过程较慢，并需要不断地巩固。这种突触变化一旦发生，记忆痕迹就会深刻地存储在大脑中，并导致相邻神经元突触结构的变化、神经元胶质细胞的增加及神经元突触联结数量增加，使神经系统的突触更加丰富。近来的研究表明，神经元和突触结构的改变是短时记忆向长时记忆过渡的生理机制。

（2）反响回路说：反响回路假设认为，大脑皮质与皮层下组织之间存在着某种闭合的神经环路。当外部刺激作用于神经环路的某一部分时，回路便产生神经冲动。而且这种神经冲动并不随着刺激的停止而立即消失，而是继续在回路中往返传递并持续一段时间，于是反复传递的信息就被保存下来。有研究者认为反响回路是短时记忆的生理基础。虽然反响活动持续的时间短暂，但反响活动会引起脑神经细胞的持久变化；当反响活动停止后，记忆痕迹以生物化学的形式被保存下来，短时记忆的信息便能转入长时记忆。

（3）记忆分子说：记忆分子说认为，神经元的电活动不仅会引起神经元突触结构的变化，而且还会导致神经元内部的生物化学的变化。20世纪下半叶，分子生物学家发现了遗传信息的传递机制，即脱氧核糖核酸（DNA）借助另一种核酸分子（RNA）来传递遗传密码，认为人的记忆经验是由神经元内核糖核酸的分子结构来承担的，尤其是通过学习引起的神经活动，可以改变与之相关的神经元内部核糖核酸（RNA）的细微化学结构，它类似于遗传信息反映在脱氧核糖核酸（DNA）细微结构中。因此，RNA是记忆的分子，是个体学习和记忆的生物化学基础。

（五）遗忘

1. 遗忘的概念及分类　遗忘是指记忆的内容不能保持或者提取时有困难，记忆保持的最大变化就是遗忘。遗忘是一种记忆的丧失，是对识记过的材料不能再认与回忆，或者错误的再认与回忆。

遗忘有几种类型：能再认不能回忆称不完全遗忘；不能再认与不能回忆称完全遗忘；一时不能再认或重现，但在适宜条件下还可能恢复记忆的遗忘称暂时性遗忘或临时性遗忘；不经重新学习就永久不可能恢复记忆的遗忘称永久性遗忘。

遗忘是信息保持的对立面，也是巩固记忆的一个条件。如果不遗忘那些不必要的内容，要想记住和恢复那些必要的材料是困难的。

2. 遗忘的进程　德国的心理学家艾宾浩斯最早研究了遗忘的发展进程，并根据实验结果描绘出了经典的"艾宾浩斯遗忘曲线"，见图3-17：

如图3-17所示，遗忘在学习之后立即开始，最初发展得很快，以后逐渐缓慢。这就是遗忘的基本规律。

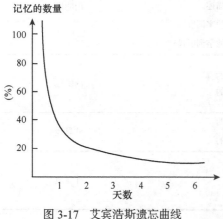

图3-17　艾宾浩斯遗忘曲线

遗忘的进程不仅受时间因素的影响，还受到以下因素的影响：

（1）学习材料的性质与数量：一般来说，对熟悉的材料遗忘得慢；对有意义的材料也比无意义的材料遗忘得慢；在学习程度相等的情况下，学习材料越多，遗忘越快。因此，要根据材料的实际情况安排学习的内容和数量，以保证记忆的效果。

（2）学习的程度：学习的程度分为低度和过度：若对材料的识记没有一次能达到无误背诵的标准，称为低度学习；如果达到刚刚好能背诵之后还继续学习一段时间，称为过度学习。低度学习的材料容易遗忘，而过度学习虽然记忆效果较好，但会造成精力与时间的浪费。

（3）学习材料的系列位置：遗忘通常是因为在学习和回忆之间受到其他刺激的干扰所致，因此材料的先后顺序会影响记忆效果。研究证明，最后学习的材料最先回忆，遗忘最少，即近因效应；而最早学习的材料也较容易回忆，遗忘较少，即首因效应。而中间学习的材料遗忘最多。这是因为先学习的材料对回忆后学习的材料起到干扰，即造成前摄抑制；而后学习的材料也会干扰先学习的材料，造成倒摄抑制。所以中间学习的材料既受到先前材料的影响，又受到后面材料的干扰，学习效果最差。

（4）学习者的态度：学习者的学习动机也会影响到遗忘的快慢，若学习者对材料很感兴趣、积极性高，就不容易造成遗忘。

第四节　言语和思维

一、言　语

语言是一种社会功能，是促进社会交往的重要媒介。人们在日常生活、学习和工作中，在认识事物、思考问题时，都离不开语言。语言还能激发人的动机，调节人的情绪，控制人的行为等。如果没有语言，人就失去了思维能力，也意味着社会属性的丧失。

（一）语言和言语的含义

1. 什么是语言　语言是以词为基本单位，以语法为构造规则的符号系统。词是一种符号，具有音、形、义三个特性。音和形是词的外在形式，词的意义是词的内容，即抽象、概括的客观事物。词按一定的语法规则结合在一起，构成短语和句子，为人类提供了思维和交际的最有效的工具。

2. 什么是言语　言语是人类通过高度结构化的语言工具来进行思考或交流思想的行为。通过言语活动，可以理解对方的语言，并利用语言表达自己的思想和感情。言语过程既有输入的过程，又有输出的过程，实质上是一种心理活动。

3. 语言与言语的关系

（1）语言与言语的区别

1）语言是社会现象，而言语是人的心理现象。语言随着人类社会的产生和发展而逐步成熟；言语则是人们运用语言材料和规则进行思想和感情交流的心理过程。

2）语言是交际活动的工具，言语是交际活动的过程。

（2）语言与言语的联系：语言与言语相互依赖，紧密相联，在运用和发展中无法脱离彼此而存在。

1）言语离不开语言。言语以语言为载体，个人只有掌握了语言的词汇和语法规则才能准确地理解并表达思想和情感。

2）语言离不开言语。任何一种语言只有通过言语活动才能发挥其交流功能，如果语言不再被用于交际活动，就会逐渐从社会中消失。

（二）言语的功能和特征

1. 言语的功能

（1）交际功能：这是言语最重要、最基本的功能，是指人与人之间通过语言活动交流思想、传递信息、表达感情的过程。

（2）符号功能：言语中的词标志着一定的客观事物，并在人们相互交往过程中渐渐确定并固定下来，能为人们所理解，并具有相对稳定性。

（3）概括功能：言语不仅标志客观事物的特定对象或个别现象，还能表示某类事物的许多现象。比如提到"水果"，就概括了许多事物，比如苹果、梨子、香蕉、西瓜等，并且还概括了有关水果的许多标志性特征。

2. 言语的特征

（1）目的性：言语中的一个词或一句话，都有一定的含义，这种意义性使人们能够相互理解与交流。

（2）创造性：人们在交际过程中使用有限数量的词语和合并这些词语的规则，便能产生或理解无限数量的语句。言语活动中有无限扩展的语言信息的特点。这是人作为一种高等动物所特有的一种能力。

（3）结构性：任何具有意义的言语活动都受到语言规则的制约，只有符合一定规则的语言，才是人们在交际时可以接受的语言。

（4）指代性：言语活动中语言的各种成分都指代一定的事物或抽象的概念，从而使人们理解抽象符号系统所代表的意义。

（5）社会性与个体性：语言是人类社会特有的现象，具有较大的稳定性。然而个体运用语言进行交际的过程则具有个体差异性和多变性。言语的个体性表现在每个人的言语风格，以及同一个人在不同的场合或心境下言语的不同表达方式。

（三）语言的结构及产生

语言是按层次结构组织起来的。言语表达的基本形式是句子，在句子的下面可分为短语、单词、语素和音位等不同层次，每个层次又都包含一定的语言成分和将这些成分组织起来的语言规则。人们按照规则可将音位组成语素，再由语素组成单词，由单词组成短语和句子。

1. 音位 音位是能够区别意义的最小语音单位。例如，在英语中，单词 hard 包括三个音位：/h/，/r/，/d/。这三个音位任何一个发生改变都会使词义发生变化。例如，将/h/换成/c/，hard 变成 card；将/r/换成/n/，hard 变成 hand；将/d/换成/m/，hard 变成 harm。一一般来说,音位和字母相对应,但有时几个字母合并也可以代表一个音位,如 ee 在单词 feed 中代表一个音位。

2. 语素 语素也称词素,是语言中最小的音义结合单位,是词的组成要素。语素可以独立成词,也可以与别的语素组合成词。例如,汉语中的"水",既可以独立成词,也可以同别的语素组成"水壶""水井""水管"等词,因此这种语素可称为自由语素。

3. 词 词是语言中可以独立运用的最小单位。在日常口语和书面语的交际过程中,词可以被自由使用。词是图形、语音、语义、构词法与句法等五种信息的复合体。词的不同组合在语句中可以构成不同的结构成分。

4. 句子 句子是可以独立表达比较完整语义的语言结构单位。根据乔姆斯基的转换生成语法理论,任何一个语句都包含两个层次的结构:表层结构和深层结构。表层结构是指我们实际上所听到或看到的语句形式,或说话时所发出的声音及书写时所采用的书面形式,决定着句子的形式;深层结构是指说话者试图表达的句子的意思,决定着句子的意义。同一个深层结构可以用不同的表层结构来体现,也就是同一个意思我们有不同的表达方式;一个表层结构也可以包含两个或更多的深层结构,同一句话在不同背景下理解也不同。

（四）言语的种类

言语活动通常分为两类:外部言语和内部言语。

1. 外部言语 外部言语是指用来与他人进行交际的言语,表现为外显的、他人看得见或听得见的语音或文字符号的言语。外部言语的目的在于交际,因此关键是能够正确地传递信息,有效地进行思想和感情的交流。外部言语又分为口头言语和书面言语。

（1）口头言语:是指在大脑言语运动中枢的调节的控制下,由发音器官发出的以面对面交谈为目的的表达思想和感情的言语活动。口头言语在人们学习、工作和生活的社交活动中起着极其重要的作用。

口头言语包括对话言语和独白言语。

1）对话言语:是指两个或两个以上个人直接交流时的言语活动,如聊天、座谈、辩论等。对话言语是一种最基本的言语形式,其他形式的口语和书面言语都是在对话言语的基础上发展起来的。

2）独白言语:是个人独自进行并完成的言语活动,与叙述思想、情感相联系,表现为报告、演讲、讲课等形式。独白言语不同于对话言语,是说话者自己吐露语句,谈论自己想说的主题和想法,没有交谈者的应答支持。

（2）书面言语:是个人以文字形式表达思想和感情的言语活动。书面言语的出现比口语晚得多,只有在文字出现以后才被人们掌握和运用。一个人的书面言语是经过专门的训练逐渐掌握的。书面言语的特点有:①是一种"随意性"的言语形式,可以根据自己的言语能力自由控制言语的进行;②是一种自我反馈的"开展性"言语,可自行修改;③是一种计划性较强的言语,常以腹稿、提纲等形式表现出来。

2. 内部言语 内部言语是一种自问自答或不出声的非交际言语活动。内部言语是在外部言语的基础上产生的,虽然不直接用来与别人交际,但却是人们言语交际活动的组成部

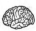

分。当人们计划自己的外部言语时，内部言语常常起着调节作用，具有隐蔽性和简略性的特点。内部言语是与逻辑思维、独立思考、自觉行动等密切相关的高级言语活动。

（五）言语的生理机制

言语活动包括听、说、读、写四种形式，因此需要不同发音器官的参与与配合。

1. 言语活动的发音机制　人的发音器官由三部分组成：

（1）呼吸器官：言语发音的原动力是由呼吸器官产生的气流。呼吸器官包括喉头以下的气管、支气管和肺。肺是空气的存储室，气管和支气管是气流通道。肺部的扩张和收缩使得气流从外界经呼吸道进入肺腔，又由肺腔反向呼出体外。气流出入以上某些部位发生冲击或摩擦而发出声音，语音一般在呼气时发出。

（2）喉头和声带：气流在呼吸道中冲击和摩擦的主要部位是声带，是主要的发声体。声带由附在喉头上的两片黏膜构成，中间形成的缝隙称声门。当气流经过声门而引起声带振动时，就会发出声音。

（3）口腔、鼻腔和咽腔：口腔、鼻腔和咽腔起着共鸣器的作用。口腔和鼻腔中容纳的空气与声带中发出来的声音产生共鸣，声音就可以加强；口腔的许多部位可以自由活动从而使共鸣腔的容量和形状发生各种变化，便产生各种音色；咽腔的肌肉收缩可使气流通过时发出噪声等。

总之，由于发音器官的协同活动，形成了人类语音的不同声调、音强和单色。

2. 言语活动的中枢机制　人类的言语中枢具有异常复杂的脑机制，大多数言语活动都需要不同的大脑皮质的整合作用。与言语活动相关联的大脑皮质中枢：位于大脑左半球额叶的布罗卡区（Broca's area）是言语运动的中枢；位于颞上回的韦尼克区（Wernicke's area）是言语听觉中枢；位于顶-枕叶的角回区是言语视觉中枢。

（1）言语运动中枢——布罗卡区：法国的外科医生、神经学家和人类学家布罗卡对生前患有失语症的患者进行大脑解剖发现，其左额叶部位的组织有严重病变。此部位后来被称为布罗卡区，就是言语运动中枢。由该区受损而引起的失语症称为"布罗卡失语症"或"运动性失语症"，主要表现为吐字非常困难，说话十分勉强，语句不清，出现大量语法错误，但是能够写字，阅读书报，并能够听懂他人的说话意思。

（2）言语听觉中枢——韦尼克区：德国神经病学家韦尼克在 1874 年首先发现"感觉性失语症"，即位于大脑左半球颞叶和顶叶交界处的颞上回后方，连接角回的部位，具有分辨语音、形成语义的功能，并与接受性言语能力具有密切关系，称为"韦尼克区"。

韦尼克区损伤引起的失语症，称为接受性失语症或听觉性失语症，特点是听觉器官正常、口语流利、语量较多、错语和赘语较多、不能分辨语音。患者说话言语过多，但话语没有意义，他人往往难以理解。另外，由于言语理解受损，自己又意识不到该缺陷，常常答非所问，在复述、命名、阅读、书写等方面也都不正常。患者的理解障碍程度及恢复情况，一般与韦尼克区受损的面积大小呈显著相关。

（3）言语视觉中枢——角回区：位于韦尼克区上方、顶-枕叶交界处。角回的主要功能是把言语转换为视觉信息，使人能写出听到的话语，又能把文字信息转换为语音，使人能够诵读诗文，从而在书面言语的视觉表象与口语的听觉表象之间建立起联系。若角回区受损，书面言语就不能转化成有声的口头言语，造成书面言语阅读障碍，即过去认得的文字现在读不出它们的音，成为一堆毫无意义的符号；或者患者能说出听到的词语，但却不能说出自己看到的词汇，这种阅读障碍称为视觉性失语症。

3. 大脑两半球功能不对称性与言语活动 大脑两半球功能不对称性又称为大脑半球功能专门化或大脑优势半球，是指大脑功能趋向一侧化，即某些功能偏向左半球，某些功能偏向右半球。

割裂脑的研究表明，言语活动主要是大脑左半球的功能，即大脑左半球的言语加工优势。但另一些研究发现，在大脑左半球切除或损伤后，大脑右半球在言语功能方面（如读写、理解等）可能起代偿的作用。因此，言语活动是大脑两半球整合的功能。

（六）言语感知和理解

一般把言语感知和理解总称为言语认知，指一个人在接受他人的言语刺激时，对其语音、语调等进行识别、辨认并将其转变为具有符号意义的过程。

1. 言语感知 言语知觉是指人们对语音的识别过程，因此也称为语音知觉。语音就是语言的声音，也就是说话人的声音，这是口语的物质外壳或形式。只有正确地知觉语音，才能接受它所代表的意义。

语音具有某些物理属性，包括音调、音强、音长与音色。音调是指语音的高低，决定于声带的长短、厚薄和松紧程度；音强是语音的强弱，决定于发音时呼出的气流量大小；音长是语音的长短，决定于发音体振动持续时间的长短；音色是指语音的特色，由声波的波形来决定。

语音知觉一般采用言语清晰度和可懂度来衡量。语音知觉除了受到语音间的类似性及语音强度的影响，还受到上下文或语境、周围噪音强度及句法、语义的作用等影响。

2. 言语理解 言语理解又称言语领会，是指听懂别人说的话或看懂文字材料的过程，是以正确的言语感知为基础，使语音、文字等言语信息在人脑中建立起意义的过程。言语理解是一种积极的思维过程，依赖于人们已有的知识经验。

言语理解可分为三级水平：①词是语言材料最小的意义单位，因此词汇理解或词汇识别是言语理解的第一级水平；②句子的理解是言语理解的第二级水平；③课文或话语的理解是言语理解的第三级水平。

（1）词汇理解：是人们通过视觉或听觉，接受输入的词形或语音信息并在人脑中揭示词义的过程。概念最基本的构成材料是词，可将单词定义为图形、语音、语义、词法、句法等五种特征的复合体。单词再认受到单词的特征、使用频率、部位信息、笔画数量与字形结构、语音及上下文内容等影响。

（2）句子理解：是在字词理解的基础上，通过对组成句子的各成分的句法分析和语义分析，获得句子语义的过程。句子理解是比词汇理解更为复杂的过程。首先需要对组成句子的词语进行加工，以便获得词语的确切意义。其次要进行句法分析，即对主、谓、宾的分法，句法分析的方式不同，得到句子的意义也就会不同。最后是语义分析，即利用句子中的内容词的意义及其与其他词语的关系来分析句子的意义。句子理解受到以下因素的影响：

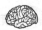

1）句子的类型：常见的句子类型有肯定句、否定句、被动句、被动否定句等，不同的句子类型影响对句子的理解。例如，对否定句的理解难于对肯定句的理解。

2）词的顺序：词序是表达词的语法意义的手段。汉语的基本词序是主-谓-宾，一般情况下是"施动者-行动-对象"，这种比较固定的词序提供了句子理解的线索。当词序颠倒时，人们常常借用某些句法手段来帮助理解句子。如把"他打我"改成"他把我打了"或"我被他打了"，这种特定的句法手段使我们对句子的意思不会出现误解。

3）语境：在言语交际时，语境提供了各种背景的知识，能帮助人们迅速、准确地理解语言。口语中的许多语句只有在一定情境下，才是可以被理解的，因此会经常出现一些歧义句。

4）句法分析与语义分析：句法分析决定着人们怎样对句子的组成成分进行切分，即规定句子中词的排列及词与词之间的关系的表现方式的规则体系，对句子理解有重要作用。例如，句子"落雨天留客天留我不留"，既可以改成"落雨天，留客天，留我不，留"，又可以切分为"落雨天留客，天留，我不留"。由于切分方式不同，句子的意义完全不同。

此外，语义分析加工在言语理解中也起很大作用。在语义知识的帮助下，尽管词序发生颠倒，也不会产生对句子的误解。

（3）课文理解：是言语理解的最高级水平，是在理解字词、句子等基础上，运用推理等方式揭示课文意义的过程。课文理解受到以下因素的影响：

1）推理：可以在课文已有信息的基础上增加信息，或者在课文的不同成分间建立联结。

2）语境：能使我们头脑中已有的知识经验和当前话语的信息良好的整合，从而促进了对课文的理解。语境既包括文字形式，也包括图画等其他形式。

3）图式的作用：图式是指知识的心理组织形式，说明了一组信息在头脑中最一般的排列或可预期的排列方式。如故事的图式一般包括事件发生的背景、主题、情节和结局等内容。如果故事按一般图式组成时，人们较易理解；相反，如果将故事的图式打乱，如故事的主题在情节后才出现，人们只有读完故事的情节和结局才能得知主题，这样对故事的理解会困难一些。

（七）言语的产生

言语产生又称语言表达，就是人们通过言语器官或手的活动，把所要表达的思想说出或写出来。言语活动是在一定动机的支配下产生的，并受到认知系统的调节，还取决于说话者对情境和对听话者的正确了解。

言语产生的单位主要有音位、音节、语素、词、短语、句子等。言语产生可分为不同的阶段：①构造阶段：根据目的确定要表达的思想；②转化阶段：运用句法规则将思想转换成言语的形式；③执行阶段：将言语形式的信息说出或写出。

二、思 维

我们从小到大，在接触到世界的各种事物时，总会产生疑问：是什么？为什么？怎么办？人不仅能通过感知觉认识事物和现象的外部联系，回答"是什么"的问题，还能够透过感官去了解事物背后的本质及事物与事物之间的关系，从而解决"为什么"和"怎么办"的问题。这种对事物和现象的内在联系和规律的认识过程就是思维，它是不同于感知觉和记忆的一种更复杂、更高级的认知功能。

（一）思维的概述

1. 思维的概念 思维是人脑借助语言、表象或动作实现的，对客观事物概括的和间接的认识，是认识的高级形式。思维揭示的是事物的本质特征和内部联系，并主要表现在概念形成和问题解决的活动中。

思维与感觉、知觉虽然都是人脑对客观事物的反映，但思维不同于感觉、知觉和记忆。感觉、知觉是直接接受外界的刺激输入，并对输入的信息进行初级的加工；记忆是对输入的刺激编码、存储和加工的过程；而思维则是对输入的刺激进行更深层次的加工，并揭示事物之间的关系，形成概念，利用概念进行判断、推理，解决人们面临的各种问题。同时，思维又离不开感觉、知觉、记忆所提供的信息。只有在感知觉收集的大量感性材料的基础上，在记忆的作用下，作出种种假设，并检验这些假设，才能进一步揭示感觉、知觉和记忆所不能揭示的事物的内在联系和规律。

2. 思维的特征

（1）概括性：思维的概括性是指在大量感性材料的基础上对客观事物的本质特征和内在联系的概括。概括使人们的认识活动摆脱了具体事物的局限性和对事物的直接依赖，扩大并加深了人们的认识，是思维活动能够进行迁移的基础。

（2）间接性：思维的间接性是指思维并不是直接反映作用于人的感官的客观事物的属性，而是以已有的知识经验为基础，并借助于一定的媒介（如语言）对客观事物进行间接的反映。

（3）思维是对经验的改组：思维是一种探索和发现新事物的心理过程，并且常常由一定的问题情境引起，因此需要把脑中已有的知识经验进行改组、重建和更新，才能掌握事物的新特征和关系，或解决当前面临的问题。

3. 思维的过程 思维涉及一系列比较复杂的认知操作，包括多种思维活动，并交错而有机地结合在一起。

（1）分析与综合是思维的基本过程：分析指在脑中把事物的整体分解为各个部分或各个属性，如把一篇文章分解为段落、句子和词。综合是在脑中把事物的各个部分、各个特征、各种属性结合起来，了解它们之间的关系，形成一个整体。如把文章的各个段落综合起来去把握全文的中心思想。分析和综合是同一思维过程的不可分割的两个方面。

（2）比较与归类：比较是在脑中确定事物之间的异同及其关系的思维过程，比较是以分析为前提的。归类是在脑中根据事物的异同进行不同各类的区分的思维过程，比较是分

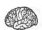

类的基础。

（3）抽象与概括：抽象是在思想上抽出各种事物与现象的共同的特征和属性，舍弃其个别特征和属性的过程。例如，铁、银、铜、铅都能导电，因此"金属能导电"就是它们的共同属性，这种认识是通过抽象得到的。在抽象的基础上，人们就可以得到对事物的概括和认识。概括分为初级概括与高级概括：初级概括是在感知觉、表象水平上的概括；高级概括是根据事物的内在联系和本质特征进行的概括，如各种定理、概念等。

4. 思维的种类　思维可以从不同的角度进行分类。

（1）根据思维任务的性质、内容和解决问题的方式，分为直观动作思维、形象思维和逻辑思维。

1）直观动作思维是通过实际操作解决直观、具体问题的思维形式。比如电视出了毛病但找不出问题，这时就需要检查电视的相应部件，才能确定是电源板问题，还是主板问题。3岁前的儿童以直观动作思维为主。

2）形象思维是凭借事物的具体形象解决问题的思维。例如，要去某个地方，人们一般会在头脑中想出可能到达的路线，经过分析与比较后选择一个最方便快捷的路线。形象思维在作家、导演、设计师等艺术创作的职业中常常运用到。

3）逻辑思维是以抽象的概念、判断、推理的形式来解决问题的思维，是人类思维的典型形式，如我们学习各种科学知识。

（2）根据思维活动的来源，分为经验思维和理论思维。

1）经验思维是人们凭借日常生活经验进行的思维活动。由于知识经验常常有限，因此经验思维比较片面，容易得出错误的结论。

2）理论思维是根据科学的概念和论断，判断某一事物，解决某个问题。

（3）根据思维过程清晰的程度，分为直觉思维和分析思维。

1）直觉思维是没有经过严密的逻辑分析，在面临新问题、新事物和新现象时，能迅速理解并作出判断的思维活动，具有快速性、跳跃性的特点。

2）分析思维又称逻辑思维，是遵循严密的逻辑规律，逐步推导，最后得出合乎逻辑的正确答案或做出合理的结论。

（4）根据思维探索答案的方向，分为辐合思维和发散思维。

1）辐合思维又称为聚合思维或求同思维，是指从已有的信息出发，利用熟悉的规则解决问题。也就是从给予的信息中，产生合乎逻辑的结论，是一种有方向、有范围、有条理的思维方式。

2）发散思维又称求异思维，是沿着不同的方向思考，重新组织当前的信息和记忆系统中存储的信息，产生出大量、独特的新思想。发散思维通常能产生多种答案或结论。

（5）根据思维的创新程度，分为常规思维和创造性思维。

1）常规思维又称再造性思维，是运用已获得的知识经验，按现成的方案和固定的程序直接解决问题。

2）创造性思维是重新组织已有的知识经验，提出新的方案或程序，并创造出新的思维成果的思维活动。创造性思维的高低有三个衡量标准：①流畅性：指单位时间内产生的新想法的数量；②变通性：指新想法的范围或维度；③独特性：指对问题提出的见解超乎寻常、独特新颖的程度。

（二）表象和想象

1. 表象

（1）表象的概念及特征：表象是事物不在面前时，在头脑中出现的关于事物的形象，即对不存在的物体的一种鲜明的形象上的表征。表象具有直接性、概括性和可操作性的特点。

（2）表象在思维中的作用

1）表象为概念提供了感性基础，并有利于对事物进行概括的认识。在幼儿时期，孩子学习各种概念时，最先接触的就是与词语相对应的图片，从而在现实中看到类似的物体时就能指认出"是什么"。这就是表象在概念形成中的作用。

2）表象促进问题的解决。小学生在解决几何数学题时常常需要表象的参与。

2. 想象

（1）想象的概念：想象是对脑中已有的表象进行加工改造，形成新形象的过程。这是一种高级的认识活动。例如，在看小说时，我们脑中常常会浮现出关于人物和故事情节的画面，这些根据已有的经验在脑中形成的新形象，都是想象活动的结果。

想象活动的基本特点是形象性和新颖性。想象主要处理图形信息，而不是词语或符号，不仅能够创造人们未曾知觉过的事物的形象，还能创造现实中不存在的或不可能有的形象。

（2）想象的功能

1）想象具有预见的作用，能预见活动的结果，指导人们活动进行的方向。

2）想象是人们创造性活动中不可缺少的因素。

3）想象具有补充知识经验的作用。在实际生活中，很多事物是人们不可能拼接感知的，如宇宙中的星球，这时可以通过想象来补充经验中的不足。

4）想象具有代替作用，当人的某些需要在实际中得不到满足时，可以利用想象得到满足或实现，如"望梅止渴"、"画饼充饥"等。

5）想象对机体的生理活动过程也有调节作用，如生物反馈仪的运用，证明想象对人的机体有调控的作用。

（3）想象的种类：根据想象活动是否具有目的性，可以分为无意想象和有意想象。

1）无意想象：是一种没有预定目的、不自觉产生的想象。它是当人们的意识减弱时，在某种刺激的作用下，不由自主地想象某种事物的过程。如服用精神活性药物后所导致的幻觉，就是无意想象。

2）有意想象：是按一定目的、自觉进行的想象。根据想象内容的新颖程度和形成方式，可分为再造想象、创造想象和幻想。

再造想象是根据言语的描述或图样的示意，在脑中形成相应的新形象的过程。如建筑工人根据建筑蓝图想象出建筑物的形象。再造想象需要有充分的记忆表象作基础，创造性水平相对较低。

创造想象是在创造活动中，根据一定的目的、任务，在人脑中独立地创造出新形象的

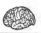

过程。如文学创作中构建出的生动鲜明的新形象，具有首创性、独立性和新颖性等特点。

幻想是指向未来，并与个人愿望相联系的想象，如各种神话中的形象。幻想并不立即体现在实际活动中，而带有向往的性质，是人们希望的寄托。

（三）概念

1. 概念的含义　概念是人脑对客观事物的本质特征的认识。事物的本质特征是决定事物的性质，并使一事物区别于其他事物的特征。如"笔"这个概念，反映了各种笔的本质特征，即"书写的工具"，因此不管是铅笔、钢笔还是毛笔，都具备书写的功能。

概念包括内涵与外延两个方面。内涵是指概念的"质"，即概念所反映的事物的本质特征；外延是指概念的量，即概念的范围。如"脊椎动物"这个概念的内涵是有生命和有脊椎，它的外延包括一切有脊椎的动物，如鸟、鱼、蛇、狼等。而"鸟"这个概念的内涵除有生命和脊椎外，还有羽毛、无齿等特征，其外延只是一切鸟类。因此概念的内涵增加，外延就变小了。

概念具有不同的等级或层次，并且是用词来表达和记载的。

2. 概念的种类

（1）具体概念和抽象概念：根据概念所反映的事物属性的抽象和概括程度，分为具体概念和抽象概念。

按事物的外部特征或属性形成的概念称为具体概念，如按照物体的外在形状来区分物体；按事物的内在、本质属性形成的概念称为抽象概念，如将香蕉和苹果归为一类。

（2）合取概念、析限概念和关系概念：根据概念反映事物属性的数量及其相互关系，可分为合取概念、析取概念和关系概念。

合取概念是根据一类事物中单个或多个相同属性形成的概念，这些属性在概念中必须同时存在，缺一不可。例如，"毛笔"这个概念必须同时具有"用毛制作的"和"写字的工具"两个属性。合取概念是最普遍的概念。

析取概念是根据不同的标准，结合单个或多个属性所形成的概念。如"好学生"这个概念可以结合各种属性，如"学习努力""成绩好""尊敬师长""乐于助人"等。一个学生同时具有这些属性固然是好学生，但如果只有其中两三种属性也是好学生。

关系概念是指根据事物之间的相互关系所形成的概念，如大小、高低、多少等。

（3）自然概念和人工概念：根据概念形成的自然或人为性，分为自然概念和人工概念。

自然概念是指在人类历史发展过程中自然形成的概念。自然概念的内涵和外延是由事物自身的特征决定的。人工概念是在实验室条件下，为模拟自然概念的形成过程而人为地制造出一种概念，它的内涵和外延常常可以人为的确定。

3. 概念的形成　概念的形成一般经历三个阶段：

（1）抽象化：概念形成首先是要了解事物的属性或特征，因此必须对具体事物的各种特征和属性进行抽象。

（2）类化：概念的形成，除了要从具体事物中抽取共同属性或特征外，还需将类似的属性或特征加以归类，而忽略事物之间非本质特征或属性的差异性。

（3）辨别：对事物进行分辨是概念形成的重要一步，分辨渗透在概念形成全过程中，是对事物属性或特征之间差异的认识。

（四）推理

1. 推理的含义 推理是由具体事物或现象中归纳一般规律，或者根据已知的判断或原理推出新结论的思维活动。前者称归纳推理，后者称演绎推理。大脑右半球在推理中起重要作用。

推理由前提和结论两部分构成。在推理过程中，把已知判断称为前提；把由书籍判断推出的新判断称为结论。

2. 演绎推理 演绎推理是从一般原理到特殊事例的推理形式，其前提是关于事物一般特征的真实判断，结论是根据某个或某些假设为真的论断而得到的。

演绎推理的重要形式包括三段论推理、线性推理和条件推理。

（1）三段论推理：是由两个判断作为前提而推出一个新判断的推理形式，包含有大前提、小前提和结论。三段论推理主要有以下四种形式：①所有的 A 都是 B，所有的 B 都是 C，因而所有的 A 都是 C；②所有的 A 都不是 B，所有的 B 都是 C，因而所有的 A 都不是 C；③所有的 A 都是 B，所有的 C 都是 B，因而所有的 A 都是 C；④有些 A 是 B，有些 B 是 C，因而有些 A 是 C。

以上三段论推理的论断中，只有第一个是正确的。但是在实际生活中，许多人认为这四个结论都正确。这说明人们的推理不一定遵循的逻辑规则。有研究者认为，推理中的错误，是由于人们对前提的信息加工不充分。

（2）线性推理：又称关系推理，在这种推理中，所给予的两个前提说明了三个逻辑项之间的可传递性的关系。如 $A>B$，$B>C$，所以 $A>C$。线性推理又称为线性三段论。

（3）条件推理：是利用前提条件进行推断并得出新结论的过程。在条件推理中，前提的"真"或"假"都以逻辑为准，而不是以个体具有的相关知识为基础。例如，"如果明天下雨，那么球赛就停止"，明天有雨，所以球赛停止。因此这个推理的结论是"真"。条件推理的规则是：当前提为"真"时，能够得出某结论为"真"的判断。人们在条件推理中会倾向于证实某种假设或规则，而很少去证伪它们，称为证实倾向。

3. 归纳推理 归纳推理是从特殊事例到一般结论的推理，是思维的重要形式之一。一个人对自己观察到的事物属性的归纳程度，取决于这个人对事物所具有的概念及对包含这个概念结构方面的理解。

归纳推理分为完全归纳推理和不完全归纳推理。完全归纳推理是在前提中将该类事物的全部对象加以考察，进而得出一般结论的归纳推理；不完全归纳推理是在前提中只考察该类事物的部分对象进而得出一般结论的归纳推理。

归纳推理过程产生了能够增加知识的网络，可将其看作是概念形成的过程。同时，归纳推理在某种意义上具有冒险性，在归纳推理过程中形成的新知识，不可避免地存在不确定性。

（五）问题解决

1. 问题解决的概念 问题解决是由一定的问题情境引起，经过一系列具有目标指向性

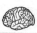

的认知操作，使问题得以解决的过程。比如学生要完成老师布置的作业，科研人员要完成高水平的论文等，这些问题的解决都需要思维的参与。

问题解决有创造性问题解决和常规性问题解决两种。需要利用或发展新方法的问题解决称为创造性问题解决；利用或运用现成方法的问题解决称为常规性问题解决。

问题解决的过程是运用一系列认知操作，将问题状态由初始状态经过一系列中间状态转变为目标状态的过程。初始状态是问题解决的最初状态；目标状态是问题解决要达到的目标；从初始状态到目标状态之间由各种操作产生的各种不同状态称为中间状态。例如，证明几何题，已知条件是初始状态，求证结果是目标状态，中间利用各种定理公式所进行的一步步操作就是中间状态。

问题解决受到人们已有的知识经验、动机、情绪、思维定势、所采用的策略等方面的影响。

2. 问题解决的脑机制 大脑皮质的额叶对问题解决具有重要作用。额叶与大脑皮质的其他部位及皮层下组织具有紧密联系。由大脑皮质其他部位加工过的信息，都要传递到额叶进行更复杂的加工、综合，编制成行为的程序，进而调节和控制人们的行为和心理过程，同时还要将行为的结果与最初的目的进行对照，以保证活动的完成。额叶损伤的患者只能根据直接感知到的事物的某些特点作出简单的推论，而不能发现它们之间的联系和关系。

大脑半球左侧颞叶和顶-枕叶与问题解决也有密切关系。当左侧颞叶受损伤时，言语听觉记忆出现阻碍，因而难以保存问题的条件。这种患者完成口头作业很差，完成书面作业好些。当顶-枕叶受伤，表现为综合信息的能力受到破坏，空间综合能力受到的破坏最明显。

3. 问题解决的思维过程 问题解决的思维过程分为四个阶段：

（1）发现问题：问题就是矛盾，发现问题就是认识到矛盾的存在并产生解决矛盾的需要和动机，这是问题解决的开端。

（2）明确问题：是要从笼统、混乱、不确定的问题中，找出问题的主要矛盾和关键因素，把握问题的实质，使问题的症结明朗化，从而确定解决问题的方向。

（3）提出假设：明确问题之后，解决问题的关键就是根据问题的性质，运用已有的知识和经验，找到解决问题的方案、拟订解决问题的途径和方法，并提出假设。

（4）检验假设：假设是对问题解决方案的探索和设想，假设是否正确，需要借助一定的手段来加以验证。任何假设的真与伪、对与错，都要接受实践标准的直接或间接检验。

4. 问题解决的策略

（1）算法：算法策略是在解决问题时，探索所有可能的解决问题的方法，直到选择一种有效的方法来解决问题。也就是说，算法需要对可能解决问题的方法一一进行尝试后，最终找到解决问题的答案。例如，一只密码箱有 3 个转钮，每一转钮有 0～9 十位数字，如果用算法策略找出密码打开箱子，就要逐个尝试 3 个数字的随机组合，直到找到密码为止。算法能够保证问题的解决，但费时费力，在问题复杂时很难运用。

（2）启发法：是个体根据自己已有的知识经验，进行较少的探索以达到问题解决的一种方法。启发法不能保证问题解决的成功，但较省时省力，效率高。有以下几种常用的启发性策略：

1）手段-目的分析：是将要达到的问题的目标状态分为若干个子目标，通过实现一系列的子目标最终达到总目标。基本步骤是：比较初始状态和目标状态，提出第一个子目标；找到完成第一个子目标的方法；实现子目标；提出新的子目标，如此循环往复，直到问题解决。

2）逆向搜索：就是从问题的目标状态开始搜索直到找到通往初始状态的通路或方法。例如，要去某个地方，常常会在地图上先找到目的地，然后找一条从目的地退回到出发点的路线。逆向搜索更适用于解决那些从初始状态到目标状态只有少数通路的问题。

3）爬山法：是采用一定的手段逐步降低初始状态和目标状态的距离，以达到问题解决的一种方法。

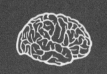

第四章

认知功能障碍的病理学

第一节 概　述

一、认知及认知功能障碍的定义

认知是指大脑接受外界信息，人类获得知识和应用知识的过程，包括信息的输入、编码、储存、提取这几个过程，是人类最基本的心理过程。包括知觉、学习、记忆、语言、视空间、执行、计算、理解判断等。认知障碍是指在学习、思考、推理、判断等认知过程的损伤，同时伴有失语、失用、失认或失行等改变的病理过程。

认知功能障碍主要包括记忆障碍、定向障碍、语言障碍、视空间能力受损、计算能力下降、判断和解决问题能力下降。

二、病理学研究对于认知功能障碍的意义

病理学的任务就是运用各种方法研究疾病的原因，在病因作用下疾病发生发展的过程，以及机体在疾病过程中的功能、代谢和形态结构的改变，阐明其本质，从而为认识和掌握疾病发生发展的规律、为防治疾病提供必要的理论基础。因此在临床上研究认知功能障碍机制具有很大的意义，临床观察和神经影像为诊断提供了重要的依据，但其不能提供一个确切的诊断系统。精确的病理检查是必要的，以明确认知功能障碍的诊断和阐明疾病的机制。

三、认知障碍的物质基础

1. 大脑皮质　认知的结构基础是大脑皮质及其下行的传导通路。大脑皮质是脑最重要的部分，是高级神经活动的物质基础。机体各种功能活动的最高中枢在大脑皮质上都具有比较明确的定位，从而形成很多重要的神经中枢。

2. 边缘系统　边缘系统（limbic system）是由边缘叶和与其密切联系的皮质下结构共同组成的一个功能整体，包括隔区、伏隔核、扣带回、海马、海马旁回和齿状回、嗅脑结构（颞极内侧部、杏仁复合体、岛叶）、视前区、下丘脑、上丘脑、丘脑前核、底丘脑的未定带、中脑中央灰质和中脑被盖的一些结构等大脑区域结构。边缘系统与大脑皮质、脑干等其他脑部结构有广泛的联系，参与行为反应、内脏活动的调节并且与情感、学习和记

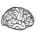

忆等心理活动关系密切。其作用主要是维持自身的生存与物种延续，并参与本能的调节与情感的表达等。此外，还有研究发现海马结构对学习过程和记忆发挥着突出的作用。因此，海马结构或与之功能联系的结构受损都将会导致记忆功能障碍。例如，颞叶癫痫行颞叶切除术后，单纯疱疹病毒性脑炎、阿尔茨海默病（AD）等均可成为其病因。

3. 基底核　基底核（basal nuclei）是皮质下一些神经核团的总称。主要包括纹状体、丘脑底核、黑质与红核等部分。其中纹状体又分为新纹状体和旧纹状体。尾状核与壳核进化较新，为新纹状体；而苍白球则是较古老的部分，为旧纹状体。基底核在鸟类中是调节躯体运动的最高级中枢。但是在高等哺乳动物特别是人类中，大脑皮质是调控运动的高级中枢，基底核退居为皮质下中枢。其主要功能是调节和稳定随意运动等。基底核和小脑皮质是与大脑皮质构成环路联系的两个重要皮质下区域。基底核还参与自主运动以外的多种行为，如参与情感、学习、记忆、思维、语言等高级神经功能的活动。临床上也发现，某些以基底核病变或者基底核损伤的疾病，如帕金森病（PD）、亨廷顿病（HD）、肝豆状核变性（WD）、原发性基底核钙化及基底核的脑血管病等，均可出现认知功能障碍。

四、认知障碍的表现形式与常见疾病

认知障碍的表现形式多为轻度认知障碍、痴呆、局灶性功能缺损导致的认知障碍（失语、失用、格斯特曼综合征）和其他等。

导致认知障碍的常见疾病有脑卒中、帕金森病、多发性硬化、慢性阻塞性肺疾病、阿尔茨海默病、糖尿病、肥胖、癫痫、焦虑、抑郁、精神分裂症、亚临床性甲状腺功能减退症、慢性肾小球肾炎、纤维肌痛、代谢性疾病等。

五、认知障碍的常见影响因素

认知障碍常见的危险因素：①人口学上的因素，如年龄、性别、教育等；②基因因素，如载脂蛋白 E（ApoE）基因等；③药物因素，如高血压、高胆固醇、体重指数（BMI）、糖尿病、炎症等；④精神危险因素，如抑郁、晚期生活焦虑、创伤后应激障碍、危害回避、目的感较小等；⑤颅脑损伤（外伤性脑损伤）；⑥生活方式和环境危险因素，如在环境和职业中的暴露、吸烟、酗酒等。

认知障碍常见的保护性的因素：①教育和认知活动，如高等教育，熟悉两种以上的语言或者认知方面的活动都有助于保护我们的认知功能；②药物因素，通过合理适当的药物治疗可以有效地改善认知障碍的疾病，如非甾体抗炎药（NSAIDs）。

六、中医对于认知障碍的认识

认知功能障碍根据其临床表现，可归为中医学"善忘""健忘""多忘"等范畴。反应迟钝、表情淡漠、神情呆滞、情绪不稳、神思不聚、遇事善忘、行事善误、言语善误、思维迟钝等为中风后认知功能障碍常见的临床症状。常见的病理因素主要为血瘀、气滞、肾

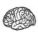

精不足；病位主要在脑，与肝、肾、心、脾、胆、清窍密切相关。脑为元神之府，神机之源，故《医林改错》记载："灵机记性皆在脑。"此外，《医学心悟》也有"肾主智，肾虚则智不足"之论。肾之精气不足则髓海不足，脑失所养，相应出现神疲乏力、诸事善忘、思维迟钝等智能方面的改变。中风后认知功能障碍属神志疾病范畴，为本虚标实的复杂证候，脑腑虚损为之本，痰浊、瘀血壅塞脑络为其标。《冯氏锦囊秘录》："虚为百病之由，正气弱者，虽即微邪，亦得亦袭，袭则必重，故最多病，病亦难痊。"中风后认知障碍继发于中风之后。中医理论认为，脑为精明之府，是人体思维活动的物质基础，是精神意识活动的枢纽，主宰全身的生命活动，如思维、感觉、记忆、注意力及情感等，这些均属于认知功能。《金匮玉函经》记载："头者，身之元首，人神此注。"李时珍在《本草纲目》中明确指出："脑为元神之府。"清代王清任也认为："灵机记性皆在脑。"总之脑主神明，脑神有变，中风后病位在脑，脑损害则认知功能可能发生变化。

血管性认知功能障碍（vascular cognitive impairment，VCI）是由脑血管疾病或其他危险性因素引起的不同程度认知功能障碍转变到痴呆的综合征，包含血管性轻度认知功能损害（vascular mild cognitive impairment，V-MCI）、血管性非痴呆认知功能损害（vascular cognitive impairment with no dementia，VCIND）和血管性痴呆（vascular dementia，VAD）等。在中医学属于癫狂病、健忘等范畴。近年来中医对 MCI 的研究，多认为其与衰老密切相关，基本病机为本虚标实，与心、肝、脾、肾关系密切。本虚主要责之气血亏虚及脾肾亏虚，标实则主要责之气滞、血瘀、痰浊、毒邪等，诸邪易兼夹，交互为患。血管性MCI 的证候要素主要为阴虚、阳虚、气虚、血虚、痰湿、火热、血瘀等 7 个证候要素，有学者初步发现痰浊证、血瘀证、肾精亏虚证、心气虚证是 MCI 的常见证型。

中风后认知功能的损害属于血管性认知功能障碍，其证候并没有一个统一的说法，有学者归纳总结为痰浊阻窍证、瘀血阻络证、气滞血瘀证、痰瘀阻络证、肝阳上亢证、热毒内盛证、腑滞浊留证、肾精不足证、气血亏虚证、髓海不足证、心脾两虚证、气虚血瘀证、髓空血瘀证。也有学者调查卒中后认知障碍的中医证候分布与脑影像学改变的关系，发现腑滞浊留对基底核梗死后认知损害的相对危险度较高，热毒内盛对梗死伴脑萎缩后认知损害的相对危险度较高，肾精亏虚证对左半球或双侧梗死后认知损害的相对危险度较高，但气血亏虚对放射冠梗死后认知损害的影响呈负相关。中风部位和性质的影像学改变与中医证候有显著相关性，提示肾虚、痰浊、血瘀及腑滞、热毒可能是中风后认知损害的危险因素，但与气血亏虚关系不大。

第二节　常见疾病认知障碍的病理生理机制

一、脑功能调剂分子异常

（一）神经递质及其受体异常

1. 多巴胺　多巴胺是边缘系统和海马中最为重要的神经递质，具有调节大脑皮层兴奋性的作用。其递质传递系统主要包括有黑质-纹状体、中脑边缘系统和结节-漏斗部等三个部分，其中所包含的多巴胺神经元的神经纤维分别投射至纹状体、边缘前脑及正中隆起，并构成多巴胺的神经传递通路。其中，中脑皮层中的多巴胺通路对于选择性注意及工作记忆等复杂的认知过

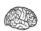

程而言是极为重要的，而中脑边缘的多巴胺通路则对药物诱导的反馈作用及成瘾记忆具有重要的影响。在人脑内，多巴胺主要由黑质分泌。经研究发现，伴有记忆障碍的 AD 患者，其大脑扣带回、纹状体、杏仁核和中缝核里的多巴胺 、多巴胺的前体物质 L-3,4-二羟基苯丙氨酸（L-DOPA）及多巴胺的代谢产物（DOPAC）的浓度会出现下降，同时将合并多种异常的多巴胺信号，并且该现象会随着年龄的增加而不断地增加。此外，我们发现 AD 患者常会合并如焦虑 、抑郁、妄想、幻觉、激越和行为紊乱等一些神经精神类的症状，这些精神症状会持续影响 AD 患者的认知功能，而精神类药物的应用则会进一步影响患者的认知障碍。经研究发现，该类患者认知下降常常与多巴胺能神经元的萎缩有关，其原因可能是与其扣带回区域、眶额部区域的血管损伤及脑血流速度的减慢有关，而前额叶皮层和中脑边缘通路的多巴胺神经通路的受损也可能是其认知下降的重要因素。通过动物和人体的试验研究发现，多巴胺信号与其认知功能的关系呈一条倒 "U" 形的曲线，即过强或过弱的多巴胺信号均将损害认知活动，只有中等强度的多巴胺信号才能获得最佳认知功能，有学者指出多巴胺可以通过与 Aβ 蛋白（β-淀粉样蛋白）的相互作用，影响 AD 患者的认知功能，而 Aβ 蛋白则可以通过减少大脑皮质和海马内多巴胺的浓度及增加单胺类氧化酶-β 的活性来损害患者的记忆及执行功能。Aβ 蛋白的浓度会随睡眠周期的改变而发生变化，呈现一种在工作时升高而在休息过程中下降的变化规律，而我们已经知晓，多巴胺具有调节睡眠转换机制的作用。多巴胺有可能是通过影响患者的睡眠周期来干扰 Aβ 蛋白的代谢，进而促进 AD 的发病，多巴胺也有可能通过与乙酰胆碱、儿茶酚-*O*-甲基转移酶（COMT）、去甲肾上腺素等的相互作用来影响 AD 患者的认知功能，但具体机制仍不明确。图 4-1 为帕金森病患者和帕金森病性痴呆（PD-D）患者多巴胺通路对大脑的影响。

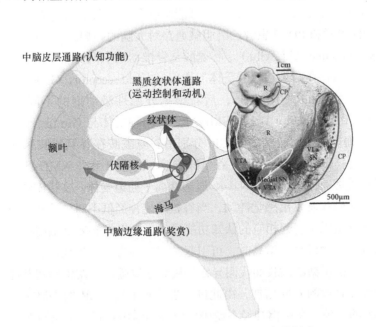

图 4-1　多巴胺通路对于 PD 和 PD-D 患者的影响

深色实线轮廓=黑质（SN），包括在致密部的多巴胺神经元、导致黑质-纹状体的投射和支配丘脑网状部的 GABA 神经元。深色虚线轮廓=腹侧黑质（VLa SN），可选择性地损伤 PD 患者。浅色实线轮廓的腹侧被盖区（VTA）包括多巴胺和非多巴胺神经元投射到边缘系统和大脑皮质区域。浅色点状轮廓=内侧 SN 和 VTA 产生边缘叶投射影响 PD-D 患者。CP =脑梗，R =伏隔核、红核

2. 乙酰胆碱 调控神经细胞合成释放乙酰胆碱的受体主要包括 2 种：M 受体（M-AChR，毒蕈碱受体）和 N 受体（N-AChR，烟碱受体）。M 受体是 G-蛋白偶联受体，N 受体是配体门控离子通道受体。烟碱型乙酰胆碱受体（nicotinic acetylcholine receptors，nAChRs）是化学（配体）门控的阳离子通道蛋白，分为神经型 nAChRs 和肌肉型 nAChRs，前者位于中枢和周围神经系统中，功能十分复杂，在认知功能活动中发挥了重要作用，后者位于神经肌肉接头处，主要介导神经与肌肉间的递质交换。已有的研究表明，脑中 nAChRs 参与许多复杂的功能，如学习、注意、觉醒等其他认知功能，并参与多种脑功能，与多种神经退行性疾病（AD、PD 和精神分裂症）密切相关。Meynert 基底核发出的胆碱能纤维投射至大脑的额叶、顶叶、颞叶和视皮质区域，而此通路与学习记忆功能密切相关，在 AD 患者早期便出现 Meynert 基底核区胆碱能神经元减少的现象，导致皮质胆碱能转移酶的活性降低、乙酰胆碱含量减少，这可能是解释 AD 患者记忆衰退的机制之一，有研究对临床诊断为 PD 的患者和 10 名年龄相匹配的健康志愿者的脑干与额叶皮层中烟碱受体的含量进行比较，同样也发现 PD 患者额叶皮质胆碱受体的数量显著减少。大量流行病学及基础实验研究发现烟碱可作为一种抵抗 PD 形成及发展的药物，因为烟碱作用于 nAChRs，在 PD 早期注射烟碱或 nAChRs 激动剂对于减慢或阻止疾病进展有效果。

　　神经病理学研究结果表明，长期用药的精神病患者大脑皮质中 M 受体的含量和密度均有下降。在未给药的精神病患者皮质中 M 受体区域选择性降低，而在给予抗精神病药物的大鼠的一些脑区（海马、黑质纹状体、伏隔核）M 受体的 mRNA 升高，这表明胆碱能系统直接参与了精神分裂的病理过程。而新的研究表明，乙酰胆碱受体在精神分裂症患者的关键脑区调节多巴胺的水平，表明胆碱能系统和多巴胺系统有着复杂的相互作用关系。图 4-2 为 PD 患者和 PD-D 患者乙酰胆碱通路对大脑的影响。

3. 谷氨酸（glutamic acid，Glu） 谷氨酸是脊椎动物中枢神经中主要的兴奋性神经递质，中枢神经系统内存在两类谷氨酸受体（glutamic acid receptor，GluR），即代谢型 GluR（mGluR）和离子型 GluR（iGluRs），后者根据外源性激动剂的不同又分为 NMDAR（N-methyl-D-aspartate receptor）与非 NMDAR，这两种受体与 Glu 结合而发挥生理效应。由于它不能透过血脑屏障，故脑内的 Glu 分别由谷氨酰胺在谷氨酰胺酶的作用下水解或 α-酮戊二酸在其转移酶的作用下生成。谷氨酸依赖 NMDAR 和非 NMDAR 起作用。前者属于门控离子通道受体；后者则属于 Na^+-K^+ 通透性离子通道受体。纹状体的谷氨酸神经纤维可以抑制丘脑向大脑皮质发出感觉冲动，当谷氨酸能神经低下时，这种冲动则发出增多，大脑皮质单胺活性增强，引起相应的认知功能异常。由于谷氨酸是脑内最重要的兴奋性神经递质，故当谷氨酸含量异常增高时，可引起"兴奋性毒性"损伤。

　　有研究发现，由于糖尿病长期代谢异常，从而导致微血管发生病变及能量代谢异常而引起突触前神经元释放的 Glu 增加，由此过度激活离子型 GluR 的 NMDAR。NMDAR 作为离子型 GluR 的一种，在中枢神经系统中广泛参与学习记忆、突触可塑性、神经发育、缺血性脑损伤、神经退行性病变、癫痫等许多重要的生理病理过程。

4. 去甲肾上腺素（norepinephrine，NE） NE 是一种神经递质，同时也是一种激素，主要由交感节后神经元与脑内的肾上腺素能神经末梢合成、分泌，是最早发现的单胺类神经递质。几乎参与了所有脑功能的调节，如注意力调节、意识、睡眠-觉醒周期、学习和记

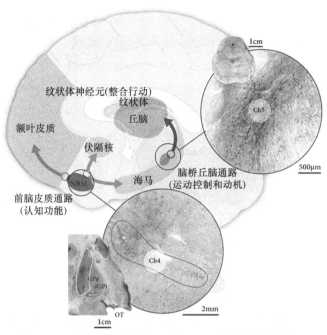

图 4-2 乙酰胆碱能通路对 PD 和 PD-D 患者大脑的影响

两大乙酰胆碱核投射到前脑，基底核含有 Ch4 神经元，位于基底前脑，脑桥核含有 Ch5 神经元，位于中脑和脑桥交界处。脑桥核投射到丘脑，并且影响 PD，而基底核项目边缘区域和皮质及尾状核影响 PD-D，Caud=尾状核，GPe=外部苍白球，GPi=内苍白球，ic=内囊，OT =视束，Put=豆状壳核

忆、警觉、焦虑和疼痛、情绪、神经内分泌等。例如，精神分裂症患者出现认知障碍的可能原因是学习记忆的重要物质基础——海马神经元与突触连接强度功能状态的维持，大鼠海马内 ACh 与 NE 动态平衡状态被打破，认知功能就会受影响。NE 纤维投射到前额叶皮质（PFC），Michael 等的研究显示蓝斑-交感-肾上腺髓质系统（LC-NE）可直接影响 PFC 的功能，影响认知的控制能力，其机制主要与受到新刺激后所引发的各种认知任务有关，包括注意力、学习及警觉性，在应激状态下，NE 会大量释放，占优势的是 α_1 受体功能，对 PD 伴认知障碍的患者会损害记忆功能，包括 ACh 减少、DA 神经通路损伤、谷氨酸活性增加及 5-羟色胺、去甲肾上腺案、腺苷等的异常。总之，认知障碍的形成不是单个神经递质功能异常的结果。它通常涉及多个神经递质环路，由多种神经递质异常引起。

　　早期 PD 患者纹状体多巴胺转运体的减少与纹状体 5-羟色胺转运体的水平升高有相关性，提示潜在的初始代偿机制。然而，随着疾病的进展，一些 5-羟色胺结构退化，最显著的是在中缝核中的 B5/8 结构。这种变性是否与认知功能障碍的发病或表达有关还不是很清楚，然而，在 PD-D 患者中皮质 5-羟色胺的调整和 5-羟色胺 2A 受体增加，提示降低 5-羟色胺的神经支配与 B5/8 羟色胺神经元晚期损失一致。图 4-3 为 PD 患者和 PD-D 患者多巴胺通路对大脑的影响（Halliday，Leverenz et al. 2014），图 4-4 为神经递质通路影响 PD 患者和 PD-D 患者。

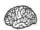

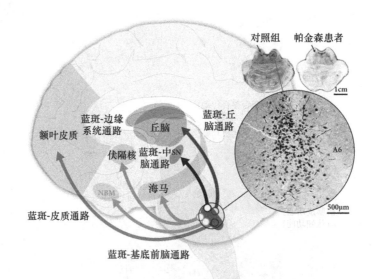

图 4-3　去甲肾上腺素在 PD 和 PD-D 患者中的通路

在 A6 区域，去甲肾上腺素神经元通过黑质、丘脑通路影响 PD 患者的大脑功能，通过胆碱能基底核（NBM）、边缘系统和皮质区域影响 PD-D 患者的大脑功能

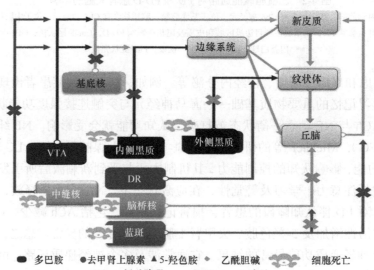

图 4-4　神经递质通路影响 PD 和 PD-D 患者

脑区对运动和认知最重要的是大脑皮质、纹状体、丘脑、大脑边缘系统这些区域。这些区域从多巴胺、去甲肾上腺素、5-羟色胺和乙酰胆碱核的通路中接收调节神经递质的输入。PD 患者在侧黑质多巴胺神经元、脑桥核乙酰胆碱神经元（PPN）和蓝斑去甲肾上腺素神经元（LC）有明显的变性。在 PD-D 患者在基底核乙酰胆碱神经元、内侧黑质多巴胺神经元，在中缝 5-羟色胺神经元（MR）和 LC 去甲肾上腺素神经元有明显的变性。此外，没有变性的功能障碍可能会出现在其他神经传递途径（未显示）

（二）神经肽异常

神经肽 Y（neuropeptide Y，NPY）是体内信息传递的一类生物活性多肽，主要分布于神经组织。神经肽常与神经递质共存于同一神经元，二者相互协调、彼此拮抗，从而保证

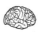

信息处理的高效率和精确性。每个神经肽的体内分布具有各自的特征。在细胞内，神经肽可单独存储于囊泡内，也可与经典神经递质共存于同一囊泡内。AD 患者临床上都伴有学习记忆能力下降的症状。而病理检察发现患者海马、皮质、杏仁核中 NPY 免疫反应阳性神经元明显减少，同时伴有 NPY 结合水平显著下降。提示 NPY 在学习记忆中可能起到重要作用。还有研究发现，脑内神经肽水平变化及其利用率的高低是影响智能水平高低的重要因素之一。

目前普遍认为，精氨酸升压素（arginine vasopressin，AVP）可易化记忆巩固和再现过程，而与其结构相似的神经垂体激素缩宫素则对记忆巩固与再现过程存在减退效应。生长抑素（somatostatin，SS）和精氨酸升压素是具有生物活性的多肽，与学习、记忆密切相关。有研究结果表明，痴呆患者脑脊液中 SS 含量与血管性痴呆（VD）严重程度呈明显的负相关，因而有研究者提出 SS 能通过对多种神经递质的调节及相互作用参与痴呆的发病和记忆损害过程。资料表明，在多发性脑梗死痴呆、AD 和 PD 等疾病中，脑脊液和血浆中 SS含量明显降低，且痴呆程度越重，血浆中 SS 含量越低。AVP 可抑制突触前膜摄取氨基丁酸从而增强其效应。促进谷氨酸摄取而利于谷氨酸依赖的长时程增强产生，具有明显减少记忆遗忘的作用。有报道证实 PD 患者脑苍白球和黑质中 P 物质水平下降 30%～40%，在黑质中胆囊收缩素（cholecystokinin，CKK）下降 30%，在丘脑下部和海马区神经降压肽（neurotensin，NT）含量也下降。血管升压素、血管活性肠肽（vasoactive intestinal peptide，VIP）及其受体含量减少与记忆力减退相关，脑外伤、慢性酒精中毒及 AD 患者服用血管升压素后，记忆力减退均得到改善。

（三）神经营养缺乏

神经营养因子（neurotrophic factor，NTF）是机体神经细胞或神经胶质细胞分泌的一种通过信号转导级联反应影响神经组织发育、分化和存活的蛋白质，包括神经生长因子（nerve growth factor，NGF）、睫状神经营养因子（ciliary neurotrophic factor，CNTF），脑源性神经营养因子（brain derived neurotrophic factor，BDNF）、胶质细胞源性神经营养因子（glial cell-derived neurotrophic factor，GDNF）等。NTF 不仅在胚胎发育时发挥重要作用，还在成年神经系统中具有抑制神经元凋亡、调节神经递质传递和突触可塑性等多方面的功能。NTF 能促进神经元的发育、存活、突触生长及调节神经再生，还具有快速调节离子通道活性的作用，BDNF 广泛分布于中枢和周围神经系统，尤其在海马大脑皮质中含量最高，研究表明，BDNF 可以影响神经元的分化、突触连接和修复过程，还可以调节活动依赖性、突触可塑性，增强海马区的长时程增强效应（long-term potentiation，LTP），因而与学习记忆等认知过程密切相关，在诸如水迷宫、被动回避等认知功能测试中都显示，BDNF 抑制可以导致 LTP 减少和记忆功能受损,研究结果表明 BDNF 可能参与了脑梗死进展为认知障碍的病理生理过程，在多种慢性神经退变性疾病中存在神经营养因子含量明显减少的情况。已经证实 BDNF 在 AD 发生、发展过程中发挥重要的作用，AD 患者海马、内嗅皮质及颞叶区域 BDNF 蛋白水平降低;PD 患者黑质纹状体通路中 NGF、BDNF、GDNF的含量下降; VD 患者外周血中 BDNF 水平明显低于正常人群。

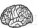

二、遗传性因素

（一）基因异常

目前已发现多种基因异常参与神经细胞的退行性变性。AD 患者的主要病理学特征是在脑中形成神经元纤维缠结（neuro fibrillary tangles，NFT）、大量的老年斑（senile plaque，SP）及弥漫性脑萎缩。NFT 的主要成分是异常过度磷酸化的微管相关蛋白 Tau，而老年斑的主要成分是 β-淀粉样多肽（β-amyloid peptide，Aβ）。根据遗传特点，临床上可把 AD 分为家族性和散发性，家族性 AD 为单基因遗传病，其发病与淀粉样前体蛋白（amyloid precursor protein，APP）基因和早老蛋白-1（presenilin-1，Ps-1）基因突变关。同时 PD 患者认知障碍也与基因有关系，研究发现。A-synuclem 突变体引起神经元退行性变性的主要原因与该蛋白质在脑内含量的异常增高和寡聚体的形成有关。α-synuclein 基因第 209 位的核苷酸发生了 G-A 错义突变，使其蛋白质第 53 位的丙氨酸变成了苏氨酸，变异的蛋白质是 PD 患者神经细胞的细胞质中特征性嗜酸性包涵体，即路易（Lewy）小体的重要成分。

如表 4-1 所示，PD 也可以分为家族性和散发性，一些遗传变化，如 SNCA 的增加，显然与大量增加了认知障碍的风险相关，而其他如 parkin 突变相关的常染色体隐性与遗传性 PD 和散发性 PD 的风险降低相关。

表 4-1 基因与认知功能的关系

	遗传性 PD	散发性 PD
SNCA	增加	－
LRRK2	下降	－
parkin	下降	－
GBA	－	增加
MAPT H1 haplotype	－	增加
COMT MET/Met	－	混合性发现
ApoE4	－	增加

注：SNCA =α-突触核蛋白基因，LRRK2 =富含亮氨酸重复片段的激酶 2 基因，GBA =葡糖脑苷脂酶基因，MAPT =微管相关蛋白 Tau 基因，COMT =儿茶酚-O-甲基转移酶基因，ApoE 4 =载脂蛋白 E4 基因。

ApoE、ApoA-I 也可能在血管中对大脑健康起着重要的作用，如 ApoA-I/ApoA-I 基因敲除小鼠淀粉样前体蛋白（APP）的交叉研究表明，在双 ΔE9 转基因 AD 小鼠模型中，ApoA-I 和高密度脂蛋白（HDL）在大血管周围具有保护内皮的功能，高密度脂蛋白似乎也促进健康受试者的内皮修复，影响先天免疫系统的活性；还具有抗炎和抗氧化的功能。

（二）表观遗传学异常

表观遗传修饰参与人脑的记忆和学习过程，并可以调控突触可塑性，在 AD 的研究中曾将记忆和学习能力的丧失简单地归结为脑内神经元的丢失，但临床发现，发生认知障碍

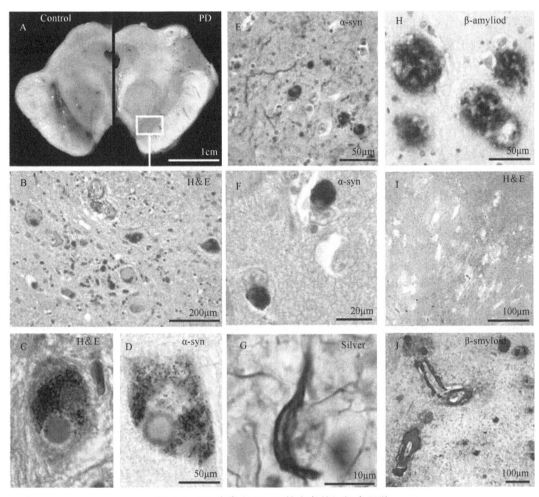

图 4-5　PD 患者和 PD-D 的患者的组织病理学

A.横截面对照组中脑（左）在中脑腹侧呈深色的黑质，而 PD 患者色素神经元结构丢失（右）;B.高倍镜下（内）的苏木精-伊红（H-E）染色显示只有部分黑质色素神经元与许多较小的小胶质细胞存在；C、D. PD 患者 H-E 染色高倍率（C）和 α-突触核蛋白的免疫阳性（D）色素神经元质含有路易小体的黑质；E、F. 杏仁核（E）和前扣带皮层（F）中 α-突触核蛋白的免疫阳性路易小体和路易神经元突起；G. PD-D 患者银染色的神经纤维缠结；H. PD-D 患者皮质 β-淀粉样蛋白阳性斑块；I. PD-D 患者血管缺血性组织损伤在 H-E 染色苍白球的球截面；J. β-淀粉样免疫反应蛋白阳性血管病 PD-D 患者的皮质

的患者有时却能表现出明显的临时性清晰记忆，即所谓的"波动性记忆（fluctuating memories）"，有些记忆丧失的患者经过训练以后记忆得以恢复。这些现象均提示 DNA 甲基化、组蛋白修饰、RNA 干扰等表现遗传修饰参与学习和记忆过程，并且相互影响和共向作用。

三、慢性脑缺血性损伤

脑的正常生理活动需要充分的能量支持，只有小部分能量来自于储存的 ATP，几乎全部能量都靠葡萄糖的有氧代谢产生。脑内能显储备量很少，一旦停止供应，所储备的 ATP 和糖原在 10 分钟内即完全耗竭，使脑功能丧失。脑血流中断 5～10 秒就会发生晕厥，继而发生抽搐。近年来的研究发现，脑缺血持续 15～30 分钟后，当重建循环后，ATP 浓度仍可恢复到正常或接近正常水平，甚至循环停止 60 分钟，能量代谢和酶功能仍可恢复，并出现诱发电位。这些结果提示，心脏停搏后（缺血期）的能量代谢障碍易于纠正，但是重建循环后发生的病理生理变化将给予脑组织第二次打击，即再灌注损害，这可能是脑细胞死亡的主要原因。不同区域的脑缺血是引起不同类型认知障碍的常见原因。空间认知缺陷包括空间学习记忆能力损害，是缺血性脑卒中发生后的一种常见病症。空间学习记忆主要依赖于海马，因此，海马齿状回的神经元再生对学习记忆至关重要。脑卒中后伴有认知障碍的患者约占其发病人数 43.5%，其中出现记忆障碍者约占 50%。

不管是在 AD 小鼠还是 AD 患者中均可发现血流量的减少比 Aβ 沉积先出现，并且直接导致认知障碍，一些研究表明在血管变化中清除 Aβ，反而会加速 AD 的进展。

（一）离子通道与缺血性神经元死亡

脑缺血引起脑能量供给障碍，且很快引起神经细胞膜电位及膜内外离子浓度的变化。在神经细胞缺氧的最初几分钟内，细胞膜内外除 K^+ 的浓度变化较为明显以外，大多数离子的浓度变化缓慢，导致细胞膜去极化，引起低氧性去极化反应（anoxic depolarization）。在缺氧发生后，细胞外 K^+ 浓度迅速升高并且细胞内 Na^+、Cl^- 和 Ca^{2+} 的浓度明显增加。

缺氧时细胞膜内外离子分布的变化与神经元死亡有着密切的关系。①细胞内 K^+ 丢失和外流是细胞凋亡或坏死发生的关键环节。阻断 K^+ 通道后，神经细胞的凋亡减少。②神经元缺血缺氧诱导细胞外 Ca^{2+} 内流和细胞内的 Ca^{2+} 外流。导致胞内游离 Ca^{2+} 的浓度增高，细胞内 Ca^{2+} 超载是造成神经细胞死亡的主要原因之一。③Na^+ 通道是电压依赖性的，可分为瞬态 Na^+ 电流和持续 Na^+ 电流两种，在缺氧情况下，瞬态 Na^+ 电流明显降低而持续 Na^+ 电流增加，前者对细胞可能具有保护作用，而后者将导致 Na^+ 内流增多，膜电位出现去极化，加剧细胞损伤。④在缺血的早期，大量的 Cl^- 内流引发细胞水肿，由于同时激活 GABA 受体，其介导的 Cl^- 通道对缺血损伤有保护作用。

（二）神经递质的毒性作用

兴奋性神经递质（如谷氨酸、天冬氨酸）在缺血性脑损伤及多种神经系统疾病导致的脑损伤中发挥重要作用。研究结果表明，谷氨酸引起神经元死亡的作用是通过兴奋突触后膜上的离子型谷氨酸受体来实现的，称之为"兴奋性神经毒性"。兴奋性神经毒理论的主要内容包括①脑缺血会引起谷氨酸在突触间隙的堆积，从而使突触后膜上谷氨酸受体过度兴奋，导致神经元死亡。谷氨酸的 NMDA 受体参与认知、学习、和记忆功能。②谷氨酸释放激活 NMDA 受体后，打开配体门控离子通道，使细胞外 Ca^{2+} 内流，Ca^{2+} 的内流参与 NMDA 受体兴奋性的传递作用。同时也是造成谷氨酸细胞毒性作用的机制之一。③谷氨酸转运体参与缺血性神经元损伤病理反应，在脑缺血后，会使缺血边缘脑区的神经胶质细胞和神经元上谷氨酸转运体的表达均增加，若采用药物抑制谷氨酸转运体的活性，或者用反义寡核苷酸阻断谷氨酸转运体的蛋白合成，则会明显地加剧脑缺血后引发的神经元死亡。④谷氨酸兴奋性神经毒性的分子机制表现为谷氨酸与 NMDA 受体结合后，打开 Ca^{2+} 通道，细胞外 Ca^{2+} 进入细胞内可直接产生超氧阴离子，Ca^{2+} 与钙调蛋白（calmodulin，CAM）结

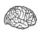

合。激活神经元型一氧化氮合酶（neuronal nitric oxide synthase，nNOS），同时激活钙调磷酸酶（calcineurin）导致 NOS 的 Ser741 及 Ser847 位点去磷酸化，进一步激活 NOS 从而产生 NO，O^{2-}与 NO 结合形成 $ONOO^{-}$。后者造成 DNA 损伤和抑制线粒体的呼吸链功能，导致 ATP 生成障碍。

在许多神经系统退行性疾病（如亨廷顿舞蹈症、帕金森病、肌萎缩侧索硬化症、早老性痴呆症等）的发病机制中，兴奋性神经毒性可能造成神经元死亡，兴奋性神经毒性还参与艾滋病并发痴呆症的发病机制：过多 Ca^{2+}经 NMDA 受体通道进入神经元内，在人类免疫缺陷病毒（HIV）糖蛋白或者受 HIV 感染的吞噬细胞产物的协同作用下，导致神经元大量死亡。

（三）氧化损伤

大脑在氧化代谢过程中会产生各种活性氧类（reactive oxygen species，ROS）。ROS 攻占细胞的蛋白质、脂质及核苷酸等成分，造成氧化性应激损伤（oxidative stress damage）。在正常脑代谢的过程中，脑细胞仍然发生数万次的氧化损伤，但由于脑内具有完善的抗氧化系统，脑细胞的氧化损伤又很快被修复。在脑缺氧或脑卒中后，受损伤的脑细胞内氧化应激反应剧增，造成氧化损伤和抗氧化修复之间失去平衡、神经细胞内氧化损伤产物大量堆积，从而改变细胞的结构和功能，严重时导致细胞死亡。自由基在脑缺血的病理生理过程中起重要作用。脑缺血后自由基的产生增多，特别是脑缺血再灌注后，自由基的产生更加明显，以 OH^{-}、$\cdot O^{-}$和 H_2O_2 产生为主。它们打破了动态平衡，引起脂质、蛋白质和核酸的过氧化，使膜结构遭到破坏，蛋白降解，核酸主链断裂，透明质酸解聚，细胞崩解，线粒体变性，细胞发生不可逆的变化，最终死亡。

（四）神经细胞凋亡及其调节机制

缺血损伤导致的神经元死亡方式包括坏死和凋亡两种。一般认为脑缺血引起的急性神经元死亡以坏死（necrosis）为主，而继发性神经元死亡（secondary neuronal death）或迟发性神经元死亡（delayed neuronal death）则以凋亡为主。前者发生在缺血中心区，后者多发生在缺血半暗带区或周边区。细胞凋亡是一个主动过程，是通过合成新的蛋白质来实现的。在中枢神经系统，参与缺血性神经细胞凋亡的因子很多，主要有 Caspases 家族酶蛋白、Bcl-2 家族蛋白、丝裂原激活蛋白激酶家族酶蛋白，以及其他多种线粒体释放的蛋白质、细胞溶酶体释放的多种酶蛋白、细胞核因子 NF-κB、细胞因子及抑癌基因 p53 等。

凋亡与坏死。脑缺血后缺血的核心区域脑血流量基本停止，蛋白质合成终止，细胞膜稳定性被破坏，细胞内容物释放，细胞死亡，即为通常所说的细胞坏死，为脑缺血后细胞损害的主要形式。凋亡的特征是细胞代谢障碍和包膜的不完整性，是一种伴炎症反应的能量依赖性细胞死亡程序。大脑半球对短暂的缺血十分敏感，短暂缺血后、缺血中心区域的神经细胞很快出现坏死。同在缺血中心区周边的神经细胞，一般经过 1~2 天潜伏期，才出现延迟性神经细胞退化。已证明这种延迟性细胞退化就是细胞凋亡。脑缺血后，凋亡现象易见于易受缺血损害的部位如 CA1 锥体细胞。这期间如果及时再灌注

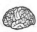

或使用 Glu 受体拮抗剂将逆转神经元的死亡。若脑缺血严重且持续时间长，则神经元表现为急性坏死，若缺血后很快恢复血供，则神经元的形态、功能虽无改变，但在某些易损区如海马，几天后将发生迟发性神经元死亡，这种死亡与半暗区神经元的死亡可能具有相同的机制。缺血脑损伤是缺血后坏死和延迟性细胞死亡的联合效应，可以想象，与缺血后急性坏死狭窄的时间窗相比，通过干预缺血几天后的延迟性细胞死亡对治疗缺血脑损伤明显有利。

（五）免疫炎症反应

免疫炎症反应在缺血再灌注脑损伤中发挥重要作用。暂时性脑缺血后 4～6 小时或永久性脑缺血后 1～2 小时梗死区域可见炎症细胞浸润，缺血再灌注后可引起更明显的炎症反应，有研究发现 2 个月的缺血区内，小胶质细胞被广泛活化，形态各异，白细胞和 T 细胞大量入侵缺血区脑实质。这些细胞的活动以皮质明显，海马和白质次之，血管周围和梗死区域显著；这些细胞在缺血半暗带高度聚集，说明在参与脑内缺血损伤过程中，这些细胞的活动和慢性脑灌注不足导致的脑损害高度相关，免疫炎症反应的细胞因子（cytokines）主要包括白细胞介素（interleukin，IL）、肿瘤坏死因子（tumornecrosis factor，TNF）等。在缺血脑损伤的病理生理过程中 IL-1、IL-6 和 TNF-α 参与脑内的炎症反应和促进细胞凋亡反应。IL-1 和 TNF-α 分别具有诱导星型神经胶质细胞、小胶质细胞和血管内皮细胞分化和增殖的功能，并促进炎性细胞吸附到血管壁，炎症反应时二者的作用相加、加重脑内细胞死亡。总体上来讲，二者的促炎症反应和促进细胞凋亡的作用，对缺血损伤脑组织的修复是不利的。

四、脑组织蛋白质异常聚集

脑组织中蛋白质异常聚集可见于神经系统的多种退行性变性疾病，如 AD、PD、HD、亚急性克罗伊茨费尔特-雅各布病（creutzfeldt jakob disease，CJD）等。AD 患者脑中发现的 Tau 蛋白异常修饰包括异常磷酸化、异常糖基化、异常糖化、异常泛素化、异常截断作用和异常硝基化。Tau 蛋白以多种异常修饰形式参与 AD 的发病过程，异常修饰的 Tau 蛋白沉积在神经细胞中形成神经纤维缠结。蛋白质磷酸化是调节蛋白质生物功能的重要方式之一。蛋白激酶（protein kinase，PK）使磷酸基团转移到底物蛋白的特定氨基酸残基上，使蛋白质磷酸化。而蛋白磷酸酶（protein phosphatase）则使磷酸基团从残基上去除，使蛋白质去磷酸化。二者的调节使蛋白磷酸化和去磷酸化成为机体中一种普遍存在的可逆性调节机制。大量的体外和动物整体水平的研究表明，可能有多种蛋白激酶参与了 AD 患者 Tau 蛋白的异常磷酸化过程。蛋白磷酸酶可催化蛋白质去磷酸化，因而 AD 患者脑中蛋白磷酸酶的活性明显降低。Tau 蛋白去磷酸化减弱，导致 AD 患者脑中 Tau 蛋白异常过度磷酸化。异常修饰的 Tau 蛋白在神经细胞内聚集是 AD 患者神经细胞退化的重要环节。

蛋白激酶 C（protein kinase C，PKC）亚型有广泛作用，如重要的记忆、血脑屏障的维护和损伤的修复常见的 PKC 大脑内的亚型包括 PKC α、β、δ、ε、γ 和 ζ。随着年龄的改

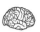

变，疾病会加速 PKC 功能的修改。突变形式的 PKC 可以导致神经退行性疾病和认知能力下降。在某些情况下，PKC 亚型还具有功能但不能成功转运到细胞内的合适位置，适当的 PKC 移位会加重脑卒中预后和淀粉样蛋白 β 毒性。在老化的大脑中，先天免疫系统和 PKC 通路之间的相互干扰导致的血管情况。例如，合并症如糖尿病、肥胖、高血压会破坏两个系统之间正常的沟通。PKC 亚型在正常的与年龄相关的生理学中有不同的角色。这些亚型的改变，有助于缺血性卒中和 AD 预后。一旦发生缺血性脑卒中，改变 PKCβ、PKCδ 和 PKCζ 可在一定程度上避免导致血脑屏障破坏和再灌注损伤。如果 PKCβ 适当移位，可以提供神经保护作用。

五、感 染 因 素

颅内感染导致脑实质及脑功能改变，甚至导致痴呆，如各种脑炎、神经梅毒、各种脑膜炎、库鲁病等。中枢神经系统的朊蛋白（prion protein，PrP）（朊病毒）感染是导致认知功能障碍的常见原因之一。人类朊蛋白病主要有克雅氏病（Creutzfeldt-Jakob disease，CJD）、库鲁病、格斯特曼（Gerstmann）综合征、致死家族性失眠症等，CJD 是最常见的由朊蛋白感染引起的人类中枢神经系统退行性疾病，即亚急性海绵状脑病，也称皮质-纹状体-脊髓变性病、朊病毒病、蛋白粒子病、感染性海绵状脑病。朊蛋白是一种特殊的具有感染性的蛋白粒子，其本身不是病毒，因而不具备核酸。PrP 有两种异构体，即存在于正常细胞的 PrPc（不可溶性 PrP）和引起朊蛋白病的 PrPse（分泌性 PrP）。两者序列无差别。但蛋白质空间构型不同。PrPc 是一种单基因编码的蛋白，由 253 个氨基酸组成，是保护神经系统信息传递不可缺少的重要物质。在某些条件下 PrPc 发生变异，细胞膜上的蛋白质 PrPc 变成 PrPse，PrPse 具有很强的传递性、致病性、耐高热、耐酸碱，不易被灭活。

正常人的 PrPc 变成 PrPse 后，可通过内源性神经毒性作用，引起脑内神经元凋亡和缺失，脑组织出现海绵状变性和淀粉样斑块，导致患者出现进行性痴呆和运动障碍。

六、颅 脑 外 伤

在脑外伤患者中，患者的颅脑损伤部位不同，认知障碍也不同，与认知障碍具有明显相关性的损伤部位为额叶、顶叶、颞叶、基底核。脑外伤后出现认知障碍的最大特点是认知能力突然下降，这种认知能力的突然下降主要是因为外部损伤导致脑部认知功能区域某些部位受损而引起的。轻中度脑外伤患者的认知功能障碍与左右半球无关，额叶损伤与定向力、视空间与执行功能、命名、记忆有关；颞叶、顶叶、基底核的损伤和认知功能障碍相关；小脑、枕叶损伤和认知功能障碍有关。患者在中重度脑外伤后经常会出现一些认知功能上的障碍，主要包括感觉、记忆、注意、推理及应变等能力下降。一般轻度脑外伤导致的认知功能障碍在一定时间内是可以恢复的，但是大多数中重度脑外伤引起的认知功能障碍是不可逆的。

七、脑 衰 老

衰老是人类生命过程的必然过程，认知功能随着年龄增高而下降。年老者脑部血液供应减少，这与认知功能障碍关系密切。衰老及相关增龄性疾病（如 AD）均为衰老综合征的表型。衰老与 AD 之间有很多相似之处：① ApoE4 既是衰老机制中的重要遗传因子，又是 AD 发病的重要危险因素；②氧化应激可以损伤脑细胞而促进衰老，同时在 AD 发病机制中发挥重要作用；③微循环障碍既是衰老的发病机制之一，又可导致 AD 的发生发展；④动脉硬化是威胁中老年人生命的重要病理改变，动脉硬化将加重器官衰老及功能减退进程，同时有学者发现动脉硬化是轻度认知功能损害及 AD 的重要发病原因。图 4-6 为由于年龄的因素导致的认知功能退化过程。

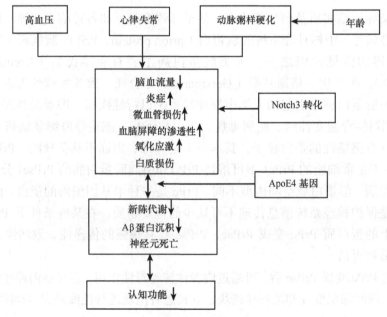

图 4-6　年龄因素导致的认知功能退化过程

该流程图疾病进展主要是基于实验数据的建模和 TAC 模型；Aβ，淀粉样蛋白 β；ApoE4：载脂蛋白 E 基因；↓，代表水平下降；↑，代表水平上升

八、慢性全身性疾病

常见的慢性全身性疾病，如原发性高血压、糖尿病、慢性阻塞性肺疾病等，可通过减少大脑血液供应等机制继发性降低大脑功能而引起认知障碍。心脏病患者患轻度认知障碍的风险增加，尤其对于女性来说，这种相关性更加明显。心脏病的预防和治疗可以降低患者发生轻度认知障碍的风险。同时患有糖尿病及收缩期高血压的患者发生 AD 的风险较大，糖尿病和心脏病对促进 VD 的发生有协同作用。2 型糖尿病患者发生 AD 的危险性是非糖尿病患者的 2 倍，使用胰岛素治疗的患者发生 AD 的风险是非糖尿病患者的 4 倍。糖尿病或血糖浓度升高可能是 AD 发病的独立危险因素。糖尿病通过微血管损伤而引起 VD，胰

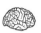

岛素抵抗与 AD 发病之间有密切的关系。有研究发现，由于糖尿病长期代谢异常导致微血管发生病变及能量代谢异常，从而引起突触前神经元释放的 Glu 增加，由此过度激活离子型 Glu 受体 NMDA 受体。NMDA 受体作为离子型 Glu 受体的一种，在中枢神经系统中广泛参与学习记忆、突触可塑性、神经发育、缺血性脑损伤、神经退行性病变、癫痫等许多重要的生理病理过程。

糖尿病对认知能力的影响在记忆和执行功能域尤其明显。大多数糖尿病的神经心理影响的研究主要集中在记忆、处理速度和认知灵活性。在研究中，最常见的发现是减慢处理速度（63% 的研究），其次是注意（50% 的研究）、记忆力（44% 的研究）和认知灵活性（38% 的研究）。

心血管疾病与认知：人类心血管疾病（心力衰竭）、动脉粥样硬化、高血压等心血管疾病的证据证明认知障碍和痴呆风险的增加有关。心血管疾病影响认知的机制之一是通过影响血液流向大脑。人们就脑血流动力学的改变对认知功能的影响进行了广泛的研究。心血管疾病脑血流量减少与认知能力下降有关。老年高血压患者除了全脑灌注的变化，血管自动调节功能可能也会受到影响，导致血管脆弱性增加和低灌注增强。

九、精神心理异常

精神心理因素可导致认知能力下降。例如，焦虑抑郁的患者日常生活能力和认知功能降低，无社会工作、不参加社会活动、与亲人和朋友交流少等情况也会影响其认知功能。经常感到心情郁闷者、丧偶或离异者、易受负性生活事件影响者、处境困难者的认知功能均不如正常人群。轻松、愉快、多彩的生活环境可促进实验动物大脑皮质神经元的增长，不易导致认知功能障碍。有研究表明，精神失常患者的脑成像发现相关皮质区域出现萎缩，精神分裂症的患者相关脑区神经细胞数量和体积均变小。

十、环境与饮食的影响

虽然认知功能受到年龄的影响，但一些健康因素和行为可能会保护或维护认知功能，营养是其中之一。单一的多酚可能会显著提高大脑皮质的整体激活水平和性能测试的认知功能，即使效果是有限的。长期食用富含多酚的食物能促进"健康"衰老，即延缓认知衰退，延长健康寿命，保护老年人日常活动中的良好执行力。茶多酚有可能对神经退行性疾病的发生发展有保护作用，可改善患者的认知功能。麦克里迪等回顾 15 人随机对照试验研究黄酮对认知功能的影响，研究的结果表明，黄酮类化合物和认知功能之间存在积极关联。研究中共采用 55 种不同的认知测试，涵盖广泛的认知领域的大多数研究，纳入至少一项执行功能或工作记忆，发现黄酮的补锌功能与对照组相比显著改善认知功能。

体内叶酸、维生素 B_{12} 不足可以引起血液中半胱氨酸水平增高，从而促进认知障碍的发生，超重会导致患认知障碍的风险较体重正常人群增加 2 倍，而肥胖会使患该病的风险增加 4 倍。另外，长期饮酒可导致患者出现酒精依赖，引起前额叶代谢产物浓度改变，饮

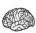

酒导致的认知功能损害可能与乙醇对前额叶代谢产物浓度的影响有关。部分一氧化碳中毒的患者可发生迟发型脑病，中轻度认知障碍的发生率可达67%，表现为记忆力障碍、遗忘症、精神异常、痴呆等（图4-7）。

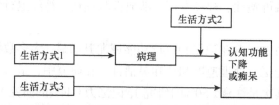

图4-7　神经病理学、痴呆的认知和社会生活因素潜在的联系机制

生活方式1直接影响疾病，直接与病理相关。生活方式2是一个调节作用，生活经验的因素会改变病理和认识，即在各种神经病理学上增加或减少痴呆的概率。生活方式3通路连接的生活方式，是经典的病理与痴呆的关系

第三节　脑部结构病理改变的影像学

一、正常脑部分区及其功能

大脑位于颅腔之内，其表层为灰质及大脑皮质，内部为白质、基底核和侧脑室，大脑皮质是人体神经系统功能的最高级中枢。部分脑区有定位特征和特定功能。额叶与多巴胺系统相联系，其功能涉及广泛，与随意运动和高级精神活动有关；顶叶主要功能与皮质感觉、运用和视觉语言有关；颞叶与听觉、语言、记忆等有关；枕叶的主要功能与视觉有关。有研究表明，白质高信号、灰质容量、皮层厚度等一些大脑结构的改变均会引起认知功能的变化。

二、认知障碍脑部结构的改变

（一）脑卒中患者脑部结构的改变

在脑卒中或短暂性脑缺血（transient ischemic attack，TIA）患者中，认知功能下降发生在大多数人中。有研究表明，在脑卒中或TIA患者中，痴呆发生率为每年5.9%。我们通过检查神经影像学和遗传因素去调查认知能力下降的病理基础。患者组和对照组都显示在全脑、海马和杏仁核体积下降和白质高信号（WMH）体积增大，但是患者组全脑萎缩更严重。我们还发现，海马体积减小预示着更多的记忆下降。然而，参与者基线表明海马和杏仁核的减少和认知能力下降之间的联系很密切。

（二）2型糖尿病患者脑部结构的改变

有研究表明2型糖尿病（T2D）和皮质萎缩之间存在一致性关系，其中大部分往往集中在颞叶。最初的研究推测，糖尿病与颞叶异常有关，提示注意T2D和AD之间的关系。有研究纳入60～90岁的老年受试者，观察T2D组和正常对照组海马和杏仁核体积，通过控制血管因素，包括颈动脉粥样硬化血管疾病、白质病变、脑梗死的控制，发现2型糖尿

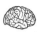

病的个体海马和杏仁核萎缩更严重。将胰岛素抵抗的程度与区域的脑容量相比，发现胰岛素抵抗的增高程度与杏仁核萎缩增大有关。糖尿病和脑萎缩有联系，而这一萎缩在海马区内更为明显。另外一个因素可能有助于解释海马功能和认知功能障碍是由于下丘脑-垂体-肾上腺（HPA）轴功能失调，发现减少 HPA 反馈控制与降低认知能力相关。HPA 失调可能是一条连接 T2D 降低认知能力的通路，但是介导这些环节的大脑通路还不是很了解。胰岛素抵抗已被证明是一个预测灰质萎缩与认知能力的指标。胰岛素抵抗与内侧颞叶，以及额叶、颞叶和边缘皮层灰质容量相关。在基线预测胰岛素抵抗主要集中在几个大脑区域中的萎缩，包括扣带回、海马、海马旁回和前额叶区域。

（三）帕金森病患者结构的改变

在帕金森病伴有轻度认知障碍的患者中发现广泛的灰质损失结构，已经观察到的脑区有额叶、前额叶、颞叶、海马、杏仁核和顶枕区域的萎缩，并推测可能是由于路易体（Lewy body，LB）型或 AD 型神经元和突触的病理损害造成的。

（四）多发性硬化认知障碍结构的改变

多发性硬化（multiple sclerosis，MS）患者也表现出第三脑室增宽、丘脑萎缩，这些可以被认为是对认知障碍的一个很好的预测。皮质萎缩与加工速度慢和记忆障碍相关联，即使以第三脑室宽度作为控制变量，中央和皮质区域的萎缩与认知功能下降有关。他们认为白质（white matter，WM）损失与加工速度和工作记忆下降有关，而通常灰质（grey matter，GM）更密切地参与语言记忆受损方面，研究已经表明，颞叶萎缩和记忆行为减退有关，同时全脑或中枢萎缩与处理速度有很大的关系。另一项有关区域萎缩的研究表明，海马萎缩患者在记忆测试中的表现较差、丘脑与认知障碍最为相关，丘脑是记忆和加工速度性能的较强预测因子。在其他研究中同样得到证实，也发现豆状核壳核萎缩在认知障碍的发展中发挥作用。

（五）影像学技术的应用

痴呆病理改变的演变首先发生在颞叶内嗅皮质，在新的记忆中海马起着重要的作用。随后海马与情景记忆丢失有关，随着疾病的进展，涉及大脑皮质，对认知、语言、注意、执行功能，日常生活活动等产生影响。

影像学表明，早期全脑萎缩全脑的不对称萎缩，如内侧颞叶（海马部分）的萎缩（MTA）。MTA 可以鉴别 AD 与老龄化具有敏感性和特异性（80%～85%），是一个认知减退和正常衰老痴呆的危险因素，在预测 AD 和遗忘型 MCI（A-MCI）具有敏感性和特异性（73%和 81%）。后颞叶和顶叶区进行性萎缩可以区分从 AD 到额颞痴呆（FTD）。

更先进的核磁共振成像技术，如弥散加权和扩散张量成像（DWI 和 DTI）、磁共振波谱（MRS）和灌注成像也被用于认知功能研究。DWI 和 DTI 技术测量组织完整性，分数各向异性（FA）、平均扩散率（MD）和表观弥散系数（ADC）。增加 MD/ADC 值被认为是神经纤维损失的标记和灰质和白质的完整性降低。MRS 是一个衡量目标组织生物代谢产物的技术，特别是代谢产物 N-乙酰天冬氨酸（NAA），神经元的完整性的一个标记是肌醇降低、胶质增生和神经元损伤的标志物。这些变化通常可以在扣带回后部、内侧颞叶、顶枕叶和额叶-顶叶看到。脑灌注成像使用血流 SPECT、动态磁敏感对比增强 MRI 或动脉自旋标记（ASL）技术。

功能性磁共振（功能磁共振，fMRI）测量大脑活动，使用血氧水平依赖（BOLD）技术检测大脑活动的最大摄氧，其可以在静息状态或进行任务状态进行检测。最近的一项阿尔茨海默病的 fMRI 研究表明，静息状态下的楔前叶、内侧前额叶皮质、后扣带回皮质、前扣带皮层和海马，这些区域属于默认网络，这些区域功能连接降低。静息态大脑功能连接降低的程度和分布有可能将 MCI 与 AD 区分开，并将 AD 和其他神经退行性痴呆进行区分。

分子成像的目的是测量大脑病理生理的改变，方法是在正常生理大脑使用示踪（非特异性示踪剂）或结合病理指标（特异性示踪剂）。两个主要方式包括单光子发射计算机断层扫描（SPECT）和正电子发射断层扫描（PET），SPECT 是用来测量局部脑血流（rCBF），方法是静脉注射锝标记六甲基丙二基胺肟（^{99}Tc-HMPAO）。AD 主要在后颞顶叶、后扣带回和下额区，是一种反映神经功能障碍和神经退行性的疾病。认知损害区域。HMPAO SPECT、PET 显示区域吸收减少与 rCBF 代谢下降具有一致性。遗忘型 MCI 患者表现在边缘系统、后扣带回皮质、海马旁回和颞叶的双侧葡萄糖代谢减低，AD 患者在楔前叶、顶下小叶、颞中回和后扣带回皮质还有额外的低代谢。

淀粉样蛋白 PET 成像在临床和研究中都已开始新的篇章。淀粉样蛋白的特异性配体，如 ^{11}c-pittsburg 化合物 B（^{11}C-PIB），^{18}F Florbetapir，^{18}F-flutemetamol，表明淀粉样蛋白沉积在体内解剖中，可以很好地测量，典型的区域主要包括楔前叶、后扣带回皮质、颞叶、顶叶和枕叶。淀粉样蛋白成像最近的回顾研究显示，在健康对照组中淀粉样蛋白吸收灵敏度高，在 AD、MCI 和其他痴呆症（额颈部痴呆 FTD），FTD 敏感性和特异性的识别中 AD 患者最高，有淀粉样蛋白阳性的 MCI 到 AD 的转化率比 MCI 淀粉样蛋白阴性到 AD 的转化率。AD 患者靶向 Tau 蛋白的研究处于发展过程中，炎症也被认为在 AD 的神经发病机制发挥作用。神经炎症过程 PET 成像，如小胶质细胞活化、星形胶质细胞反应性增生和增加磷脂酶活性 Tau 成像和神经炎症显像是目前临床实践的领域。乙酰胆碱酯酶特异性 PET 示踪剂的乙酰胆碱突触密度的测量措施已被用于一些研究（表 4-2）。

表 4-2 认知功能损害的大脑影像学病理特征及结构变化

痴呆	病理特征	结构像 CT/MRI	分子成像(非特异性)	分子成像(特异性)	研究
AD	原发性神经变性，细胞外淀粉样斑块（Aβ42），细胞内 Tau 蛋白聚集，常染色体显性遗传形式的早期发病	内侧颞叶的海马（CA2 和 CA3 海马区），后内侧顶叶的扣带回和后扣带回萎缩在核磁共振成像和 CT 中	SPECT：灌注↓ FDG PET：在内侧颞叶和海马葡萄糖摄取↓	C-PIB，Florbetapir 摄取的淀粉样蛋白斑块	Tau 的特异性配体使用 PET，MRI-BOLD，fMRI 发现默认网络的功能连接下降，MR 灌注、光谱、VBM、DTI 在内侧颞叶和楔前叶↓

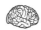

续表

痴呆	病理特征	结构像 CT/MRI	分子成像（非特异性）	分子成像（特异性）	研究
Lewy 体痴呆	胞内 Lewy 小体——α-突触核蛋白聚集突触前粒子终端	额顶叶萎缩，视觉皮层、岛叶、下丘脑、中脑、尾状核、壳核、海马前部（CA1 次区域）	壳核和尾状核皮质 SPECT -↓ 视觉皮层 FDG PET -↓	壳核和尾状胆碱 FP-CIT -吸收↓，内侧枕叶 PET/SPECT ↓，123MIBG -心脏吸收↓	核磁共振弥散加权、fMRI、ASL-MR 的应用，在视觉联合皮层和后壳部分表现出降低
额颞部痴呆	各种蛋白质，包括 Tau 蛋白，TDP43，FUS。临床上可以合并 PSP、MSA、运动神经元病	前额叶、颞叶和岛叶萎缩	FDG PET 显像前，额叶和颞叶摄取 ↓		在影响区域 fMRI、DTI↓，"显著网络" fMRI↓，但 DMN 功能连接↑
血管性痴呆	小型或大型疾病-血管风险因素如吸烟、糖尿病、高血压、CADASIL 的遗传形式	CT 皮质梗死，大出血，额皮质下及脑室周围 WMH，腔隙 MRI-CT 特征与上相同，并且包括血管周围间隙、脑微出血	FDG PET 和 rCBF SPECT 额和脑室周围区域 -↓		
Creutzfeldt–Jacob 病——散发形式和变异形式	朊蛋白，来源包括食物、组织和遗传变异	MRI T2W 及 DWI 在尾状核和皮质（"皮质环"）↑，在丘脑枕 MRI、T2WI 和 DWI↑			
自身免疫性脑炎相关痴呆	边缘系统脑炎——神经元特异性脑脊液内的自身抗体副肿瘤综合征	MRI 内侧颞叶在 T2 加权和 FLAIR 序列上信号的增强 PET 内侧颞叶脱氧葡萄糖的吸收率增加 全身 PET 检查识别原发性恶性肿瘤			

1. SPECT 示踪剂是 ^{99m}Tc 六甲基丙二基胺肟；2. FDG PET 示踪剂是 ^{18}F-FDG；3. 最近被 FDA 批准用于在特定的情况下，临床使用，主要是为了排除 AD。↑：增加；↓：下降；Aβ42：β-淀粉样蛋白 42 个氨基酸；CA1、CA2、CA3：海马的子域；ASL-MR：动脉自旋标记磁共振；BOLD：血氧依赖水平；CADASIL：先天性常染色体显性遗传性伴皮质下梗死和白质脑病；DTI：扩散张量成像；FDG：氟脱氧葡萄糖；FLAIR：液体衰减反转恢复成像；fMRI：功能磁共振成像；DMN：默认模式网络；FUS：肉瘤融合蛋白；MR：磁共振波谱；PET：正电子发射断层成像；PIB：匹兹堡化合物 B；PSP：进行性核上性麻痹；PVS：血管周围空间；SPECT：单光子发射计算机断层扫描；T2W：T2 加权；TDP43：交互的 DNA 结合蛋白；VBM：基于像素的形态分析；WMH：白质高信号。

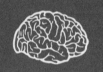

第五章

认知功能障碍的脑成像学表现

在认知功能障碍的诊断流程中，影像学检查作为辅助检查项目之一，能为我们确诊认知功能障碍的类型和程度提供有力的证据。我们根据认知功能障碍的不同类型及不同成像设备的特点，将认知功能障碍的脑成像表现分为以下几大类。

第一节　轻度认知功能障碍

轻度认知功能障碍（MCI）是指正常老化过程与早期老年性痴呆之间的一种过渡阶段，表现为轻度的记忆和智能损害。记忆损害程度与年龄不相符合，神经心理学检查结果也证实，其损害程度比生理性健忘症严重，但未达到痴呆程度，同时这类患者能完成基本的日常生活和活动。

一、结构性磁共振成像

结构性磁共振成像技术可以清晰地显示脑萎缩及脑室扩大等大体结构的变化。目前已有研究显示海马结构的实际大小与活体神经影像学相关，在活体通过神经影像学测定是否存在海马结构的萎缩，可反映出实际组织学损伤及神经元丢失情况。Erten-Lyons 等发现监测 MCI 患者颞角体积的改变有助于鉴别稳定型 MCI 和进展型 MCI，海马结构越小，AD 的转化率越高。Jack 等通过对 72 例 MCI 患者的长期随访，发现脑室扩大的体积和全脑萎缩的体积的年变化率（annual percent volume change）与 MCI 向 AD 转变密切相关，将该变化率与颞叶体积相结合更有助于对痴呆进展的预测。

二、功能性磁共振成像

有研究对 32 例有轻度认知功能障碍的非痴呆老年患者进行了与记忆相关的颞叶内侧区域的 fMRI 的前瞻性研究，结果显示，在临床痴呆量表（CRD-SB）评估中，对于临床损伤较重的患者，即使考虑到海马萎缩的因素，在记忆编码的同时其右侧海马旁回的激活程度也较高。颞叶内侧激活程度的增加可能是对 AD 病理蓄积的一种代偿性反应，可将其作为临床症状加重的一个标志。

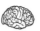

三、磁共振波谱

采用氢质子磁共振波谱（H-MRS）成像技术，可动态监测脑组织中对脑功能至关重要的存在于特定的神经元、细胞膜、胶质代谢和能量代谢中的多种脑代谢物，如 N-乙酰天冬氨酸（NAA）、谷氨酸（Glu）、三甲胺（TMA）、肌酐（Cr）、肌醇（MI）等。其中用于认知障碍患者诊断的主要指标是 NAA、MI 和 Clu。NAA 主要存在于神经元细胞及其轴突内，是神经/轴索密度和异型性的标志物。一般认为灰质 NAA 水平反映了神经元缺失和代谢状态的改变，白质内 NAA 浓度降低反映轴索损伤。MI 主要存于神经胶质细胞中，是神经胶质细胞的标志物。Clu 的主要成分为游离胆碱、甘油磷酸胆碱及磷酸胆碱，胆碱与细胞膜磷脂的分解和合成有关，同时参与细胞膜和髓鞘的构成，并且是神经递质乙酰胆碱的前体。大多数研究发现 MCI 患者的大脑半球脑组织存在广泛的 NAA 含量减少，MI 含量增加，与正常老年组相比，其差异具有统计学意义。

第二节　阿尔茨海默病

一、阿尔茨海默病头颅 CT 表现

阿尔茨海默病（AD）患者头颅 CT 可见脑萎缩，分为脑灰质及脑白质萎缩，脑灰质表现为脑回变窄，脑沟加深、增宽；脑白质表现为侧脑室扩大，脑室角变钝。AD 患者的脑萎缩区域改变主要表现在颞叶、脑白质及脑灰质。颞叶萎缩表现为颞叶脑沟增多、加深，颞中回变窄，鞍上池和环池增宽、侧脑室颞角扩大；脑白质萎缩显示三脑室和侧脑室体部增宽；脑灰质普遍萎缩，可见双侧大脑半球脑沟增多、加深和脑裂增宽。

二、头颅磁共振

MRI 诊断 AD 包括结构影像学检查和功能影像学检查。MRI 内颞叶结构测量可有效区分轻度 AD 与认知正常的老年人。在内颞叶结构测量指标中，以海马和内嗅皮质最为重要，有研究发现 AD 最早病变发生于内嗅皮质，之后才累及海马，海马萎缩被认为是 AD 患者的早期特异性标志。痴呆患者不伴有 MRI 上内侧颞叶的萎缩，应警惕路易体痴呆。采用 MRI 线性与体积测量对海马萎缩量化评估，均能为 AD 诊断提供客观依据，与临床认知功能评估有较好的一致性。AD 患者海马萎缩的方式有别于其他类型的痴呆，主要表现为整体弥漫性萎缩。近年来研究证实，磁共振体积测量比线性测量诊断 AD 更敏感，尤其对轻中度的 AD 患者，定期随访的体积测量可以认为是目前诊断 AD 最敏感的形态学方法。海马体积测定不仅对 AD 的早期诊断有价值，还是识别 MCI 的一种方法。有研究表明，对颞叶萎缩程度的磁共振成像进行线性测量有助于区别 MCI 和轻度 AD，是一种临床应用简单有效的测量方法。

AD 的大脑皮质改变，以 Aβ 沉积和神经原纤维缠结为病理特征，伴神经元和突触缺

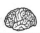

失所致的脑萎缩。采用结构磁共振成像（sMRI）能够获得脑三维结构，以手动勾画兴趣区（ROI）和基于体素的形态学分析（VBM）显示脑萎缩等结构改变。Whitwell 等对遗忘型轻度认知损害向 AD 转化的患者进行 AD 前 3 年、前 1 年和诊断当时共 3 次系列 MRI 检查，采用 VBM 法评价每一观察时间点患者的脑萎缩状态。结果显示：诊断前 3 年，灰质缺失部位主要位于颞叶内侧（包括杏仁核、海马前部和内嗅皮质），部分累及梭状回；诊断前 1 年，脑萎缩范围和程度加重，颞叶萎缩扩展至颞中回和颞叶较后区域，整个海马受累，并开始累及顶叶；诊断当时，脑萎缩范围更加广泛，以颞叶内侧和颞顶叶联合皮质萎缩程度更为严重，且累及额叶。提示 AD 的病理改变最早发生在颞叶前内侧和梭状回。皮质厚度测量对检测皮质改变具有较高的敏感性。研究显示，迟发性 AD 患者表现为海马、右侧颞叶和小脑萎缩，而早发性患者呈现海马、颞叶、楔前叶、扣带回和额下回萎缩。此外，AD 患者形态学结构网络的"小世界"属性出现明显异常，表现为全局网络效率下降和局部网络效率提高，为脑功能网络变化提供了结构改变的证据。Yao 等采用美国阿尔茨海默病神经影像学（ADNI）数据重复了该结果，同时发现了 MCI 脑网络的异常程度处于正常对照和 AD 之间。Lo 等利用弥散 MRI 数据研究了 AD 患者脑白质结构网络，发现 AD 的脑白质网络像灰质网络一样，表现出全局效率的下降，且主要位于额叶皮层区，并与言语及工作记忆能力相关。

三、扩散张量成像

扩散张量成像（DTI）主要用于分析水分子扩散的部分各向异性（FA），提供组织微观结构和神经纤维走行、受损程度等信息，多用于白质纤维完整性的研究。Takahashi 等的研究表明，与正常对照者相比，AD 患者颞叶白质、胼胝体后部、前后扣带回 FA 值均明显下降；其病理学基础主要是皮质神经元缺失引起的沃勒（Wallerian）变性，组织学异常表现为髓鞘脱失、轴索和树突减少。其后开展的随访研究表明，AD 患者双侧钩束 FA 值较正常对照者明显降低。还有研究发现，AD 患者平均扩散率（MD）升高、FA 值下降的区域主要集中在海马旁回白质、后扣带回等与记忆功能相关脑区。此外，额顶叶、上纵束、额上回弓状纤维、丘脑上脚和下脚、双侧大脑皮质下核团旁白质、内囊等部位也存在多个白质纤维束结构异常，提示其脑结构网络模式已发生异常改变。

神经病理学研究表明 AD 的退行性改变最初发生在中颞叶的内嗅皮层，随着病变的进展，扩展至海马阿蒙氏角与其他脑皮层区域，最终导致弥漫性脑萎缩，然而绝大多数 AD 患者脑白质 DTI 的异常都是继发于脑灰质的萎缩。研究发现早期 AD 白质的微观损害主要集中在与特定功能分布相对应的脑后部区域，如丘脑辐射及胼胝体压部，这些区域白质的变化可能是 AD 患者首先发生的神经病理学改变，而随之灰质发生退行性改变。Winkler 等采用 MRI 和 DTI 研究发现与 NRG1 基因型相关的额叶丘脑纤维连接上存在异常及相关性海马体积萎缩。或许影像遗传学结合 DTI 能更加早期发现 AD。

DTI 目前尚存在的一些不足之处：①DTI 序列对磁场的均匀性要求较高，任何导致磁场不均匀性的原因均可影响到 DTI 的定量分析，从而进一步影响到检测结果的准确性。②DTI 利用的是脉冲梯度，会造成涡流伪影与图像的畸变。③DTI 目前仍不能很好地解决

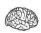

对于较小纤维束及交叉纤维束的显像，不能全面地反映出 AD 患者纤维束的改变。扩散光谱成像技术主要是采集每个体素的几个扩散方向的高分辨率图像，从而来试图克服交叉纤维的问题。Schmahmann 等使用扩散光谱成像（diffusion spectrum imaging，DSI）解决了单个体素内交叉纤维的问题，描绘出猴大脑半球皮质主要联合纤维束的轨迹，此结果与放射自显影组织学纤维束示踪法结果相符合。多中心研究表明扩散光谱成像能够辨别更加复杂的纤维结构，如存在轻微接触的纤维与交叉的纤维。DSI 具有实现复杂白质纤维束显像的能力，或许在不久的将来可以应用于临床。

四、静息态功能磁共振成像

Biswal 等在 1995 年首先发现静息状态下自发性血氧水平依赖（BOLD）低频振荡信号能够反映自发性神经活动的现象，且功能相似的脑区之间存在明显的空间相关性即功能连接。Supekar 等采用静息态 fMRI 对 AD 患者的脑功能网络进行构建，发现其局部效率较正常对照受试者显著降低。Buckner 等发现，脑功能网络节点主要在默认网络（DMN）与 AD 患者 Aβ 沉积脑区高度重叠，表明脑功能连接枢纽区域易受攻击。Sanz-Arigita 等的研究结果显示，AD 主要影响全脑长距离功能连接，即大脑前后功能连接下降，表现为全脑信息整合功能异常。此外，还有研究发现，轻度认知损害患者脑功能网络与 AD 患者同样表现为脑功能连接紊乱，如连接强度、效度下降和脑默认网络失整合。由于轻度认知损害转化为 AD 的比例较高，对早期诊断和治疗 AD 具有意义，因此发现一种可以监测轻度认知损害向 AD 转化或评价 AD 严重程度的影像学标志具有重要临床意义。Zhang 等采用基于兴趣区的功能连接方法研究轻、中、重度 AD 患者脑功能连接变化，发现随着疾病的进展，与后扣带回功能连接的区域不断扩大。脑功能连接异常有助于判断疾病严重程度，并可作为监测疾病进展的影像学标志。最近的一项研究对 AD 患者、轻度认知损害患者和正常对照者进行分类，发现该方法区别 AD 与非 AD 的灵敏度和特异度均可达 80%以上，区分轻度认知损害和正常对照更是高达 90%以上。有学者应用低频振荡振幅（ALFF）方法对静息态 fMRI 观察结果进行分析，轻度认知损害患者和 AD 患者后扣带回和双侧海马局部神经活动幅度和同步性均低于正常对照者，而这些区域与记忆功能有关，这有助于解释轻度认知损害患者和 AD 患者记忆力损害的神经机制，并由此推测后扣带回可能是 AD 患者的重要易损脑区。

五、PET（正电子发射断层成像）显像

PET 作为一种功能显像可以通过反映葡萄糖代谢的显像剂 ^{18}F-FDG 利用独特的符合成像技术显示出 AD 病灶的分布及葡萄糖代谢变化，直接反映 AD 病变的特定部位及此部位的代谢特征，能较好地达到对 AD 诊断与鉴别诊断的目的。PET 对 AD 的诊断包括定性和定量两方面。国外进行了大量利用 PET 对 AD 做出诊断的临床研究，报道较多的是 ^{18}F-FDG PET。一般认为正常老年人的葡萄糖代谢在双侧额叶、颞叶、顶叶 ^{18}F-FDG 呈对称正常分布，AD 患者呈葡萄糖代谢减低，在一定部位可出现示踪剂分布减少，AD 患者

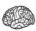

的后顶叶、颞叶、额叶可呈现示踪减低，而感觉运动皮质、视觉皮质和皮质下的灰质不受影响，额叶受累与否可作为鉴别早期 AD 的诊断标准，早期 AD 病灶局限在后顶叶、颞叶，一般不累及额叶，而中晚期 AD 常累及额叶。Okamura 等利用 ^{18}F-FDG PET 对弥漫性路易小体病（diffuse Lewy body disease，DLBD）的研究显示全脑代谢减低，以视觉皮质减低最为明显而 AD 患者的视觉皮质代谢正常，通过视觉皮质代谢变化可以鉴别 AD 和路易体痴呆。定量方法测定脑葡萄糖代谢率（cerebral metabolic rate of glucose，CMRglu）是研究 AD 的常用方法。Alavi 等认为结合体积和代谢采用全脑平均代谢除以全脑的体积修正 CMRglu 可以敏感地鉴别 AD。

第三节　血管性认知障碍

血管性认知功能障碍（vascular cognitive impairment，VCI）的发病率较高，仅次于 AD，在国内外已成为老年性痴呆排名第 2 位的病因。

一、血管性认知障碍的结构性影像学研究

临床上，结构性磁共振成像技术在认知功能障碍方面的应用主要体现于清晰地显示脑萎缩、脑室扩大、梗死部位和大小、白质高信号（white matter hyperintensities，WMH）等大体结构。有研究提示无症状性脑梗死患者认知功能障碍的发生与病灶部位具有相关性。大脑前部、皮质、左侧半球、大脑中动脉供血区及大脑后动脉供血区更易引起 VCI，研究提示病灶侧别和病灶体积是影响脑卒中患者认知功能的重要因素，病灶位于左侧半球、体积较大者更容易发生认知障碍。有研究报道 VD 患者的额叶、顶叶、颞叶和丘脑部位皮质灰质信号降低，其对应的认知功能也相应地下降。

二、血管性认知障碍的功能性影像学研究

功能神经影像学检查的意义在于它可以在患者出现组织结构和病理发生改变前检测出异常现象。腔隙性脑梗死引起的脑白质微变化可导致显著的认知功能障碍。Gasparovic 等研究显示在缺血性脑血管疾病患者中 Cr 和 NAA 水平与神经心理测量分数相关，其中 Cr 水平与执行功能、注意力及总分密切相关，而 NAA 仅与执行功能和总分相关。近期有研究提示相较于正常组 NAA/Cr（1.44），V-MCI 其相应的比值达 1.36，具有统计学意义，因此，^{1}H-MRS 对鉴别 A-MCI 与 V-MCI 有一定意义，A-MCI 的海马区 NAA/Cr 水平与近事记忆具有相关性，而 V-MCI 的额叶区在定向、语言等认知功能方面更具相关性，因此能较好地反映 A-MCI 与 V-MCI 在不同认知功能损害方面的不同程度。Kerrouche 等研究提示 PET 图像在鉴别 VD 和 AD 上有着极其重要的意义，可观察到两者不同的代谢模式，且代谢程度与 MMSE 呈线性相关，结合准确率可达 100%。Heiss 等研究发现 PET 在研究 VCI 患者脑组织的病理生理、生物化学、分子水平变化中起到独一无二的作用，对临床诊断方面更客观、更全面。磁共振灌注成像（PWI）是采用团注顺磁性对比剂在快速扫描技

术下显示脑微血管内的血流动力学变化，主要以脑组织微循环参数及时间-信号强度曲线（time-signal intensity curve，TIC）来评价脑组织的血流灌注情况。这是一种简便易行的脑血流灌注的监测手段，可以对 VCI 患者的脑血流进行动态观察，以敏感性较强的皮质、海马等区域的血流灌注降低作为指标，为预测 VD 及评估病情提供客观依据。动脉自旋标记（ASL）采用自体血液作为自由弥散的内源性标志物，被翻转恢复脉冲序列在成像平面近端标记动脉血液中的水质子，与组织中未被标记的水质子混合，引发局部组织纵向弛豫时间 T_1 的变化，从而将所得图像与未被标记的图像相减即可得到灌注图像，它的信号强度与成像区域的血流情况相关。Musiek 等对 17 例 AD 患者进行 ASL 和 PET 检查，发现 ASL 的低灌注与 PET 的低代谢模式基本一致，其工作特征曲线（receiver operating characteristic curves，ROC）下面积分别为 0.90 和 0.91。由此可见，ASL 相较于 PET 在经济上、检查时间上、操作上、随访工作上更具有优势。

综上所述，在早期诊断及鉴别 VCI 中影像学占有重要地位。结构影像学在一定程度上能反映大脑大体解剖结构上的变化与认知功能障碍存在相关性；功能影像学具有在活体检测脑功能的优势，其中 DTI 技术是唯一能在活体上有效显示及量化脑白质纤维的，而 ^{1}H-MRS 和 PET 更是能探究脑组织代谢的变化，甚至可在细胞分子水平上研究血管性认知功能变化的机制，PWI 和 ASL 则是以不同对比剂、标记物对脑组织不同部位在缺血缺氧的状态下进行脑灌注研究。这些研究都是朝着揭示 VCI 的病理生理学和临床早期诊断的方向发展。

第四节 其他类型的认知功能障碍

额颞叶痴呆（FTD）的 MRI 主要表现为额叶和前颞叶显著局限性萎缩，一般双侧对称，但皮克病（Pick disease）可以不对称，通常为左侧优势半球萎缩明显，患者的顶叶、颞上回后 2/3 及枕叶常不受累，表现为脑回变窄、两侧侧脑室前角和颞角扩大，其中呈气球样扩大是该病的影像学特征，锥体外系神经核（尤其是豆状核）、岛叶皮质和前胼胝体常受累，MRI T_2 加权像可显示受累脑皮质和白质区高信号，有助于诊断 FTD。

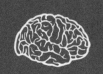

第六章

认知功能障碍的评估

认知（cognition）是认识和理解事物过程的总称，包括感觉、知觉、注意、记忆、理解、智能、概念形成、思维、推理及表象过程。认识过程从感觉开始，信息通过人体的感觉系统登记在感觉记忆中，这些感觉记忆包括视觉信息的映像记忆和听觉信息的同声记忆。感觉记忆能储存大量的信息，但只保存短暂的时期，经过对各种信息的接受、加工、分析、提取、利用等认知过程，完成人脑对客观事物现象和本质的反映过程。因此，认知包含了注意、记忆、思维、推理等过程。它反映了人类对现实认识的心理过程。认知功能属于大脑皮质的高级活动范畴。

认知功能障碍是脑损伤导致的大脑为解决问题而摄取、储存、整合和处理信息等基本功能出现异常的表现，病变部位不同，可有不同的表现。大脑两半球功能具有偏侧化，从总体上看，左半球主要负责语言能力如语言、阅读、书写，同时也涉及数学和分析能力；右半球主要负责非词语性的能力，以形象思维为主，与空间合成如空间认知和旋律等相关。额叶病变时可引起记忆、注意和智能方面的障碍；顶叶病变时可引起空间辨别障碍、失用症、躯体失认、忽略症和体像障碍；枕叶病变时常引起视觉失认和皮质盲；颞叶病变时可引起听觉理解障碍和短期记忆障碍；范围广泛的大脑皮质损伤可出现全面的智能减退并且容易成为痴呆。常见引起认知障碍的疾病主要包括脑血管意外、脑外伤、痴呆、脑性瘫痪、脑发育迟缓、药物、酒精中毒、老年性痴呆、原发性情感障碍、艾滋病等。根据认知功能障碍临床表现的不同，可以将其分为注意力障碍、记忆力障碍、推理能力降低、判断力差及交流障碍等不同的类型。

认知功能障碍评定是通过对患者的病史询问、动作或行为的观察及标准化认知功能评定量表的应用，做出相应的脑功能诊断的系统性方法。认知功能障碍评定有助于确定认知功能障碍的类型，确定认知功能障碍对功能性活动和康复治疗的影响，同时为治疗和认知功能训练计划提供依据，也有助于康复疗效的评定。认知功能障碍的评定和其他功能评定一样应定期进行，以了解其恢复及对运动功能的影响情况。

认知功能障碍的评估方式包括直接评估和间接评估。直接评估是给受试者一定的任务，观察其表现，根据受试者的表现进行评估；间接评估是通过询问受试者或其亲近的人来获取受试者的信息进行评测。尽管直接评估比间接评估更可靠，但间接评估受到躯体功能的影响较小。例如，有运动功能障碍的受试者其认知功能可能正常，但躯体因素可能会影响受试者的表现，如画钟测验。

常用的评估方式有以下四种。

（1）客观心理评估（objective psychological tests）：是4种评估方式中唯一直接的评估方式。评估要求受试者完成一定的任务或题目，如画钟，根据受试者的表现进行注意力、记忆、语言等方面的评估。评测结果并不是由专业人员分析而得，只需按事先设计好的客观的评定标准得到分数或结果。缺点是无法考虑到其他影响因素，其次必须使受试者完全准确地理解需要完成的任务。

（2）知情者报告法：是从比较了解受试者的配偶、子女、保姆、专业照料者等知情者处获得信息进行评估。这种评估方式特别适用于无法正确理解评估量表、无法有效交流或者不能长时间配合的受试者。更重要的是，照料者更了解受试者以前的状况及近期的变化，可以提供一些受试者无法或未能发现的一些变化及过程，如变化的快慢、变化是否连续等。其缺点是尽管有些方面可以客观地反映受试者的某些改变，但毕竟是间接获得的信息，难免受到主观因素的影响。

（3）结构式问卷、分结构式问卷（structured questionnaire）、半结构式问卷（semi-structured questionnaire）和非结构式问卷（unstructured questionnaire）。

1）结构式问卷：也称为封闭式问卷或闭口式问卷，这种问卷的答案是研究者在问卷上提供的，由受试者认真选择其中一个回答就可以。这种方法的目的在于确保对每一个被访者以同样的顺序精确地呈现同样的问题，确保答案总体上可靠，并确信不同样本群之间或不同测量周期之间具有可比性。

2）非结构式问卷：也称为开放式问卷或开口式问卷，测试者结合临床经验及受试者的状况有目的地进行综合询问，以获得支持初步诊断的证据。这种问卷不设置固定的答案，让受试者自由发挥，以互动的方式交流信息。非结构式问卷在内容方面比较有弹性，大部分问题在交流的过程中形成。

3）半结构式问卷：介于结构式问卷和开放式问卷之间，问题的答案既有固定的、标准的，也有让受试者自由发挥的，吸取了前面两种问卷的长处。这类问卷在实际调查中运用比较广泛。半结构式问卷和非结构式问卷只有受过培训的专业人员才能进行，且易受专业人员主观因素的影响。

（4）自我评价：受试者根据自身状况对自己的认知功能进行评定。这种方法受受试者的影响较大，所以不经常使用。

认知功能障碍的评定同其他功能评定一样，应定期进行，以了解其恢复及对日常生活功能的影响情况。在评估患者的认知功能时，需要考虑以下几个问题：患者的受教育程度及语言的流利程度；有无听觉和视觉的缺损，或表现为与痴呆相似的症状，如幻听、幻视或妄想；是否有抑郁表现及近期是否遭受精神刺激。

认知功能障碍的评估目前主要包括认知功能障碍的筛查、全面认知综合评定和单项评定三大部分。

第一节　认知功能障碍的筛查

目前，在临床上尚缺乏针对认知障碍的特异性实验室检查方法，其诊断必须借助各种认

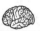

知功能评价量表。对受试者进行快速有效的神经心理学筛查已成为提高认知功能损害诊断效率和准确性的关键步骤之一。目前临床上常用的认知功能筛查量表主要包括以下几种。

一、简易精神状态检查量表

简易精神状态检查量表（mini-mental state examination，MMSE）由 Folstein 于 1975 年编制完成，是目前世界上最有影响、最普及的认知筛查量表，1991 年 Molloy 等发表了标准的简易精神状态量表版本（sMMSE），规范了指导语。该量表包括时间与地点定向、语言（复述、命名、理解指令）、计算、即刻与短时听觉词语记忆、结构模仿等 11 项题目，总分 30 分。主要对定向、记忆、语言、计算和注意等功能进行简单的评定，MMSE 检查没有时间限制，对受试者感到困难的项目，要避免给予过多的压力，对受试者的成功要进行表扬，建立友善的关系，使患者感到舒适。认知受损的国际分界值为 24 分；国内根据受教育程度区分的分界值如下所示：文盲组（未受学校教育）17 分，小学组（教育年限≤6 年）20 分，中学或以上组（教育年限>6 年）24 分，低于分界值即认定为认知功能受损（表 6-1）。

MMSE 重测信度 0.80～0.99，评定者间信度 0.95～1.00，用于痴呆诊断的敏感性和特异性分别为 80%～90%、70%～80%。MMSE 的优点在于具有良好的效度和信度、完成时间短、容易开展等，特别适用于老年人群，可作为大样本流行病学调查的筛查工具。它在评估中重度认知损害时假阴性率极低；另外，MMSE 的低分及其下降速度可以作为痴呆预后的预测指标，5 年随访研究表明正常衰老时 MMSE 减少约 0.25 分/年，病理衰老约 4 分/年。主要的缺点在于敏感度较差，难以识别轻度认知障碍患者，而且容易受受试者年龄、受教育程度、感官因素等的影响。受教育程度可在神经功能上有所反映，发育早期时如果缺少教育和所需刺激，可导致神经突触数量减少。而教育水平高者可能中枢神经系统能力较强，皮质突触更多，因而对认知功能减退有较大的抵抗力。所以，在行 MMSE 量表测定时也应结合受教育程度来进行综合考虑。此外，量表的语言功能主要测查左半球病变所致的认知功能缺陷，对右半球和额叶病变引起的认知功能障碍不够敏感，不能用于不同病因的鉴别诊断，作为认知减退的随访工具也不够敏感。简易精神状态评定可以对受试者的一般认知功能有大概的了解。单凭该检查不能诊断痴呆或其他认知障碍，一些痴呆症患者评分可能较高，而一些无痴呆的受试者可能评分偏低。有些具体项目分数的变化可能比总分的变化更有意义。

表 6-1　简易精神状态检查表（MMSE）

问题	答对	答错
1. 今年的年份	1	0
2. 现在是什么季节	1	0
3. 今天是几号	1	0
4. 今天是星期几	1	0
5. 现在是几月份	1	0

续表

问题	答对	答错
6. 这是什么省（或市）	1	0
7. 这是什么区（或县）	1	0
8. 这是什么街（或乡、镇）	1	0
9. 现在我们在几楼	1	0
10. 这里是什么地方	1	0
11. 复述：皮球	1	0
12. 复述：国旗	1	0
13. 复述：树木	1	0
14. 100−7（93）	1	0
15. 93−7（86）	1	0
16. 86−7（79）	1	0
17. 79−7（72）	1	0
18. 72−7（65）	1	0
19. 回忆刚才复述过的第一个内容（皮球）	1	0
20. 回忆刚才复述过的第二个内容（国旗）	1	0
21. 回忆刚才复述过的第三个内容（树木）	1	0
22. 辨认：手表	1	0
23. 辨认：铅笔	1	0
24. 复述：四十四只石狮子	1	0
25. 阅读并执行写在卡片上的"闭上眼睛"的命令	1	0
26. 用右手拿纸	1	0
27. 将纸对折	1	0
28. 将折好的纸放在大腿上	1	0
29. 说一句完整的句子（要有主语、谓语、宾语）	1	0
30. 按样作图（图样如下）	1	0

总分：

评分标准：文盲≤17分，小学≤20分，中学以上≤24分为有认知障碍

二、蒙特利尔认知评价量表

蒙特利尔认知评价量表（momreal cognitive assessment，MoCA）是由 Nasreddine 等于2004 年编制的用于快速筛查认知功能损害的一种评定工具。目前，MoCA 在临床试验中主要用于筛查和评价轻度认知功能障碍，是一个对认知功能异常进行快速筛查的评定工具，其最早翻译、验证并推广的中文版本是中国人民解放军总医院解恒革等翻译的版本。包括注意与集中、执行功能、记忆、语言、视结构功能、抽象思维、计算和定向力等 8 个认知领域的 11 个项目，总分 30 分。英文原版量表应用结果表明，痴呆的 MoCA 评分为 11.4～

21.0，MCI 为 19.0～25.2，二者之间有一定的重叠，若受教育年限≤12 年则加 1 分，≥26 分则认为认知功能正常。中文版以 26 分为分界值时的敏感性和特异性分别是 90.4%和 31.3%；目前该量表主要用于筛查有轻度认知功能缺损主诉的老年人（表 6-2）。

表 6-2　蒙特利尔认知评价量表

姓名：_____　性别：____ 出生日期：_____　教育水平：_____　检查日期：_____

视空间与执行功能		复制立方体	画钟表(11点过10分)(3分)			得分
戊 结束　甲　5　乙　2　1 开始　丁　4　3　丙　[ ]		[ ]	[ ] 轮廓	[ ] 数字	[ ] 指针	—/5

命名				
[ ]		[ ]		[ ] —/3

记忆	读出下列词语，而后由患者重复上述过程重复2次 5分钟回忆		面孔	天鹅绒	教堂	菊花	红色	不计分
		第一次						
		第二次						

注意	读出下列数字，请患者重复(每秒1个)	顺背 [ ]21854 倒背 [ ]742	—/2
	读出下列数字，每当数字1出现时，患者必须用手敲打一下桌面，错误数大于或等于2个不给分 [ ]52139411806215194511141905112		—/1
100连续减7	[ ]93　　[ ]86　　[ ]79　　[ ]72　　[ ]65 4～5个正确给3分，2～3个正确给2分，1个正确给1分，全都错误为0分		—/3

语言	重复:我只知道今天张亮是来帮过忙的人[ ] 狗在房间的时候，猫总是躲在沙发下面[ ]	—/2
	流畅性:在1分钟内尽可能多的说出动物的名字　　　[ ] —(N≥11名称)	—/1

抽象	词语相似性:如香蕉-桔子=水果 [ ]火车-自行车 [ ]手表-尺子	—/2

延迟回忆	回忆时不能提示	面孔 [ ]	天鹅绒 [ ]	教堂 [ ]	菊花 [ ]	红色 [ ]	仅根据非提示回忆计分	—/5
选项	分类提示							
	多选提示							

定向	[ ]日期　　[ ]月份　　[ ]年代　　[ ]星期几　[ ]地点　　[ ]城市	—/6
	总分	—/30

与 MMSE 相比，MoCA 更加强调了对执行功能和注意力方面的认知功能评估，这可能使其检出执行功能和注意力损害较突出的认知功能障碍相关疾病的敏感性更高。MoCA 的优点在于其涉及的认知域广、操作性强、对轻度认知障碍的特异性和敏感性均较高。对于 MMSE 评分正常的患者，应用 MoCA 进行评价后会发现半数存在轻度认知障碍。MoCA 测试结果在不同地区和不同人群中的分布确实存在差异，因此应根据实际情况及测评目的

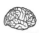

制订适合的分界值。MoCA 的另一个缺点是有许多项目不适合文盲和受教育程度低的老人，如模仿立方体和画钟对于没有书写经验的老人完成有困难，连线和相似性的指导语也不容易被低教育程度的老人理解。虽然信息加工和反应速度是 A-MCI 最敏感的指标之一，但是 MoCA 的所有项目是不计时的，总耗时数的延长往往被忽略。

三、神经行为认知状况测试

神经行为认知状况测试（neurobehavioural cogaitwe status examination，NCSE）是由 Kiernan 为首的北加利福尼亚神经行为联合小组（the northern California neurobehav ioral group inc.）在 1987 年编制而成，并且在 1988 年和 1995 年进行了 2 次修订。其设计初衷主要是用于脑卒中、脑外伤等器质性脑损伤患者的床边认知功能评定。NCSE 在国外已被广泛应用，用来评估五项主要能力的智能情况：语言、结构、记忆、计算和推理。注意力、意识水平及定向能力另行评估。阅读和书写不做评估。除记忆外，其余项目均有筛选及测试的示例。脑卒中患者一般均能在 15～30 分钟完成测试，省时省力，并且证实 NCSE 量表具有较好的敏感性（表 6-3）。

与 MMSE、NCSE 这些定量且简便的认知筛查量表比较，其假阴性率也低很多，三者分别为 53%、43% 和 7%。自问世以来，NCSE 量表在国外及中国香港地区已广泛被应用。中文版国内也有介绍与应用。其最大的优点在于能对受试者尚存的认知潜力与已受损的认知功能进行区别对待。中文版 NCSE 的优势在于不受性别的影响，但缺点是易受年龄和文化程度的影响。NCSE 可用于脑卒中后认知功能的评价，对普通脑外伤患者更有着其他评估量表所不具备的优势。

表 6-3　神经行为认知状况测试（NCSE）

神经行为认知状况测试（NCSE）			
一、意识程度	清醒（　　）	呆滞（　　）	不稳定（　　）
描述患者情况			
二、定向能力（分数为 2/1/0）			
（一）人物		回应	分数
	1. 姓名（0 分）		
	2. 年龄（2 分）		
（二）地点	1. 现时位置（2 分）		
	2. 城市名称（2 分）		
（三）时间	1. 日期：月（1 分）		
	日（1 分）		
	年（2 分）		
	2. 星期（1 分）		
	3. 一小时内的当时时间（1 分）		
总分：			

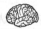

三、专注能力			
（一）数字复述			
1.甄别式	8-3-5-2-9-1	合格（　）	不合格（　）
2.等级式	数字分别复述（分数为 1 或 0；若在复述一组数字时出现两次错位，则停止此项测试）		
	3-7-2（　）	5-1-4-9（　）	8-3-5-2-9（　）
	2-8-5-1-6-4（　）	4-9-5（　）	9-2-7-4（　）
	6-1-7-3-8（　）	9-1-7-5-8-2（　）	总分：
（二）四词记忆测试	从第六节中选出四个不相关的词语：燕子、萝卜、钢琴、绿色（其他选择：桌子、狮子、苹果、手套），患者必须正确地把这四个词语复述两次（参见手册）		
	患者所需练习的次数：		
四、语言能力			
（一）看图描述	钓鱼图画（清楚正确地记录患者的回应）		

（二）理解能力（进行此项测试时，必须最少把三件其他物件同时放于患者的面前）加入（Ⅰ）/（Ⅱ）/（Ⅲ）能顺利完成，此项测试的反应会假设正常

1. 甄别式	三步指令：“把纸翻过来，把圆珠笔递给我，然后指着你自己的鼻子”	
合格（　）	不合格（　）	
2. 等级式：（分数为 1 或 0）如果不正确，请描述患者的表现		
	反应	分数
（Ⅰ）拾起圆珠笔		
（Ⅱ）指向地板		
（Ⅲ）把钥匙给我		
（Ⅳ）指向圆珠笔然后拾起钥匙		
（Ⅴ）把纸递给我然后指向硬币		
（Ⅵ）指向钥匙，把圆珠笔递给我，然后拾起硬币		
总分		
（三）复述能力		
1. 甄别式：第一个动作显示了作曲家的意图		
合格（　）	不合格（　）	
2. 等级式：（第一次答对得 2 分，第二次答对得 1 分，答错得 0 分）		
	回应	分数
（Ⅰ）在窗外面		
（Ⅱ）他游过那个湖		
（Ⅲ）那弯路是通往那个村庄的		
（Ⅳ）他让门半掩着		
（Ⅴ）那蝙蝠洞挤满了喜欢游历的人		
（Ⅵ）不是如果、和或但是		
（四）命名能力		
1. 甄别式	（Ⅰ）圆珠笔	（Ⅱ）笔帽、笔盖

续表

（Ⅲ）笔夹	（Ⅳ）笔尖、笔嘴	
合格（ ）	不合格（ ）	

2. 等级式（分数为 1 或 0）

	回应	分数
鞋		
巴士		
梯子		
风筝		
铁锥		
锚		
章鱼		
钢琴		

总分：

五、结构组织能力

（一）甄别式：视觉记忆测试（让患者观察测试用的图案板，限时 10 秒，然后要求病人凭记忆画出板上的图案，所画的图案必须与板上的完全相同才算合格，如患者不能画出同样的图案，测试者可以要求患者依板上的图案抄画出来）

合格（ ）	不合格（ ）

（二）等级式：组合图案（能够在 0～30 秒正确地完成得 2 分，31～60 秒完成得 1 分，超过 60 秒才完成或者仍然不正确得 0 分）

请把方块如下图所示放在患者的面前	把不正确的图案记录在下面的方格中	时间	分数
	1. 图案一		
	2. 图案二		
	3. 图案三		

总分：

六、记忆能力（如不需要提示记起记 3 分，如需要类别提示才记起的记 2 分，从目录中选出正确答案得 1 分，选择错误得 0 分），核对是否正确

词语	核对	类别提示	核对患者答案
燕子		雀鸟	
萝卜		蔬菜	
钢琴		乐器	
绿色		颜色	
目录（圈出来）			分数
麻雀	燕子	白鸽	
萝卜	红薯	洋葱	
小提琴	吉他	钢琴	
红色	绿色	黄色	

七、计算能力

（一）甄别式：5×13（患者必须在 20 秒内答对）

续表

答案	时间	合格	不合格
（二）等级式：（20 秒内答对得 1 分），可重复问题，但不能停止计时			

	答案	时间	分数
1. 5+3 等于多少			
2. 15+7 等于多少			
3. 31−8 等于多少			
4. 39/3 等于多少			

八、推理能力

（一）类似性（解释："帽子和外套相似的原因是他们都是衣服的种类。"假如患者不能作答，必须鼓励患者作答；如果患者所答的原因与标准答案不符合，则为 0 分）

1. 甄别式：一幅画、音乐（原因必须是抽象的；答案只可以提"艺术""艺术性"或"艺术的一种"）

合格（　　）	不合格（　　）

2. 等级式：（抽象的答案得 2 分；答案若是部分正确得 1 分；答错得 0 分）例子可参阅手册，核对答案是否正确

核对	抽象概念	其他答案	分数
玫瑰、剑兰	花		
出租车、火车	交通工具		
手表、尺子	度量工具		
罐头刀、锤子	工具		
总分			

（二）判断能力

1. 甄别测试：假如你流落在广州白云机场，但是口袋里只有一元钱，你该怎么做？

2. 等级测试：（答对得 2 分，部分答对得 1 分；答错得 0 分）

（1）本来今天早上 8：00 你有重要的事情，约好了要到市区一个朋友家里，但是一醒来还差一分钟就到 8：00 了，这种情况下你会怎么做？

分数

（2）假如你在湖边散步，看见一个 2 岁的小孩独自在码头的尽头玩耍，你会怎么做？

分数

（3）假如当你回家的时候，发现一条水管爆裂，厨房被水浸，你会怎么做？

分数

九、服用药物

列举所有目前服用的药物和份量

1.	2.	3.	4.
5.	6.	7.	8.

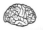

续表

十、概念意见
记下任何已知或观察得知的那些可以影响此项测试的缺陷，不论在肢体运动、感官或知觉各方面（例如，视觉或听觉受损、颤抖、活动组织能力失控、发音困难等）
记下"测试过程的特点"，如分心、不耐烦、疲乏和合作程度等，同时必须记下患者对自己表现的印象

四、画钟测验

画钟测验（clock drawing test，CDT）徒手画钟表是一项复杂的行为活动，除了空间构造技巧外，尚需很多知识功能参与，涉及记忆、注意、抽象思维、设计、布局安排、运用、数字、计算、时间和空间定向概念、运作的顺序等多种认知功能，是用于评价注意力集中和结构性失用的神经心理学检查。完成时间为 10~11 分钟，目前已广泛用于认知功能评价，可检测受试者的理解能力、计划性、视觉记忆、图形重建能力、视觉空间功能、动作执行功能、数字知识、抽象思维、注意力等。常用的评分体系包括 Shulman CDT、Rouleau CDT 和 CLOXI，不同评分体系可反映大脑不同部位的损伤。常用的实测和评分方法：要求受试者模仿一个画好的钟，反映视觉空间能力；要求受试者自己画钟表，反映评估执行能力。CDT 受文化背景、教育程度影响小，但是单独应用进行痴呆筛查效度较低，常与 MMSE 联合使用。

画钟测验与 MMSE 相关性为 0.82~0.85，能区分 83%的痴呆受试者，并能区分 92%左右伴有或不伴有结构损害的痴呆受试者。Brodaty 等研究表明，画钟测验从正常人中检测出 AD 的敏感性为 86%，特异性为 96%。

关于画钟测验，有多种计分方法，较常用的是四分法和十分法。四分法计分方法如下：①画出闭锁的圆（1 分）；②将数字置于表盘正确的位置（1 分）；③表盘包括 12 个正确的数字（1 分）；④指针置于正确的位置（1 分）。

五、智能筛查测验

智能筛查测验（cognitive abilities screening instrument，CASI）是一种简易认知功能检测工具，是美国南加利福尼亚大学李眉（EL Teng）等编制的一套筛查痴呆的认知检查量表。本量表共 20 多个题目，总分 100 分。能在 15~20 分钟对注意、心算、定向、记忆、言语流畅性、语言能力、构图能力、概念判断做出定量评价。由于根据不同文化地理背景而修订了某些题目，所以 CASI 已形成一个系列，并以不同版本代号加以区别。其中 CASI C-2.1 为中文版，是专门根据我国文化背景编制，且适用于受教育水平偏低或未受过正式教育的受试者。CASI 是由 MMSE 发展而来的，其项目难度与 MMSE 接近，优于 MMSE 的地方是 CASI 有 9 个因子分，根据不同因子的缺损可以有助于 AD 的严重度判断和不同类型痴呆的鉴别（表 6-4）。

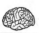

表 6-4 智能筛查测验（C-2.1 版）

序号	项目	CASI 评分				MMSE 评分
1	你今年几岁？	2	1	0		1分
2	一年有几个月？	2	0			
3	过年是几月几号？（12/30；1/1）	2	1	0		
4	一个小时有几分钟？或：一年有多少天？（365 天；360 天）	2	0			
5	太阳是从哪个方向下山的？（可提供：东、南、西、北）	2	0			
6	月饼是什么节吃的？（中秋节）	2	0			
7	下面我要讲 3 个名词，你注意听好，记住这些词语。在我讲完之后，你就照讲一遍（任选 1 组）	3	2	1	0	3分
	1. 帽子（ ）黄色（ ）小孩（ ）					
	2. 鞋子（ ）白色（ ）邻居（ ）					
	3. 袜子（ ）蓝色（ ）朋友（ ）					
8	今年是哪一年？或：今年是什么年？	4	2	1	0	1
9	现在是几月？（农） 月	2	1	0		1
10	现在是几号？（农） 日	3	2	1	0	1
11	今天是星期几？	1	0			
12	现在是上午、中午、下午还是晚上？	1	0			1
13	想想看哪些动物是 4 条腿？告诉我越多越好。（30 秒）	0~10				
14	刚才我请你记住的 3 个名词是什么？1）自动答出	1.5	1	0.5	0	3
	2）"是一样穿的或者戴的" "是一种颜色" "是一个人"	1.5	1	0.5	0	
	3）"帽子、鞋子、袜子" "白色、蓝色、黄色" "朋友、小孩、邻居"	1.5	1	0.5	0	
15	这里是商店店面、医院还是家里？	1	0			1
16	这里是什么区？（镇、乡、村）	2	0			2
17	这里属于哪一个市（县）？	2	0			2
18	现在我要讲几个数字，然后请你把他们倒念出来。例如，我说 1-2-，你说 2-1-。开始					
	A. 1-2-3（如不对则教 3-2-1）（正确=1，错误=0）	1	0			
	B. 6-8-2（如不对也不教）（正确=2，错误=0）	2	0			
	C. 3-5-2-9（如 a=b=0，则跳过此项）	2	0			
19	100 块钱用掉 3 块钱，还剩多少钱？（97）再用掉 3 块，还剩多少钱？（94）（再重复三次），（91，88，85）	5	4	3	2	5
		1	0			
20	橘子和香蕉相同的地方是他们都是水果。（停 2 秒）××和××有什么相同？××和××都是什么？	只记 1，2，4 三题	6	5	4	
	1. 鱼-虾；2.桌-椅；3.鞋-袜；4. 手-脚；5.哭-笑；6.吃饭-睡觉	3	2	1	0	
21	1）如果你邻居的房子失火了，你会怎么办？（每类一分）	2	1	0		

续表

	2）如果你把借来的伞弄丢了，你会怎么办？（每类一分）	2	1	0		
	3）如果你在路上看到别人遗失的身份证，你会怎么办？	2	1	0		
22	请你仔细听我要讲什么，等我讲完，你就一字不差地照讲一遍。（停2秒）					
	他想要回去（2.5秒）	2	1	0		1
	下面请你照讲：（5秒）					
	这个黄杯子（1，0）比红饭碗（1，0）还要重（1，0）	3	2	1	0	
23	我想请你做一件事（出示卡片）请闭上眼睛（会照着做=3；提醒了会做=2；会说不会做=1；读做都不会=0）	1	0			1
24	模仿绘图（动笔开始计时）（15秒）（30秒）（60秒）交叉五边形	10-0				1
25	我想看看你写的字，请你写"人、父、母、子、女"	1				1
26	执行口头指令：请你用左（右）手来拿这张纸，把它对折一次，然后交还给我	3	2	1	0	3
27	先前我要你记住的3个名词是什么？1）自动答出	1.5	1	0.5	0	
	2）"是一样穿的或者戴的""是一种颜色""是一个人"	1.5	1	0.5	0	
	3）"帽子、鞋子、邻居""袜子""白色、蓝色、黄色""朋友、小孩"	1.5	1	0.5	0	
28	命名：额头、下巴、肩膀、手掌或掌心、大拇指、汤匙（调羹）、硬币（铜板、钱币）、牙刷、钥匙、梳子	5	4	3	2	2 汤匙、硬币
		1	0			
29	请你记住这5样东西。（等5秒，盖住，再问）我刚才给你看的是哪5样东西？（每样0.6分）					
	匙、币、刷、钥、梳，（可以告诉答案，但是不要告诉还有回忆）					

结束时间：

测试耗时： 分钟

分数效度	1.有效；2.重听；3.视觉不良；4.动作不良；5.方言不同；6.神志不清 7.身心不适 8.其他原因

注：1. 你好吗？1）好；2）不好；3）不好不坏；4）不会回答

2. 如果回答不好，为什么不好呢？1）身体不适2）情绪不良3）其他原因

3. 下面我想问你一些问题，有的很容易，有的比较难，很多人都不会，不会也没有关系，你会的就告诉我，不会的就说"不知道"，好吗？

六、记忆受损筛查量表

记忆受损筛查量表（memory impairment screen，MIS）是一个让受试者识别卡片的简短记忆测验，卡片上包含4个不同种类的东西（如某种动物、某个城市、某个蔬菜和某种乐器），给受试者足够的时间识别和记忆，2～3分钟后进行延迟回忆测试。自由回忆每一项正确给2分，线索回忆每一项正确给1分。在社区研究中，分界值是4的情况下，MIS诊断AD的敏感度是80%～86%，特异度是96%～97%，阳性预测（PPV）值为69%～80%。

像 MIS 的这种简短回忆测试较少受到文化程度的影响，因为教育程度一般不影响短期记忆。在记忆手术筛查方面 MIS 可能优于 MMSE，因为它不包括读写检查，这正是 MMSE 的局限性之一，而且 MIS 只需要 4 分钟来完成，时间短于 MMSE。

七、全科医生认知功能评价量表

全科医生认知功能评估量表（general practitioner assessment of cognition，GPCOG）是一种新型痴呆筛查工具，由澳大利亚学者 Henry Brodaty 等于 2002 年编制。国外研究显示，GPCOG 筛查痴呆的效能与简易精神状态检查量表（MMSE）相似甚至灵敏度高于 MMSE，较 MMSE 更省时，不易受语言和文化程度的影响，是一种省时、简便、有效的筛查痴呆的工具。该量表包括受试者评估和知情者访问两个部分，整个量表检查时间约 5 分钟（表6-5）。该筛查量表目前除了英语版本，还被翻译成法语、德语、希腊语、意大利语、西班牙语、波兰语、罗马尼亚语、韩语等多种语言版本，并在多个国家使用，反应良好。

表 6-5 **GPCOG 普查测试**

第一部分：患者测试（除非注明：每一条问题只发问一次）		
随后回忆测试名字和地址	对	不对
1. "我将会给您一个姓名和地址，在我讲完之后，我要你重复它，记住这个姓名和地址，因为我要求您在几分钟内再告诉我：陈志强，越秀区北京路 68 号"。（允许最多 4 次尝试）		
时空导向		
2. 今天是什么日期？（必须准确）		
时钟绘画——用空白页		
3. 请标记所有数字表明时钟的小时。（需要正确间距）		
4. 请标记时分针来表示十一时十分		
资讯		
5. 你能否告诉我新闻最近发生的事吗？（最近=一星期之内，若给出一个一般的答案，如"战争""很多雨"，请要求细节，只有具体答案才能得分		
回忆		
6. 我要求你记住的姓名和地址是什么		
陈		
志强		
越秀区		
北京路		
68 号		

要得到一个总比分，把答对的项目的分数加起来。

总比分（以 9 为总分）

如病人得 9 分，则没有重大认知的损伤和不需要进一步的测试

如病人得 5～8 分，则需要进一步的资讯，继续进行第 2 步，给予资料者的访问部分

如病人的 0～4 分，则表示有重大认知的损伤，请进行标准的测验。

第二部分：给予资料者的访问				
给予资料者姓名：				
与患者关系：				
日期				
这六条问题应与患者正常时期做比较，如5～10年之前跟几年前比较				
1. 患者是否比起以往对回忆最近所发生的事物遭遇到困难？	是	否	不知道	不适用
2. 患者有否对几天前所讲的对话再回想起来感到困难？				
3. 患者有否说话时感到用字困难，或常有用错字的倾向				
4. 患者是否不能处理金钱和财务（如交账单，理财预算？）				
5. 患者是否不能在没有协助下服用自己的药物？				
6. 患者是否需要在协助下乘搭公共交通或私家车？				
如患者只有身体上的问题，如脚患，请答否				

要得到一个总比分，请把答否、不知道或不适用的项目加起来。

总比分（以6为总分）

如病人得0～3分，则表示有认知的损伤，请进行标准的测验。

八、AB 认知筛查量表

AB 认知筛查量表（AB cognitive screen，ABCS）包括定向、重复单词、延迟回忆、画钟、语言流畅等 5 个认知子测试，总分 135 分，完成时间为 3 分钟，能敏感地区分正常人群、轻度认知障碍与痴呆。研究表明，在使用标准 MMSE 测试轻度认知障碍与正常人时平均得分无显著差异，而使用 ABCS 时评分结果存在显著差异，且不受读写能力的限制，也较少受教育程度和年龄因素的影响。

九、计算机认知功能测试

计算机认知功能测试（computerized cognitive training，CCT）是全部由计算机进行管理、实施和评分的一类认知测试工具，患者通过触摸屏上多个子测试，进行语言、执行功能、记忆等多个认知领域的测评，CCT 的敏感性高于 MMSE。通过计算机管理，能自动与患者以前的测评数据对比，可减少测试者的人为误差，提高测评效率，但要求受试者具有一定的文化程度，且测试时间相对较长。

第二节 认知功能障碍成套测验

一整套标准化的测验由各种单项测验组成，是较全面的定量测定。成套测验分值低于正常范围提示该受试者存在认知障碍，单项特异性检查结果异常则仅仅说明某种认知功能存在缺陷，如面容失认或结构性失用等。H.R 神经心理学成套测验是常用的神经心理学成套测验；洛文思顿作业疗法认知成套测验（LOTCA）近年来被广泛用于神经康复的评估中。

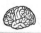

因此，成套测验可以全面评价主要的脑功能。

一、H.R 神经心理学成套测验

H.R 神经心理学成套测验是由霍尔斯特德（Halstead）首先编制出来的，后由他的学生里坦（Reitan）加以补充和完善而成，故称霍尔斯特德-里坦成套测验，也可称 H.R 神经心理学成套测验。该测验是临床神经心理学测验方法中最有名、最常用的一种。我国龚耀先教授主持修订，形成了中国的常规模式。H.R 神经心理学成套测验分为成人式（用于 15 岁以上）及儿童式（9～14 岁）。此外，Reitan 于 1954 年在成人和儿童版 H.R 成套测验的基础上，将部分分测验加以修改，制成一套可以用于 5～8 岁儿童的测验，称为幼儿版 H.R 成套神经心理测验（5～8 岁）。

成年式 H.R 神经心理测验由 10 个分测验组成，包括以下 6 项分测验和 4 个检查。

（1）侧性优势检查，即测定身体利侧的测验。通过测定利手、利足、利眼、利肩等，判别人的优势大脑半球。

（2）失语甄别测验，即大脑功能筛选测验。由言语理解和表达能力的测验构成，它包括临摹图案、读词或句、解释词义、重复主试语言等项目内容。

（3）握力测验。用握力计测量左右手运动力量，比较利手和非利手。

（4）范畴测验，即检查受试者抽象能力的测验。共有 208 张图片，分为 7 组，要求受试者把主要的有关刺激图片分类，并在特殊装置的键盘上按适当的键做出应答。

（5）手指敲击测验，即检查双手手指精细运动的测验。要求被测验者在一种机械装置上用双手示指先后敲击，检查和比较其速度。

（6）语声知觉测验。由一些无意义的字音组成，要求被测验者从近似的 4 个字音中选出与语声相同的字音。这项测验主要检查听觉辨别能力。

（7）连线测验，有 A、B 两种形式。A 形式要求把不同位置上的 1～25 的数码连接起来；B 形式要求把不同位置上的 1～13 的数码和 A～L 的字母按 1-A～2-B～3-C……的顺序交叉相连。均要记录时间，这是一种检查有关视觉、概念和视动追踪的测验。

（8）触觉操作测验。使用一种形板，由若干木块制成的几何图形和刻有相应形状的木板槽组成。测验是要求测试者蒙住眼睛，分别用左手、右手或双手同时将木块放入相应图形的木槽内，然后回忆所有木板槽的形状和位置。根据其完成作业的时间和回忆的成绩，评估触觉鉴别能力、运动觉、上肢协调能力和形状记忆及方位记忆等。这项测验是 H.R 神经心理学成套测验中的主要测验。

（9）音乐节律测验。用录音机放出 30 对相同的或不相同的音韵节律，要求被测验者对每对音韵节律做出是否相同的判断，以了解其对音乐节拍的辨别能力。

（10）感知觉障碍测验。这是常用的一些神经病学临床检查方法，检查受试者是否有手指认知不能、皮肤-书写认知及触觉、听觉和视觉的损失。①感觉检查：听觉、视觉和触觉是用左单侧、右单侧和左右两侧刺激来分别测验的，测定感觉综合能力。②知觉检查：辨别个别手指上的触觉刺激，测定触觉认知。③指尖认数测验：不用视觉帮助辨认指尖上书写的数字，测定触觉空间综合能力。

每一分测验均有常规模式用以区分什么样的分数属于"正常"范围和什么样的分数提示"有脑损伤"。H.R 神经心理学成套测验根据 5 个基本的测验，如范畴、触觉操作、敲击、节律等几个分数指标计算大脑的损害指数，其公式为脑损害指数=测验结果异常的项目数/7。然后按照脑损害指数来评估大脑损害的程度。一般可以划分为"无脑损害""边缘脑损害""轻度脑损害""中度脑损害"及"严重脑损害"。根据所有测验项目，再加上智力测验、记忆测验及人格测验的结果，综合分析，了解其相互之间的分数关系，可以做出偏侧和损伤性质的分析，损伤是弥漫性的还是局灶性的，是稳定的还是变化的，以此进行定位的诊断。

H.R 神经心理学成套测验，是鉴别脑-行为障碍患者的一种较可靠的心理测验工具，测验结果有助于诊断脑病变的情况，还能确定某些病例症状群的性质和定位，更重要的是能够分析脑与行为的关系。有资料介绍，在 171 例患者中测左右半球符合率为 89%，在神经病理损害方面符合率为 85%。其阳性率比脑血管造影或气脑造影高，也超过脑扫描的鉴别力，而且对患者没有造成疼痛或不适。

此外，该套测验还包括一些配合项目，如韦氏成人智力量表（WAIS）、韦氏临床记忆量表、明尼苏达多相人格问卷等。该套测验对鉴别大脑左右侧病灶和确定神经病理过程很有意义。但是这套测验还有一定的局限性，如测验时间太长、结果分析与处理复杂，特别是对有些患者，如上肢偏瘫的患者不太适用，因此临床广泛使用有较大困难。

二、洛文斯顿认知评价量表

洛文斯顿认知评价量表（Loewenstein occupational therapy cognitive assessment，LOTCA）由以色列希伯来大学和洛文斯顿康复医院的专家们联合研究提出，最初用于脑损伤患者的认知功能评价，之后逐渐扩展应用到具有认知障碍的脑病患者，已在西方国家及我国台湾省广泛应用。LOTCA 包括时间和地点定向、视知觉、空间知觉、动作运用、视运动组织、逻辑思维、注意力和专注力，评定项目多于 MMSE，且分项详细（表 6-6）。LOTCA 的优点在于不仅能深入反映认知功能，而且还能预测脑损伤的进程和转归；缺点在于评价耗时约为 MMSE 的 2 倍，容易使患者疲劳，而且对于失语症（特别是感觉性失语）、双上肢瘫痪、听力受损者、视力严重受损或盲人、注意力集中时间短于 5 分钟者评定较为困难。LOTCA 第 2 版在经过汉化修改后已应用于我国脑部疾病患者的认知障碍评价，效度、信度和敏感性均较高。由于 LOTCA 第 2 版条目更加细化，因此通过对其评定结果的分析可更加有针对性地指导认知训练和作业治疗。

表 6-6 Loewenstein 认知功能评定表

测试对象姓名		
评定者		
测试日期		
测试项	分数（在相应的数字上打圈）	备注
定向		

续表

	1	2	3	4	5	6	7	8	
1. 地点定向（OP）									
2. 时间定向（OT）									
视知觉									
3. 物体识别（OI）									
4. 形状识别能力									
5. 图形重叠识别（OF）									
6. 物体一致性识别（OC）									
空间知觉									
7. 身体方向（SPI）									
8. 与周围物体的空间关系（SP2）									
9. 图片中的空间关系（SP3）									
动作运用									
10. 动作模仿（P1）									
11. 物体使用（P2）									
12. 象征性动作（P3）									
视运动组织									
13. 复绘几何图形（GF）									
14. 复绘二维图形（TM）									
15. 插孔拼图（PC）									
16. 彩色方块（CB）									
17. 无色方块拼图（PB）									
18. 碎图复原（RP）									
19. 画钟（DC）									
思维操作									
20. 物品分类（CA）									
21. Riska 无组织的图形分类（RU）									
22. Riska 有组织的图形分类（RS）									
23. 图片排序 A（PS1）									
24. 图片排序 B（PS2）									
25. 几何图形排序推理（GS）									
26. 逻辑问题（LQ）									
注意力及专注力									
评估所需时间									
评估过程完成：	一次完成			两次完成			两次以上完成		

三、国内成套神经心理学测验

在国内，香港大学临床心理研究所和安徽医科大学认知神经实验室结合国内外已有的

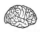

测试，联合编制了神经心理学成套测验（HKU-AHMU BATTERY）。该测验共由 12 个分测验组成，通过测试注意力、记忆力、执行功能、视空间能力等综合反映大脑功能。

1. 注意力测验

（1）数字广度测验（digital span，DS）：包括顺背和倒背数字两种，主要测试集中注意力、瞬时记忆力和抗信息干扰的能力。

（2）气球叉掉测验（balloons tests，BT）：包括相对简单的叉气球和较为复杂的叉圆圈测试。主要测试被试者的注意力。

（3）数字警觉测试（digit vigilance test，DVT）：将要划销的数字随机分散在每行数字中，要求受试者尽可能快地把目标数字划掉。本测验完成需要集中注意力、视觉扫描、迅速协调运动和抑制反应。

（4）数字符号测验（symbol digit modalities，SDMT）：向受试者呈现一组共 9 个不同的符号，各自对应不同的数字。随机排列符号，要求受试者将无意义的符号转化为数字，测试成绩受被试者视知觉、视觉扫描、眼球运动、记忆等能力的影响。

（5）数字颜色连线测验（color trail，CT）：包括两种类型。1 型：纸上印有 25 个不同颜色的圆圈（红色和黄色），每个圆圈中有一个数字，1～25。要求受试者按数字顺序将圆圈连接起来，直到终点（数字 25）。2 型：纸上印有 49 个不同颜色的圆圈（红色和黄色），每个红色的圆圈中有一个数字，1～25。每个黄色圆圈中有一个数字，2～25。受试者按照数字的顺序，将这些圆圈横穿起来，由红 1 连到黄 2，再连到红 3，再连到黄 4，以此类推，直到终点。以受试者完成的时间评分。一般认为，1 型反映右侧大脑半球功能，主要为较为原始的知觉运动效率；2 型反映左侧半球功能，即包含知觉运动效率外的注意转换效应。

（6）Stroop 测验：主要测试受试者的注意集中能力、选择性注意力、反映抑制能力及执行能力。

2. 记忆力测验

（1）中文听觉词汇学习测验（Chinese auditory learning test）：本测验以词作为识记材料，测试者以每秒 1 个的速度念 15 个常用词，要求受试者在听完后立即复述，记得越多越好，可以不必按照原来的顺序说出。念完一遍，受试者回忆一遍，连续进行 5 次。然后，再念出另外一组词语，念完后要求受试者复述，再对第二部分回忆后，要求受试者再对第一部分的词语进行回忆，用以测试学习第二部分面对第一部分产生的干扰。30 分钟后，再次要求受试者回忆第一部分的词汇，而主试者读出一些字词，有些是先前记过 5 遍的字词，有些是全新的字词，要求其对第一部分的词汇进行再认。该测试可以测试受试者的短时记忆、长时记忆和再认等多方面的记忆功能。

（2）Ruff 路线学习测验（Ruff-light learning test）：卡片上呈现许多线条相连的圆圈，有表示起点和终点的圆圈。从起点到终点，有许多路可以走，让受试者学习一条曲折的线路，测试者知道这条路怎么走，但受试者看不到。受试者试着一步一步走，正确告知"对"，继续向前，错误告知"不对"或者"回头"，受试者回到前一步，选择另外一条路线试走。受试者在测试中尽量记住刚刚学会的路线，直到连续正确走出两次（总练习次数＜10 次）。60 分钟后再次回忆练习过的路线，记录总步骤正确数、错误数、练习次数及立即回忆和延迟回忆的正确和错误步骤数，主要测试视空间的短时记忆和长时记忆。

3. 视觉空间觉功能

视觉空间觉功能主要包括 Hooper 视觉组织测验（Hooper visual organization test，HVOT）和线段方向判断测验（judgment of line orientation test，JLOT）。

4. 额叶流畅性测验

（1）词汇流畅性测验（verbal fluency test，VFT）：要求受试者在 1 分钟内尽快讲出"蔬菜和水果"的名字及"动物"的名字，录音并记录受试者说出的名称的正确数、重复数和错误数，主要测试额叶的执行功能、思维组织和构思的流畅性。

（2）图形流畅性测验（figure fluency test，FFT）：纸中有很多方格，每个方格有 5 个点，要求受试者将 2 个点或 2 个以上的点用直线相连，组成不同的图案（2 个点或者两个以上的点连起来都是一个图案），在 1 分钟内尽快做出最多的图案，并且不要重复。测试共分为 5 个部分，每一个部分方格中点的位置不同，记录独特图形数和重复数。

四、长谷川痴呆量表

长谷川痴呆量表（HDS）由 Hasegawa 于 1974 年编制，1991 年修订。时间和地点定向、命名、心算、即刻和短时听觉词语记忆与 MMSE 相似，无"复述、理解指令、结构模仿"，有"倒背数字、类聚流畅性、实物回忆"，满分 30 分。在类聚流畅性测验（即在规定时间内就某一类别列举尽可能多的例子），痴呆患者从语义类别中列举例子比从词形、语音类别中列举例子更困难。由于汉语的音、形、义分离，同音字较多，方言繁杂，文盲和教育程度低的老年人较难完成听觉词语记忆，HDS 修订版采用视觉实物记忆更易为国内受试者接受、更少受教育程度影响，缺点是不能做记忆策略和机制分析。

五、Mattis 痴呆评定量表

Mattis 痴呆评定量表（DRS）的 5 个因子分别如下所示。

（1）注意力：数字顺背与倒背、完成两个连续指令。

（2）启动与保持：命名超市品种、重复一系列音节的韵律、完成两手交替运动。

（3）概念形成：项目设计与 WAIS 的相似性分测验同理。

（4）结构：模仿平行线、四边形内的菱形。

（5）记忆：5 个单词组成句子的延迟回忆、图案回忆等。

总分 144 分，耗时 30~45 分钟，是较早的对额叶和额叶-皮质下功能失调敏感的评定工具，有常规模式资料。

痴呆评定可作为痴呆诊断的辅助工具，临床诊断还必须结合日常活动能力量表、非认知行为问卷、总体严重度量表、照料者负担量表及脑影像学、电生理学、生化学检查结果，最后确诊依赖于随访和病理检查。躯体状况不佳、情绪障碍、意识不清、受试者不配合等都可以影响认知检查结果。

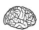

第三节　认知功能障碍的单项评估

一、记忆功能评定

记忆功能是人脑的基本认知功能之一，是过去经历过的事物在头脑中的反映。记忆的过程主要由对输入信息的编码、储存和提取三部分组成。根据提取内容的时间长短可分为瞬时记忆、短时记忆、长时记忆三种。瞬时记忆的信息保留时间以毫秒计，最长 1～2 秒，又称感觉记忆；短时记忆的信息保留时间在 1 分钟以内，又称工作记忆；长时记忆保留信息的时间在 1 分钟以上，包括数日、数年直至终生（表 6-7）。其中长时记忆又可分为近期记忆和远期记忆。近期记忆的信息保留时间在数小时、数日、数月以内；远期记忆的保留时间以年计，包括幼年时期发生的事件。记忆的基本环节包括识记、保持、再生和再认四个阶段。识记是识别和记住事物积累知识经验的过程；保持是巩固已经获得的知识经验的过程；再生是对经历过的事物和体验原貌再现的过程；再认是指在某种刺激下重新回想起已经经历过的事物或体验的过程。记忆方面的评定检查应在安静的环境内进行，避免外界干扰，以排除注意障碍对检查结果的影响。

表 6-7　记忆的分级模式、时程及特点

记忆类型	信息储存时间	脑内可能的神经机制
瞬时记忆	0.28～2 秒	感觉信息传入大脑，在皮层感觉区传过的时程
短时记忆	数分钟以内	特定的神经信息在有关神经通路中往返传递一短时间，其化学机制可能是关键大分子的可逆性构象变化，如磷酸化
长时记忆	数分钟至若干年	蛋白质合成增加、突触功能增强及突触结构修饰，神经信息影响 mRNA 或影响基因表达
永久记忆	终生	脑内新突触形成或突触结构不可逆的改变

（一）瞬时记忆的评定

1. 数字广度测验　数字广度测验包括数字顺背测验和数字倒背测验。一次重复的数字长度在 7 个以内为正常，低于 5 个则说明瞬时记忆有缺陷。

2. 词语复述测验　词语复述测验时先由检查者说出 4 个不相关的词，如排球、兰花、椅子、挖掘机，速度为 1 个词/秒，随后要求受检者立即复述。正常者能立即说出 3～4 个词。检查中重复 5 遍仍未答对者为异常，表明存在瞬时记忆障碍。

3. 视觉图形记忆　视觉图形记忆的方法是，出示 4 张图形卡片，受检者看 30 秒后将图卡收起或遮盖，立即要求受检者将图案默画出，图形不完整或者各组成部分之间位置关系错误的均属异常。

（二）短时记忆的评定

短时记忆（short-term memory）的评定内容同瞬时记忆检查，但是在呈现检查内容后

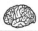

停顿 30 秒再要求患者回忆检查的内容。

（三）长时记忆的评定

长时记忆（long-term memory）的评定可分别从情节记忆、语义记忆和程序性记忆等不同侧面进行。

1. 情节记忆 情节记忆指与个人亲身经历有关的事件及重大公众事件的信息的记忆，涉及事件的时间、地点和内容。情节记忆障碍是长时记忆障碍最显而易见的表现，包括顺行性遗忘和逆行性遗忘两种类型。前者指患者不能回忆近期本人经历的事件，也不能学习新信息；后者指患者不能回忆受伤前或患病前本人经历的事情和公众事件。评定时从顺行记忆和逆行记忆两方面考察受试者的再现和再认能力，以发现遗忘的特点。

（1）顺行性记忆：对顺行性情节记忆的评定是对识记新信息能力的测验，也应分为言语测验和非言语测验。

言语测验包括回忆复杂的言语信息、词汇表学习和词汇再认等测验。①回忆复杂的言语信息的测验方法是给受试者读一段故事，故事中包括 15～30 个内容，读完后要求受试者复述故事的情节，测试者记录其回忆出的内容的情况。②词汇表学习的测验方法是准备两张分别列有 15 个词的表，检查者以 1 个词/秒的速度高声读出第一张表中的 15 个词，然后要求受检者复述这些词，复述可不按顺序。全过程重复 5 遍以后，检查者再念第二张表中的 15 个词，要求受检者在复述第二张表中的词汇一遍后立即再回忆第一张表中的词汇。③词汇再认的测验由 20～50 个测验词和 20～50 个干扰词组成。制作卡片，每张卡片上只有一个词。首先将测验词卡片一张一张地呈现给受试者，每一个测验呈现 3 秒，然后将干扰词和测验词混放在一起，让受试者挑出刚才出现过的词。

顺行性记忆障碍者在再现测验中可能仅能回忆起少量词或照片，而再认测验则可以完全正常。

（2）逆行性记忆：测验逆行性记忆检查包括个人经历记忆、社会事件记忆和著名人物记忆等，可采用问卷式提问。

1）个人经历（autobiographic events）记忆的测验可对受检者成长的不同时期直至受伤或发病前的个人经历过的事件进行提问。此测验需要受试者的亲属或知情者证实其准确性。

2）社会事件（social events）记忆测验应根据受试者的年龄和文化水平，就重大社会历史事件发生的时间、地点及事件的主要内容做出提问。

3）著名人物记忆测验可请受检者看著名人物的照片，要求其进行辨认，并指出照片上人物的姓名、身份及与之相关的历史年代。此测验也需考虑受试者的年龄和文化水平。

2. 语义记忆（semantic memory） 语义记忆是指有关常识、概念及语言信息的记忆，包括常识测验、词汇测验、分类测验、物品命名及指物测验等。语义记忆障碍常见于脑部弥漫性损伤，如各类痴呆及一些颞叶病变的患者。

（1）常识测验：对受检者提问常识性问题，如一年有几个月？什么温度能使水结冰？中国的首都是哪里等。

（2）词汇测验：请受试者对词汇做出词义解释。

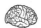

（3）分类测验：请受试者对所列物品进行分类，如将其按家具、植物、服装等类别归类。

（4）物品命名：请受试者对指定实物进行命名。

（四）修订韦氏记忆量表（WMS）

韦氏记忆量表（Wechsler Memory Scale，WMS）是 Wechsler 于 1945 年设计的最早一套测量记忆的标准化量表。中国修订版韦氏成人记忆量表（WMS-CR），是龚耀先等于 1980 年修订的 WMS 中文版。该量表根据记忆阶段说理论，仿照 WMS 而设计，主要包括经历、定向、心智、图片回忆、图片再认、图片再生、联想记忆、触觉记忆、理解记忆和背数（数字广度测试）十个项目，主要测试瞬时记忆、工作记忆、长时记忆等功能。

（五）临床记忆测验

临床记忆量表是由许淑莲等根据国外单项测验编制的成套记忆量表。用于成人（20～90 岁），有甲乙两套。由于临床所见记忆障碍以近事记忆障碍或学习新事物困难为多见，故该量表各个分测验都是检查持续数分钟的一次性记忆或学习能力，分测验 B 为语文测验，可以检查学习能力，并与思维有关；分测验 D 为非语文测验，因图形是无意义的，不通过词再认；分测验 C、分测验 E 是介于语文和非语文之间的测验，通过词来识记和回忆。本测试可以鉴别不同类型的记忆障碍，如词语记忆障碍或视觉记忆障碍，并对大脑功能障碍评定提供参考数据。

临床记忆量表的测验项目有以下几点。

（1）指向记忆：要求记忆需识记的语句，而其中混入了不需要识记的词。

（2）联想学习：要求记忆成对的词，其中有容易联想（有逻辑联系）的和困难联想（无逻辑联系）的。

（3）图像自由回忆。

（4）无意义图形再认。

（5）人像特点（姓名、职业、爱好）回忆。

其中（4）是非文字测验，（3）（5）是介于文字和非文字之间的测验，所以该量表也运用于未接受过教育的受试者。根据量表结果可求得记忆商，并用此来衡量受试者的记忆等级水平。用于鉴别不同类型的记忆障碍，如词语记忆或视觉记忆障碍，并对大脑功能障碍的定位提供参考资料。

（六）Rivermead 行为记忆量表

Rivermead 行为记忆量表（Rivermead behavioral memory test，RBMT）与以往临床上常用的记忆量表相比有其独到之处，它设立了一些与日常生活关系密切的项目。本量表包括 12 个分项目：记住姓名、记住被藏物、记约定、图片再认、路径即时回忆、路径延迟回忆、信封、定向、日期、照片再认、故事即时回忆、故事延迟回忆，主要为了测试并发现日常记忆功能障碍。

二、注意力障碍的评定

注意是心理活动对一定事物的指向和集中。由于这种指向和集中，人们才能够清晰地认识周围现实中某一特定对象的产生，而避开不相干的事物。指向是指对认识所进行的随意或者不随意的选择，这种选择不仅仅只是对某种刺激活动的有意识的反映，而且也表现在对这些刺激活动的较长久的保持。集中是主体在客体上集中的心理活动，它不单是避开一切局外的和与该活动无关的内容，而且还表现在对附加的干扰活动进行抑制。注意本身不是一个独立的心理过程，它是伴随着感知、记忆、思维、想象等心理活动的一种心理状态。注意按照有无预定目的可以分为有意注意和无意注意，按照器官可以分为视觉注意和听觉注意。注意力评定的方法：视跟踪、形态辨认、删字母等视觉注意测试，以及听认字母、重复数字、辨认词、辨认声等听觉注意力测试。韦氏记忆测试中的数字长度分测试和韦氏智力测试中的算术测试、数字广度测试、数字符号测试都可用于注意力的评定。

1. 视跟踪和辨认测试　视跟踪和辨认测试测定方法包括以下几种。

（1）视跟踪：要求受试者目光跟随光源做上、下、左、右移动。每个方向记 1 分，正常为 4 分。

（2）形态辨认：要求受试者临摹画出垂线、圆形、正方形和"A"字形各一图。每项记 1 分，正常为 4 分。

（3）划消字母测试：要求在短时间内受试者高度集中注意力，准确而迅速地在许多类似的对象中辨认出特定对象，并且迅速而准确地把它划消。为了防止职业、文化程度对测验效果的影响，划消试验所用的材料多是简单的符号、英文字母、几何图形、数字等。

2. 数或词的辨别注意测试　数或词的辨别注意测试的方法有以下几种。

（1）听认字母测试：在 60 秒内以 1 字/秒的速度将无排列规则的字母念给受试者听，其中有 10 个为指定的同一字母，要求听到此字母时有表示，10 个全部发现为正常。

（2）背诵数字：以每秒 1 个字的速度念一系列数字给受试者听，要求立即背诵。从两位数开始至不能背诵为止。背诵少于 5 位数为不正常。

（3）辨认词：向受试者播放一段短文录音，其中有 10 个为指定的同一词，要求听到此词时有表示，10 个全部听出为正常。

3. 听跟踪　受试者闭目，在其前、后、左、右和头的上方摇铃，要求指出摇铃的位置。每个位置记 1 分，少于 5 分为不正常。

4. 辨认声　向受试者播放一段有电话铃声、钟表声、嘀嗒声、号角声的录音，要求听到其中某种指定声时有表示，指定声出现 5 次，听出指定声音少于 5 次为不正常。

5. 注意力表现测验（test of attentional performance，TAP）　TAP 测验是由 PSYTEST 公司生产的 Test of Attentional Performance（TAP）2.3 注意力测试系统完成，主要包括警觉度、转移性注意力、分散性注意力和有无反应等测试项目，主要测试注意广度、持续时间等功能。

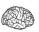

三、执行功能的评定

Lezak 于 1983 年指出执行功能 executive function（EF）是人们成功从事独立的、有目的的、自我负责的行为的能力。它包括目标形成、策划过程（具有抽象思维性质）、完成目标导向的计划和有效操作。1994 年 Sultzer 将执行功能分为动机、程序、反应控制和演绎推理四种成分。动机为行为始动力，程序包括模式识别、次序识别和交替选择。反应控制包括注意分割、抑制错误反应、认知速度、灵活性和计划性，而演绎推理主要包括相似性和谚语理解等抽象思维、认知表达控制、反馈运用和预期能力。

Banich 在 1997 年将执行功能障碍分为 5 类，主要包括：①心理惰性，如自发语言、自发行为减少、将意向付之行动有困难，出现环境依赖综合征；②抽象思维能力减退，如能按照颜色知觉将卡片分类，但是不能按照特征归类；③认知评估障碍；④处理新信息、应付新情境能力减退；⑤有控制目标导向的行为如次序排列、定时转移、策略修改和自我控制等障碍。

常用的执行功能测验包括范畴测验（category test）、认知估计测验（cognitive estimation test）、图案流畅性测验（design fluency test）（画出尽可能多的不同形状）、Ruff 图形流畅性测验（Ruff figural fluency test，RFFT）、Wisconsin 卡片分类测验（Wisconsin card sorting test，WCST）、迷宫测验、瑞文推理测验（Raven progressive matrices，RPM）、Stroop 色词测验（SCWT）、连线测验（TMT）、韦氏智力测验的部分分测验（如相似性测验、图片排列测验）。

1. 范畴测验 将 155 张图片分为 7 个子测验组，前 6 组各按一定的规则分类，第 7 组为前 6 组的混合，供检查回想之用。测验时将四个按键放在患者面前，让患者在图形出现时按指定的原则按相应的键。例如，在第一组图片中出现中文数字"三"时，应按第三个键；在第二组中出现两个小人图形时应按第二个键；在第三组中依次排列着三角形、圆形、圆形、圆形四个图形时，应按第一个键（因三角与其他不同）等，按正确时立刻给予悦耳的铃声反馈；按错误时则给予不悦耳的声音反馈。记下按错的数目作为评分标准。主要测试注意、集中、概念形成、抽象推理，精炼能力，产生和检验假设的能力；专注于积极利用反馈的能力；从熟悉的事物推广到新的但又类似的状况中去的能力。

2. Wisconsin 卡片分类测验（Wisconsin card sorting test，WCST） WCST 是一个有效的测量执行功能的工具，其对额叶损伤的差异灵敏度仍有待确认。该测验最早被用于研究抽象思维及思维转换模式的研究。测试者向受试者提供 64 张印有不同颜色（红、绿、黄、蓝）和不同图形（三角形、星形、十字架、圆圈）的卡片。图形的数量有可能是 1~4 个，不存在完全相同的两张图片。要求受试者根据一个未知的规则将 64 张卡片分为 4 类。当受试者对卡片进行分类时，受试者做出"正确"或"错误"的反馈。当受试者能够连续 10 次正确地将卡片进行分类后，测试改变规则并且不提醒受试者，测验持续直到受试者再次连续 10 次正确地将卡片进行分类。测试进行 6 轮后结束。

3. Porteus 迷宫测验 迷宫测验具有跨文化的一致性，主要测量受试者的计划和预知能力。受试者用笔追踪描摹连续的线段（难度逐渐增加），在此过程中，要求尽量避免笔

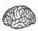

尖离开纸面或走入死角，该测试可以灵敏地检查额叶损伤。

4. 瑞文推理测验（Raven standard progressive matrices） 瑞文推理测验是英国心理学家瑞文 1938 年设计的非文字智力测验。该测验的编制在理论上依据斯皮尔曼（C. Spearman）的智力二因素理论，该理论认为智力主要由两个因素构成，其一是一般因素，又称为"g"因素，它可以渗入所有的智力活动中，每个人都具有这种能力，只是水平上有差异。另一个因素是特殊因素，又称为"s"因素，这类因素种类多，与特定任务高度相关。瑞文测验是测量"g"因素的有效工具，尤其与个人的问题解决、清晰知觉和思维、发现和利用自己所需信息及有效的适应社会生活的能力相关。

瑞文测验一共由 60 张图组成，按照逐渐增加难度的顺序分为 A、B、C、D、E 五组，每组都有一个主题，题目的类型略有不同。从直观上看，A 组主要测试知觉辨别能力、图形比较、图形想象力；B 组主要测类同比较、图形结合等；C 组主要测试比较推理和图形组合；D 组主要测试系列关系、图形套合、比拟等；E 组主要测试互换、交错等抽象推理能力。

瑞文测验一共包含两种题型，一种是题干为右下角被挖掉一块的大图形，选项为包括被挖掉的那一块在内的 6 个小图形；另一种是题干为缺少一个图形的图形矩阵，选项为包括所缺少的那个图形在内的 6~8 个小图形，测验时，受试者根据大图形或图形矩阵的规律，从所提供的选项中选择出一个适当的图形填入大图形或者图形矩阵的空缺中。

该测验无严格的时间限制，一般可用 40 分钟左右完成。解释是先计算出原始分，每题答对得 1 分，再将原始分数转换成受试者所在年龄组别的百分等级。

5. Stroop 色词测验 Stroop 色词测验也是研究执行功能测验的典型范例之一，该测验主要反映个体的执行控制功能，尤其是抑制功能。1935 年 Stroop 首先使用，版本较多，经典的 Stroop 色词测验由 3 张卡片（每张 50 字）、4 种颜色组成。卡片 A 读颜色字，卡片 B 读单纯的颜色，卡片 C 要求读字的颜色而不是字本身。记录正确数、耗时数、立即改正数和延迟改正数。例如，给受试者呈现不同颜色写的色词，要求受试者回答字的颜色（对着红色写的"绿"回答"红"）。前额叶损伤的患者对用红色写的"绿"回答"红"的反应时间明显长于对用红色写的"红"的反应时间，且错误率明显增加。

6. 连线测验（trail making test，TMT） TMT 是 1944 年美国陆军开发的主要反映注意、次序排列、心理灵活性、视觉搜索和运动功能、定势转移，同时反映手眼协调能力、空间知觉和注意能力的一项测验。该测验分为 A、B 两部分，在 A 部分，将 1~25 的数字按照顺序连接起来；在 B 部分，按照顺序连接，数字和字母交替进行，正式开始之前均有练习。

四、知觉障碍的功能评估

知觉是客观事物作用于感觉器官，在头脑中产生的对事物整体的反应。知觉作为一种活动过程包括觉察、分辨和确认。觉察：发现事物的存在，但是不知道是什么；分辨：把一个事物或者事物的属性与另一个事物或者事物的属性区别开来；确认：人们利用已有的知识经验和当前获得的信息，确定知觉的对象，并将其纳入一定的范畴。知觉的信息加工分为自下而上和自上而下两种加工模式。自下而上的加工，又称数据驱动加工，知觉依赖于直接作用于感官的刺激物的特性，从组成事物的最简单、最基本的成分开始组织、加工。自上而下的加工：又称概念驱动加工，知觉依赖于感知的主体，是较高级的、整体的加工影响低级水平特征的加工，强调知觉者对事物的态度、需要、兴趣、遗忘知识经验和对活动的预先准备状态，期待对加工过程的影响。

知觉具有选择性、整体性、恒常性、知觉学习和知觉适应集中特性。知觉选择性是指人感知客观世界时，总是有选择地把少数事物当成感知的对象，而把其他事物当成感知的背景，以便更清晰地感知一定的事物与对象。知觉整体性是指知觉系统具有把个别属性、个别部分综合成为整体的功能。知觉的这种整合作用离不开组成整体的各个成分的特点，同时对事物个别成分的知觉又依赖于事物的整体特征。人的知觉与记忆、思维等高级认识过程有密切联系。人在知觉过程中，不是被动的，而是以过去的知识经验为依据，力求对知觉对象做出某种解释，使其具有一定意义。知觉的客观条件在一定范围内改变时，我们的知觉映像在相当程度上却保持着它的稳定性，或者说我们把物理刺激变化而知觉保持稳定的现象称为知觉恒常性。知觉的恒常性包括形状恒常性、大小恒常性、明度恒常性和颜色恒常性。知觉学习是指由训练引起的知觉成绩的改变或者知觉阈值的变化。当视觉输入发生变化时，我们的视觉系统能够适应这种变化，使之恢复到变化前的状态，叫知觉适应。

知觉障碍不是感觉障碍，是大脑由于病损对视觉、听觉、触觉等感觉途径获得的信息缺乏正确的分析和识别能力，因而造成对感知对象的认识障碍。知觉障碍最常见的表现是失认症和失用症。

（一）失认症的评定

失认症是指对视觉、听觉、触觉等感觉途径获得的信息缺乏正确的分析和识别能力，因而造成对感知对象的认识障碍。例如，听失认者听到耳后的钟表声时，可以判断出有声音的存在，有别于聋，但不能分辨出到底是钟表声、门铃声还是电话铃声。

失认症包括视觉失认症、触觉失认症、听觉失认症和体觉失认症、Gerstmann 综合征等，常同时伴有忽略症和体像障碍，其病变部位在顶叶、颞叶、枕叶的交界区：当中央后回将初级感觉信息传递到上述区域时，无联系的成分将构成有意义的整体，一旦该区发生病变，引起的障碍就不是简单的感觉障碍，而是感知觉间联系和整合功能受到破坏、出现特异性的高层次的认知功能障碍。

1. 视觉失认 视觉失认是指患者在"能看见"的情况下，对所见到的颜色、物体、图形等不能分辨其名称和作用，包括物体失认、面容失认和颜色失认等。

（1）物体失认：是失认症中最常见的类型。虽然患者视力和视神经功能正常，视觉刺激可以正常通过眼睛和视束，但是大脑皮质不能正确地解释，患者虽然能看见呈现在面前的物品，但是不认识是什么。评定方法：将多种东西混放在一起，其中有同样的物品，让病人将同样的物品挑选出来。能够正确完成者为正常，不能完全挑出来的为异常。也可将梳子、牙刷、钢笔、硬币、手表等日常生活用品摆放在一起，测试者说出物品名称，或模仿使用动作，让受试者选出相应的物品。能在适当的时间内正确完成的为正常，反之为异常。物品的分类检查是将多种物品混放在一起，让患者根据物品的形态、材料、颜色、用

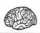

途等进行分类。评估者可以任意提出以上分类的要求。能在适当的时间内正确完成为正常，反之为异常。

（2）面容失认：是指患者不能识别熟悉的面孔，如亲属、朋友，甚至不能从镜子中认出自己，但是患者可以从说话的声音、步态、服装或者发型认出对方。评定方法：在受试者面前放几张众人皆知的名人照片，如国家主席、政府总理、明星等，看受试者能否认出。或让受试者照镜子，看能否认出是其本人。不能正确回答为阳性。

（3）颜色失认：是由于脑损伤导致患者对以往所能辨识的颜色失去了认知的能力，患者能分辨两种颜色是否相同，但是不能根据要求命名或选择颜色。评定方法：①颜色辨认，将两种不同的颜色放在一起，要求受试者回答是否相同；②颜色匹配，测试者命名一种颜色，要求受试者从色卡或物品中挑出指定的颜色；③颜色命名，测试者出示一种颜色，要求受试者说出颜色的名称、颜色知识及应用，并要求受试者回答物体的颜色。

（4）形状失认：取图形为三角形、菱形的塑料块各两块，杂乱地混放于受试者面前，让其分辨，辨认不正确者为阳性。

2. 听觉失认症　听觉失认症指患者在听觉功能检查正常情况下对以前熟悉的声音不能辨别，如动物的叫声、不同的交通工具所发出的声音和音乐戏曲等。

（1）环境音失认：请受试者听日常熟悉的声音（如雷声、雨声等），并让其答是什么声音，回答不正确者为阳性。

（2）失音乐：要求受试者听熟悉的音乐或歌曲，然后指出歌曲名称，或者要求受试者随着音乐的节奏打拍子，不能完成者为阳性。

3. 触觉失认　触觉失认是指不能通过触摸识别物体，尽管患者触觉、温度觉、本体感觉等基本感觉正常，但是在闭目后不能辨识物品的大小、形状、性质，从而对早已熟悉的物品的名称、功能及用途不能确认。

评定方法：①在桌子上摆放各种物品，如球、铅笔、硬币、戒指、钮扣、积木块、剪刀，先让受试者闭眼用手认真触摸其中一件，辨认是何物，然后放回桌面。再睁开眼，从物品中挑出刚才触摸过的物品。能在适当的时间内将所有物品辨认清楚者为正常。②用塑料制成 10 个几何图形，如椭圆形、三角形、五星形、正方形、六角形、八角形、十字形、菱形、梯形、圆形。受试者先闭眼触摸其中一块，然后再睁开眼，试从绘画中寻找出与刚才触摸过的物品相同的图形。在适当时间内能正确辨认图形者为正常。③闭眼触摸辨认粗砂纸、细砂纸、布料、绸缎。能在适当的时间内正确辨认者为正常。

4. Gerstmann 综合征　Gerstmann 综合征是指因优势半球角回病灶所导致的双侧空间失认、手指失认、失写和失算四种症状。

（1）双侧空间失认：测试者叫出左侧或右侧身体某一部分的名称，嘱受试者按要求举起相应的部分。或由测试者指点受试者的某一侧手，让受试者回答这是他的左手还是右手。回答不正确者即为阳性。或由测试者让受试者做动作，如伸出你的右手、摸你左边的耳朵，或者回答"这支铅笔在你的左侧还是右侧？（此时测试者用左手拿着铅笔放在患者右肩前30cm 处）"，或者是测试者用手触摸受试者身体部位，如左侧面部、右手拇指等，让其回答被触摸的部位是左侧还是右侧。如果受试者能正确完成上述指令或正确做出回答，即为正常，否则为异常。

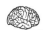

（2）手指失认：试验前让受试者弄清各手指的名称，然后测试者分别呼出右侧或左侧的示指、小指等手指的名字，让受试者举起他相应的手指，或让他指出测试者举起的相应的手指。回答不正确者为失认阳性。手指失认症患者往往在识别中间三个手指时出现错误，而对拇指和小指一般能正确辨认。

（3）失写：让受试者写下检查者口述的短句，不能写者为失写阳性，能写者为失写阴性。

（4）失算：患者无论是心算还是笔算均会出现障碍。重症患者完成一位数字的加、减、乘法运算均有困难，轻症患者两位数字的加、减法也不能完成。失算症患者完成笔算往往比心算更觉得困难，这是因为患者在掌握数字的空间位置关系上发生了障碍。简单的心算可从 65 开始，每次加 7，直加到 100 为止。不能算者为失算阳性。

5. 半侧空间失认症 半侧空间失认症又称为单侧忽略，患者对脑损害部位对侧一半的身体及空间内的物体不能辨认。评定方法包括 Albert 试验、Schenkenberg 等分线段试验、删字试验、绘图试验等。

（二）失用症的评定

失用症（apraxia）是指由于大脑皮质的损害而造成的有目的的行为障碍。在无运动瘫痪、感觉丧失及共济失调的情况下，患者不能正确地计划和执行以前所能完成的有目的的行为和动作，又称运动不能。失用症分为观念性失用症、运动性失用症、结构性失用症、穿衣失用症、步行失用症、言语失用症和失写症等。

1. 运动性失用症（motor apraxia） 运动性失用是最简单的失用症，常见于上肢或舌。发生于上肢时可累及几种动作，如不能洗脸、刷牙、梳头、划火柴、倒茶、用钥匙开门及与人打招呼等。有时并非完全不能，而是动作笨拙。舌肌失用时，患者只能张口而不能伸舌。其病灶部位常在非优势侧顶枕叶交界处。评估方法：评估时可让患者做扣钥匙扣、系鞋带、穿针引线等精细工作，不能完成者为阳性，能完成者为阴性。

2. 结构性失用症（constructional apraxia） 结构性失用症是空间失认（spatial agnosia）的一种失用症，表现为对三维空间结构的感知觉和运动程序之间的障碍，虽然病人有形状知觉，也有辨别觉和定位觉，但患者不能模仿拼出立体结构，即患者的视觉和动觉过程之间发生分离。

（1）画空心十字：给受试者纸和笔，让其照着一个"十"字画一个空心十字的图形。不能完成者为阳性，能完成者为阴性。

（2）用火柴棒拼图：测试者先用火柴拼成各种图形，然后让受试者照样复制，不能完成者为阳性。

（3）砌积木：测试者用积木块搭成几种简单的图形，让受试者模仿。不能完成者为阳性。

（4）拼图案：测试者取 Wechsler 智力测验中所用的四块积木依次排成指定的四种图案，让受试者照样复制。不能复制者为阳性。

（5）几何图形临摹：让受试者在白纸上临摹指定的几何图形。正常应能正确地将图形画出，没有漏画和加线，空间位置关系正常。轻度障碍和中度障碍时，有漏画和多画的线及空间位置不均匀等错误，但知道所画的是什么图形及画中图形存在的问题。重度障碍时，不知道要画什么，也不知道画出的是什么图形。

3. 意念运动性失用症（ideomotor apraxia） 意念运动性失用症是意念中枢与运动中枢之间联系受损所引起的。意念中枢与运动中枢之间的联系受损时，运动的意念不能传达到运动中枢，因此病人不能执行口头的运动指令，也不能模仿他人的动作。但由于运动中枢对过去学会的运动仍有记忆，有时能下意识地、自动地进行常规的运动。例如，给他牙刷时他能自动地去刷牙，但告诉他去刷牙时，他却不能去刷牙。因此常表现为有意识的运动不能，但无意识运动却能进行。评估方法如下所示。

（1）模仿动作：测试者向受试者示范一种动作，如举起一手，伸示指、无名指和小指，将中指和拇指对指；或伸中指、无名指，小指和拇指对指；让受试者模仿，凡不能完成指令者为阳性。

（2）按口头命令动作：让受试者执行检查者的口头动作指令。不能执行者为阳性。

意念运动失用依动作部位可细分为颜面颊部性的、四肢性的和全身性的三种，因此可予以分别检查。①颜面颊部性：测试者口头指令受试者表演吹火柴、用吸管吸汽水或伸出舌头等动作。如果不能，即为阳性。②四肢性：口头指令受试者表演行举手礼，使用牙刷或梳子、用锤子钉钉子、用脚踢球等动作。如不能，即为阳性。③全身性：让受试者表演鞠躬、举大斧劈木头、拳击姿势等。如不能，即为阳性。上述检查如为单侧动作，则应左、右侧均做检查。如受试者不能执行指令时，可由检查者示范，让他模仿。如仍不能时，给予火柴、牙刷等实物，让受试者操作，分别记下结果。给予实物即能进行表演者症状最轻；能模仿但不能执行口头命令者次之；模仿也不能者为最重。

4. 意念性失用症（ideational apraxia） 意念性失用症是指当患者接受一个指令后在形成运动程序的概念上发生异常，其特点是对复杂精细动作失去应有的正确观念，以致各种基本动作的逻辑顺序紊乱，患者能完成一套动作中的一些分解动作，但不能将各个组成部分合乎逻辑地连贯起来组成一套完整的动作。例如，让患者用火柴点烟，再把香烟放在嘴上，但患者可能用烟去擦火柴盒，把火柴放到嘴里当作香烟。患者常给人一种漫不经心，注意力不集中的印象，常有智能障碍，生活自理性差，但模仿动作一般无障碍。病变部位常在左侧顶叶后部或缘上回及胼胝体。评估方法：常用活动逻辑试验，即给受试者茶叶、茶壶、开水瓶（盛温水以免烫伤）和茶杯，让其泡茶，如果受试者活动逻辑次序错乱，则为阳性；也可把牙膏、牙刷放在桌上，让受试者打开牙膏盖，拿起牙刷，将牙膏挤在牙刷上，然后去刷牙，如果受试者动作错乱，则为阳性；或将信纸、信封、邮票、糨糊放在桌上，让受试者折好信纸，放入信封，封好信封口，贴上邮票，如动作顺序错乱，则为阳性。

5. 穿衣失用症（dressing apraxia） 穿衣失用症是视觉空间失认（visual-spatial agnosia）的一种失用症，指患者不是由于运动障碍或不理解指令而影响穿衣，而是在穿衣的动作顺序和穿衣的方式方法上错误，致使自己不能穿上衣服。患者不能把连续的动作有机地分解为各个单一动作去执行，结果导致动作不协调，相互干扰。评估方法：让受试者给玩具洋娃娃穿衣，如不能则为阳性；或让受试者给自己穿衣、系扣、系鞋带，如对衣服的正、反、左、右不分，手穿不进袖子，系扣、系鞋带困难者为阳性，能在合理时间内完成上述指令者为阴性。

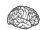

6. 步行失用症（walking apraxia）　步行失用症指患者在不伴有下肢肌力、肌张力和反射异常的情况下出现步行困难，或者患侧瘫痪时健侧肢体的运动出现失控，造成步行障碍。如让患者开始步行，可出现起步困难，不能提腿迈步向前行走，但能越过障碍和上下楼梯；在患者前方放一障碍物如砖头，他就会迈出第一步并可向前走，但又不易拐弯。评估方法：根据受试者不能发起迈步的动作，但遇到障碍物能够自动越过，遇到楼梯能够上楼，迈步开始后拐弯又有困难等一系列异常表现，即可明确诊断。

在检查中应该重点观察以下几个方面：受试者的理解程度，是否知道自己在做什么；受试者的运动障碍影响程度；受试者完成该项活动的方式；对比两侧肢体的动作有无差别；完成动作中存在的困难及错误，如无反应、无意义的动作、替代性动作、系列动作顺序颠倒、物品操作错误等；在日常生活中能否主动地进行某些常规活动等。此外，认知功能评定还应该包括认知功能的神经电生理、神经影像学等各个方面。

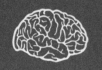

第七章

成年人认知功能障碍的康复

第一节　感　知　障　碍

人们对于客观世界的认识，包括了感知和认知两个过程。感知是人脑对于客观事物的个别属性和整体属性的反映，包括感觉（sensation）和知觉（perception）两个方面。感觉障碍和知觉障碍统称为感知障碍。感觉障碍多见于神经系统器质性疾病，而知觉障碍则多见于精神疾病。

一、感觉和知觉

感觉与知觉是两个不同的概念。人类认识客观事物始于感觉输入，感觉器官将外界的刺激信息输入到神经系统进行识别和辨认。知觉以感觉为基础，但不是感觉的简单相加，而是对各种感觉刺激分析与综合的结果，是大脑皮质的高级活动。

感觉是人们认知事物的第一步，是客观刺激作用于感觉器官所产生的最简单的感受，其反映的是事物的个别属性。个别属性有大小、形状、颜色、坚实度、湿度、味道、气味、声音等。例如，当菠萝作用于我们的感觉器官时，我们通过视觉可以反映它的颜色，通过味觉可以反映它的酸甜味，通过嗅觉可以反映它的清香气味，同时，通过触觉可以反映它的粗糙的凸起。

知觉是人们认识客观事物最重要的环节，是人脑对直接作用于它的客观事物的各个部分和属性的整体反映。例如，橙子，我们不仅仅要知道它是黄色的、酸甜味道，摸起来有点硬的感觉，还要将它与其他物品区别开，如柠檬、西红柿，这就是知觉。知觉分为两大类：简单知觉（视知觉、听知觉、触知觉、嗅知觉、味知觉）和综合知觉（空间和运动知觉、时间知觉）。

二、感　觉　障　碍

人对客观事物的认识是从感觉开始的，它是最简单的认识形式。

（一）感觉分类

通常将感觉分为一般感觉和特殊感觉。

1. 一般感觉　一般感觉包括浅感觉、深感觉和复合感觉（皮质感觉）。

（1）浅感觉包括痛觉、温度觉和触压觉，是皮肤和黏膜的感觉。此类感觉是受外在环境的理化刺激而产生的。

（2）深感觉又名本体感觉，包括运动觉、位置觉、震动觉，是肌腱、肌肉、骨膜和关节的感觉。此类感觉是由于体内肌肉收缩，刺激了本体感受器（肌梭、腱梭等）而产生的感觉。

（3）复合感觉包括形体觉、两点辨别觉、定位觉、图形觉、重量觉等。它是大脑顶叶皮质对各种感觉进行分析比较和综合而形成的，故也称皮质感觉。

2. 特殊感觉　特殊感觉包括视觉、听觉、嗅觉、味觉等。

（二）感觉障碍的表现

感觉障碍可分为刺激性症状和破坏性症状。

1. 刺激性症状　刺激性症状是指感觉传导途径受到刺激或兴奋性增高时，可出现感觉刺激症状。

（1）感觉过敏：轻微的刺激引起强烈的感觉，是由检查时的刺激和传导途径上兴奋性病灶所产生的刺激总和引起的，如一个轻微的同刺激可引起较强的痛觉体验。

（2）感觉倒错：对刺激的认识倒错，如把触觉刺激误认为痛觉刺激，将冷觉刺激误认为热觉刺激等。

（3）感觉过度：由于刺激阈值增高与反应时间延长，在刺激后需经一潜伏期，才能感到强烈的、定位不明确的不适感觉，并感到刺激向周围扩散，持续一段时间。

（4）感觉异常：没有外界刺激而自发的感觉，如麻木感、蚁走感、触电感、针刺感、灼热感等。

（5）疼痛：接受和传导感觉的结构受到刺激而达到一定的强度，或对痛觉传导起抑制作用的某些结构受到损害时，都能发生疼痛。

2. 破坏性症状　破坏性症状是指感觉的传导途径被破坏或其功能受到抑制时，出现感觉减退或缺失。后者有痛觉缺失、温度觉缺失、触觉缺失等。在同一部位如果各种感觉都缺失，称为完全性感觉缺失；如果只有某种感觉障碍而其他感觉存在，称为分离性感觉障碍。

（三）感觉障碍的临床类型

1. 偏侧感觉障碍　偏侧感觉障碍主要是指客观性感觉障碍，如感觉减退或消失。表现为偏侧身体的感觉障碍，可以包括面部，可以伴有运动障碍，如肢体、面肌及舌肌瘫痪。根据病变的不同有内囊型、丘脑型、大脑皮质型等。

（1）内囊型：内囊是各种传导束聚集的区域，传导束密集，通常以内囊后肢与膝部损害多见，表现为偏瘫、偏身感觉障碍、偏盲，即三偏征。

（2）丘脑型：丘脑是大脑与脑干的连接部位，是植物神经的皮层下中枢，是各种深浅感觉第三级神经元的所在处。丘脑损害时，对侧偏身感觉丧失，可伴有自发性疼痛和在情绪影响下的主观反应过度。丘脑损害所引起的感觉丧失分布并不均匀，通常为上肢比下肢

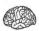

明显，肢体远端比近端明显，深感觉和触觉较痛觉、温度觉明显。感觉过度是丘脑损害的特点。

（3）皮层型：感觉皮层的主要部分在中央后回及旁中央小叶附近。感觉中枢是自下而上依次排列。皮层感觉障碍的特点是精细的、复杂的感觉损害严重，痛觉、温度觉、触觉等浅感觉障碍较轻或保持不变。深感觉、定位觉、两点辨别觉和实体觉则发生明显障碍。

（4）脑干型：脑干发生偏身感觉障碍，病变水平大多在脑桥以上，脑桥及脑桥以下损害为交叉性感觉障碍。脑桥和中脑的内侧丘系受损害时，病灶对侧偏身和面部各种感觉丧失。

2. 交叉型感觉障碍 交叉型感觉障碍表现为一侧面部感觉障碍而对侧偏身感觉障碍。除此之外还可以伴有除三叉神经损害以外的其他颅神经及运动障碍。

（1）瓦伦贝格（Wallenberg）综合征：又称小脑后下动脉综合征、延髓背外侧综合征，损害部位在脑桥底部及延髓外侧。表现为交叉性感觉障碍：同侧面部痛温觉消失，而触觉略有减弱，对侧半身痛、温觉消失。

（2）延髓后部综合征：损害部位在延髓一侧近第四脑室底部，可发生第Ⅸ、Ⅹ、Ⅺ、Ⅻ对脑神经损害，伴有对侧偏身痛、温觉障碍。

（3）周围神经型感觉障碍：是指周围神经所支配的皮肤分布区各种感觉发生障碍，可以局限在某一周围神经所支配区，也可以是肢体的多个周围神经的各种感觉障碍。

（4）脊髓传导束型感觉障碍：脊髓感觉传导束损害后发生受损节段水平以下的感觉消失或减退。

1）脊髓横贯性损害：损害平面以下的各种感觉消失。

2）脊髓半切损害：也称布朗-塞卡（Brown-Sequard）综合征，病变侧节段水平以下的中枢性瘫痪和深感觉消失，对侧传导束型痛觉、温度觉丧失，常见于脊髓肿瘤。

（5）节段型感觉障碍

1）后根型：发生节段性分布的各种感觉丧失或减退，通常伴有相应的神经根的剧烈放射性疼痛，也称为根性痛。

2）后角型：脊髓后角损害时与后根型的感觉障碍相似，所不同的是还有部分感觉存在，即分离性感觉障碍，同侧节段性痛觉、温度觉障碍，而深感觉、触觉存在。

（6）末梢型感觉障碍：感觉障碍的部位发生于四肢的末端，并且越向远端程度越明显，呈对称性，常呈手套、袜套样感觉障碍。

（四）感觉功能的评定

1. 评定工具 评定时需用的工具包括叩诊锤、棉签、回形针、压舌板等，如图 7-1a 所示，音叉、硬币、钥匙、笔、分别盛有冷水和热水的试管等，如图 7-2b 所示。

2. 评定对象

（1）适应证

1）中枢神经系统病变：如脑血管病变、脊髓损伤或病变等。

2）周围神经病变：如臂丛神经麻痹、坐骨神经损害等。

3）外伤：如切割伤、撕裂伤、烧伤等。

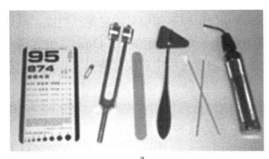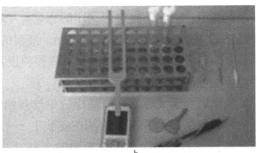

图 7-1　感觉功能评定工具

4）缺血或营养代谢障碍：糖尿病、雷诺病等。

（2）禁忌证：意识丧失者。

3. 注意事项

（1）患者必须意识清醒。

（2）检查前说明目的和检查方法，取得患者合作。

（3）两侧对称部位比较。

（4）先检查浅感觉，然后检查深感觉和皮质感觉，当浅感觉受到影响时，深感觉和皮质感觉也会受到影响。

（5）检查范围，根据感觉神经支配和分布的皮区检查。所给的刺激以不规则的方法由远而近。先检查整个部位，如果有感觉障碍，再仔细找出其具体的范围。

（6）如有感觉障碍，应注意感觉障碍的类型。

4. 评定方法　感觉障碍的诊断与反射、运动系统病变的检查有所不同。它不能用客观的方法进行观察与确立，而主要以患者对感觉刺激进行主观的描述，而且感觉检查的应答受很多因素的影响，所以在诊断感觉障碍的过程中除了进行细致的神经系统检查外，所得结果还必须结合各种因素进行综合分析，最终得出较可靠的诊断。本节重点讲述一般感觉功能的评定，在检查前测试者应先明确评定的步骤：首先需向受试者介绍检查的目的、方法和要求，取得受试者的合作；观察皮肤状况；检查前进行检查示范；遮蔽双眼；检查先健侧后受累侧，建立受试者自身的正常标准用于比较；给予受累侧刺激，观察受试者的反应；将检查结果记录在评定表上。

（1）浅感觉

1）轻触觉：皮肤触压觉、振动觉感受器有多种。

A. 检查法 1：受试者闭眼，检查者用棉花等轻刷皮肤，让受试者回答是否有棉签触及时的"轻痒感"及触及的次数。检查顺序通常是面部、颈部、上肢、躯干和下肢。

B. 检查法 2：用塞姆斯-温斯坦（Semmes-Weinstein）单丝测验检查轻触觉的功能（图 7-2）。单丝测验是一种精细的触觉检查，主要用于手部的

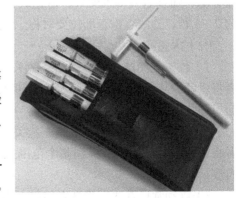

图 7-2　单丝纤维

轻触觉测定，测定从轻触到深压的感觉。单丝纤维由 20 根不同编号的尼龙丝组成，最细的是 1.65 号，单丝直径为 0.064mm，最粗的是 6.65 号，单丝直径为 1.143mm。可客观地将触觉障碍分为 5 级，以评定触觉障碍程度及在康复治疗过程中的变化情况，并可用于对手功能的预测。

测试时，测试者持数值最小的单丝开始试验，使丝垂直作用在皮肤上，用 1.65～4.08 号丝时，每号进行 3 次，施加在皮肤上 1～1.5 秒，提起 1～1.5 秒为一次；用 4.17～6.65 号丝时，仅需做一次。单丝弯曲时（45°），受试者凭感觉回答"知或不知"，当单丝已弯曲而患者无感觉时，换较大一号再试，记下号码，查表觅结果。评定结果对照表如表 7-1 所示。

表 7-1 单丝纤维评定结果对照表

记录用颜色	功能意义	单丝编号	相当的力（gf）	相当的压强（gf/cm²）
绿（2.83）	正常	1.65～2.83	0.0045～0.068	1.45～4.86
蓝（3.61）	轻触觉减退	3.22～3.61	0.166～0.407	11.1～17.7
紫（4.31）	保护感减弱	4.31～4.56	0.692～2.04	19.3～33.1
红（4.56、5.07、6.65）	保护感消失	4.56～6.65	3.63～447	47.3～439
红线	所有感觉均消失	>6.65	>447	>439

2）痛觉：是机体受到伤害性刺激所引起的痛觉反应，包括皮肤痛、内脏痛、牵涉痛等。痛觉感受器位于身体各个部位的皮肤内。检查法：受试者闭眼，测试者用大头针的尖端和钝端以同等的力量随机轻刺受试者的皮肤，要求受试者立即说出具体的感受及部位。若要区别病变不同的部位，则需指出疼痛的程度差异。对痛觉减退的患者要从有障碍的部位向正常的部位检查，对痛觉过敏的患者则要从正常的部位向有障碍的部位检查，这样便于确定病变的范围。

3）压觉检查法：受试者闭眼，测试者用大拇指用劲地去挤压肌肉或肌腱，请受试者指出感觉。对瘫痪的患者压觉检查常从有障碍的部位开始直到正常的部位。

4）温度觉：温度觉感受器位于皮肤浅表，分别有分辨"热"及"冷"的感受器。检查法：受试者闭眼，测试者用 2 支试管，分别盛上冷水（5～10℃），热水（40～45℃），交替地、随意地去刺激皮肤，请受试者指出是"冷"还是"热"。试管与皮肤的接触时间为 2～3 秒，并注意检查部位要对称。

（2）深感觉

1）位置觉测试部位：手指、腕关节、肘关节、肩关节。检查法：受试者闭眼，测试者将患者的某部位肢体移到一个固定的位置，请受试者说出这个位置或用其正常肢体放在与患侧肢体相同的位置上。

2）运动觉测试部位：手指、腕关节、肘关节、肩关节。检查法：受试者闭眼，测试者将患者的肢体或关节移到某个范围，请受试者说出肢体运动的方向，如上、下、左、右等。

3）震动觉检查法：受试者闭眼，测试者将每秒震动 256 次的音叉置于受试者身体的骨骼突出部位，如胸骨、肩峰、鹰嘴、尺骨小头、桡骨小头、棘突、髂前上棘、内外踝等，请受试者指出震动。也可利用音叉的开和关，来测试受试者感觉到震动与否。检查时应注意身体上下、左右对比。

（3）复合感觉

1）实体觉检查法：受试者闭眼，测试者将一些常用的不同大小和形状的物体（如硬币、钢笔、纸夹等）轮流地放入患者的手中，受试者可以随意触摸，并说出物体的名称。

2）触觉定位检查法：受试者闭眼，测试者用手去压一处皮肤区域，请受试者说出被压的地方，然后测量和记录与第一次刺激部位的距离。

3）两点辨别觉（two point discrimination，2PD）：是感觉功能恢复的一个定量检查，是对感觉客观有效的反映，常用于手部的感觉检查。人体任何部位都有区分两个点的能力，只是每个部位的2PD不同，以手指尖最为敏感，距离最小。评定工具有圆规、两点辨别器（图7-3）等。检查法：受试者闭眼，测试者将测试器的两个针尖同时接触皮肤，沿测试皮肤两侧纵向或横向测试，从10mm开始逐步缩小或扩大，接触3～5秒，令受试者立即说出是否有两点；移动针尖进行重复测试，10次中有7次准确的数值即为结果（或3次中有2次）。然后逐渐减小两点的距离，直到受试者只能感觉到一点为止。此时两点间的距离即为两点辨别觉的值。人体不同部位的两点辨别觉不同，手部静态的两点辨别觉的评定结果参考标准如表7-2所示。

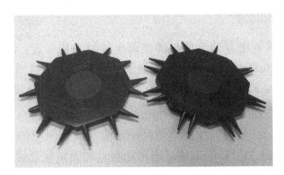

图7-3　两点辨别觉辨别器

表7-2　两点辨别觉的评定结果参考标准　　　　　　（单位：mm）

区域	正常	减弱	消失
指尖DIP	3～5	6～10	>10
DIPPIP	3～6	7～10	>10
PIP指蹼	4～7	8～10	>10
指蹼→远侧掌横纹	5～8	9～20	>20
远侧掌横纹→掌中部	6～9	10～20	>20
掌底部和腕部	7～10	11～20	>20

注：DIP，远侧指间关节；PIP，近侧指间关节。

4）其他大脑皮质感觉：通常大脑皮质感觉检查还包括重量识别觉（识别物体重量的能力）、皮肤书写觉（对数字、符号画在皮肤上的感觉）及对某些质地的感觉。

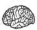

（五）感觉障碍的康复

1. 感觉障碍康复的必要性

（1）严重的本体感觉障碍可影响肢体运动功能的恢复。

（2）复合感觉障碍可影响手的精细、协调运动功能。

（3）手感觉严重缺失的患者需要依赖视觉反馈指导手的操作，因此其不可能完成那些在视觉控制以外的活动。

（4）部分感觉缺失会使患者在用手操作时动作变得缓慢迟钝。

（5）由于缺乏保护性感觉反馈使外伤的危险增加，患者可因惧怕而致患侧肢体废用。

2. 感觉障碍的治疗

（1）感觉再教育（Reeducation of sensory）：此技术教授患者注意和理解各种感觉刺激。主要适用于感觉不完全缺损者，如周围神经损伤、神经移植及脑卒中后感觉障碍者。患者能够感觉到针刺、压力及温度变化，但触觉定位、两点辨别觉、实体辨别觉功能存在障碍。

1）基本原理：周围神经修复时，由于再生的神经束在寻找其原先的远端时，常发生错误，只有部分神经纤维能够正确地连接末端器官，其结果是一个从前所熟悉的刺激会启动一个不同的感觉传入冲动，当此改变了的传入信号到达感觉皮层时，患者不能将其与原有经验中的模式相匹配，因而无法识别该刺激。感觉再教育就是帮助感觉损伤的患者学会重新理解传达到皮层的、改变了的感觉传入信号的一种方法，是大脑对感觉的再学习、再认识过程。

2）基本原则：①感觉康复训练要与神经再生的时间相一致；②每一项活动都应在有视觉反馈和无视觉反馈两种情况下进行；③训练活动的难度要适当；④感觉训练时要求环境安静无干扰；⑤每次治疗时间不宜过长（10~15分钟，每天2~4次）。

3）训练方法：

A. 周围神经损伤：a. 早期训练：训练移动触觉和固定触觉的正确定位。训练程序为睁眼—闭眼感受—再睁眼。b. 后期训练：当移动触觉和固定触觉被感知时即可开始。以恢复实体觉为目标，尤其适用于正中神经损伤的患者。分三阶段进行：第一阶段，识别物品形状；第二阶段，识别物品质地；第三阶段，识别日常生活用品。训练程序为闭眼—描述—睁眼—补充描述，促进触觉和视觉的整合。先健手再患手。

B. 脑卒中后：①感觉训练的内容应与感觉评估的结果相吻合；②感觉功能的训练不应与运动训练割裂，必须建立感觉—运动训练一体化的概念；③正确的感觉有赖于身体良好的位置、正常的肌肉张力与正确的运动方式；④提供不同的刺激物；⑤与日常生活活动相结合。

（2）感觉脱敏治疗（sensory desensitization approach）：主要用于感觉过敏，常见于周围神经损伤后。以提高疼痛阈值为基础，通过连续不断地增加刺激使患者对疼痛的耐受性逐渐增强，从而使者消除各种不愉快的感觉，逐渐适应该刺激强度。可通过以下5个阶段进行治疗。

1）用石蜡、按摩等方法产生较轻柔的刺激。

2）用小的按摩器、橡皮头持续按压产生中等强度的刺激。

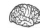

3）用电振动器产生较强的刺激，并开始训练患者识别各种材料的质地（如棉球、羊毛、毛刷、小豆等）。

4）继续用电振动器刺激皮肤，并开始训练识别物品。

5）ADL 训练和职业训练，鼓励患者使用过敏部位参与活动。

（3）代偿疗法：用于感觉完全消失或严重受损时，其目的就是避免受伤；有多种机制可使感觉障碍的肢体受到损伤，代偿的对策也因损伤机制不同而异。方法有如下几种。

1）减少受压：定时翻身和变换体位；避免夹板的固定带或石膏过紧；避免接触锐利的物体等。

2）避免过热或过冷：过热或过冷可使皮肤烫伤或冻伤。远离生活中的冷热源，避免受累部位接触过热或过冷的物体；洗浴之前需用感觉正常的肢体或温度计检查水温等。

3）避免重复性的机械压力，可加粗工具把柄、变换工具以减少压力。

4）避免感觉组织受压。

三、知　觉　障　碍

知觉障碍（perception deficit）指在感觉传导系统完整的情况下大脑皮质特定区域对感觉刺激的认识和整合障碍。即各种原因所致的局灶性或弥漫性脑损伤时，大脑对感觉刺激的解释和整合发生障碍，如躯体构图障碍、空间知觉障碍等。

（一）知觉障碍的分类和评定

1. 躯体构图（body scheme）**障碍**　躯体构图指本体感觉、触觉、视觉、肌肉运动觉及前庭觉传入信息整合后形成的神经性姿势模型，包含人体各部分之间的相互关系及人体与环境关系的认识。躯体构图障碍包括左右分辨障碍、躯体失认、手指失认、疾病失认。

（1）左右分辨障碍（difficulty in right/left discrimination）：指不能理解和应用左右的概念，不能辨别自身、他人及环境的左右侧。左右分辨障碍的评价包括以下几种。

1）Ayres 左右辨别检查

A. "请伸出你的右手。"

B. "请摸你的左耳朵。"

C. "请用右手拿走铅笔。"

D. "请把铅笔放在我的右手上。"

E. "现在铅笔是在你的右边还是左边？"

F. "请摸你右边的眼睛。"

G. "请伸出你的左脚。"

H. "铅笔在你的右边还是左边？"

I. "请用左手来拿铅笔。"

J. "请将铅笔放在我的左手上。"

2）按命令指出身体部位

A. "请伸出你的右手。"

B. "请摸你左边的眼睛。"

C. "请摸你的右脚腕。"

D. "请摸你的右手大拇指。"

E. "请摸你的左膝。"

F. "请摸你的左肩。"

G. "请伸出你的左脚。"

H. "请摸你的右肘。"

3）左右定向检查

A. "伸出你的左手"　　1　　0

B. "指你的右眼"　　1　　0

C. "摸你的左耳朵"　　1　　0

D. "伸出你的右手"　　1　　0

E. "用你的左手摸你的左耳"　　1　　0

F. "用你的左手摸你的右眼"　　1　　0

G. "用你的右手摸你的右膝"　　1　　0

H. "用你的左手摸你的左眼"　　1　　0

I. "用你的左手摸你的右耳"　　1　　0

J. "用你的右手摸你的左眼"　　1　　0

K. "用你的右手摸你的右耳"　　1　　0

L. "用你的右手摸你的左膝"　　1　　0

M. "用你的右手摸你的左眼"　　1　　0

N. "请指出我的眼睛"　　1　　0

O. "请指出我的左腿"　　1　　0

P. "请指出我的左耳"　　1　　0

Q. "请指出我的右手"　　1　　0

R. "用你的右手摸我的左耳"　　1　　0

S. "用你的左手摸我的左眼"　　1　　0

T. "把你的左手放在我的右肩上"　　1　　0

U. "用你的右手摸我的右眼"　　1　　0

（2）躯体失认（asomatognosia）：缺乏对自身的视觉和心理印象，包括对自己的感觉，特别是与疾病有关的感觉，不能辨别身体的结构和各部位的关系。较少独立存在，且损伤部位一般在左脑顶叶或颞叶后部。躯体失认的评价包括以下几种。

1）按指令指出身体部位。

2）模仿指出身体部位。

3）回答有关身体部位和相互关系问题，如下所示。

A. 一般来说，一个人的牙齿是在嘴的里面还是外面？

B. 你的腿是在胃的下面吗？

C. 你的脚和胃，哪一个离鼻子远？

D. 你的嘴是在眼睛的上方吗？

E. 你的脖子和肩膀，哪一个离嘴近？

F. 你的手指是在胳膊肘和手之间吗？

G. 你的脚后跟和胳膊肘，哪一个离脚尖远？

H. 你的胳膊和腿，哪一个离头近？

I. 在你的头顶上有头发还是眼睛？

J. 你的背是在身体的前面还是后面？

K. 你的胃是在身体的前面还是后面？

L. 你的胳膊肘在肩的上方还是下方？

M. 你的鼻子在脖子的上方还是下方？

4）画人体图：画图部位分别是头、躯干、右臂、左臂、右腿、左腿、右手、左手、右脚、左脚，如图 7-4 所示。每一部位画正确得 1 分，共 10 分；6～9 分提示躯体失认轻度障碍；5 分以下提示躯体失认重度障碍。

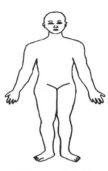

图 7-4 人体图

（3）手指失认（finger agnosia）：指在感觉存在的情况下不能识别自己和他人的手指，包括不能命名或指出被触及的手指。损伤部位位于左侧顶叶角回或缘上回。当双侧手指失认同时合并左右分辨障碍、失写、失算时称为格斯特曼综合征。与优势半球角回损伤有关，故又称角回综合征。手指失认的评价包括：①指出相同的手指；②按名称指认手指；③模仿手指动作。

（4）病感失认（anosognosia）：指否认、忽视或不知道瘫痪的存在及其程度，表现为对瘫痪漠不关心或完全否认。严重者常伴有偏身感觉缺失、左侧空间忽略及智力和记忆的损害。由于这些障碍和损害都会影响患者的理解力和治疗效果，因而无心学习康复代偿方法。当疾病开始恢复时，否认会逐渐消失。

2. 失认症（agnosia） 失认症指并非感觉器官功能不全或智力低下、意识不清、注意力不集中、言语困难及对该物不熟悉等原因失认，而是由于大脑损伤，不能通过相应的感官感受和认识以往熟悉的事物，但仍可以利用其他感觉途径对其进行识别的一类症状。由于脑部受损使患者对经由视觉、听觉和触觉等途径获得的信息丧失了正确的分析和辨别能力，即感觉皮质整合功能发生了障碍。这是大脑皮质功能障碍感觉信息向概念化水平的传输和整合过程受到破坏的结果。

（1）视觉失认症（visual agnosia）：指在没有语言障碍、智力障碍、视觉障碍等情况下，却不能通过视觉认识原来熟悉物品的质、形和名称，即不能识别视觉刺激的意义。患者能看见视觉刺激但是不能赋予其意义，即不知道是什么。视觉失认与大脑左右半球颞—顶—枕联合皮质（区）的损伤密切相关。视觉失认又包括物体失认、面容失认、同时失认、颜色失认等。

1）物体失认（object agnosia）：指在视力和视野正常的情况下，不能通过视觉识别常用物品，但可通过其他感觉如触觉、听觉来识别，是失认症中最常见的症状。学习时需注意区分物体失认与命名性失语的区别，两者之间的差异在于，物体失认不能通过视觉命名或描述所见物品，也不能从陈列品中选择物品；但能通过视觉以外的感觉通路进行命名；

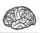

而命名性失语不能通过视觉及视觉以外的感觉通路对物体命名，但能从陈列品中选择物品，也能描述所见物品的特征。

物体失认的评价包括以下几点。①物品命名或辨认：让受试者对日常用品的实物或照片命名。②物品特征描述和模仿应用：对物品的特征进行描述（形状、轮廓、表面特征、颜色及用途等）。③复制图形：复制并命名常见物品的线条图形。④提示性视觉分辨：根据检查描述的特征，要求患者指出物品。⑤触摸命名。

物体失认者评价结果判定：①命名物品（×）；②描述物品（×）；③选择物品（×）；④复制物品（√）；⑤通过视觉以外的感觉通路命名（√）（"×"代表不能完成，"√"代表可以完成）。

2）面容失认（prosopagnosia）：指视力保留，能认识面孔，也能分辨不同的面部表情，但不能通过面容识别以往熟悉的人，必须依赖其他提示，如说话的声音等识别。常与视野缺损或其他视觉失认并存，也可在无物体失认的情况下独立存在。

面容失认的评价包括以下几点。①面部特征描述。②面部识别和命名：对其亲人、朋友或熟悉的公众人物的照片进行辨认和命名。③面部匹配。④利用其他感觉特征识别，如声音、步态、服装等。

3）同时失认（simultaneous agnosia）：不能一次感知一个以上的事物。虽然每一部分的视知觉都正常，却不能把握部分和部分之间的关系，因而不能了解物品的整体意义。同时失认是视觉信息的整合障碍。表现为观看一幅画，可识别局部微小的细节，每次只能理解或识别其中的一个方面，不能指出该画的主题。

同时失认的评价包括以下几点。①视野检查：排除视野缺损。②数点测验：要求受试者对一张整版印有印刷符号如小圆点的作业纸数点，观察受试者是否仅注意排列在中央的部分或其他某一部分。③描述或复制图画：要求受试者描述或复制一幅通俗的情景画。

4）颜色失认（color agnosia）：指能通过视觉区别各种颜色的不同，但不能辨认颜色的种类，是后天性皮层病变引起的色彩认知障碍。学习时需注意区分颜色失认与先天性色盲的区别，两者之间的差异在于，颜色失认不能选出指定的颜色，也不能按指令对颜色分类匹配；不能给轮廓图涂上正确的颜色；但能对同种颜色进行配对；具备颜色的知识和应用能力；而色盲上述各项均不能完成。

颜色失认的评价包括以下几点。①颜色命名；②颜色分类；③颜色辨别；④非颜色视觉检查（颜色知识）；⑤给轮廓图填充涂色。

颜色失认者评价结果判定：①颜色命名（×）；②选出指定的颜色（×）；③按指令对颜色分类匹配（×）；④给轮廓图涂上正确的颜色（×）；⑤对同种颜色进行配对（√）；⑥非视觉性回答物品颜色的能力（√）（"×"代表不能完成，"√"代表可以完成）。

（2）触觉失认（tactile agnosia）：指触觉、温度觉、本体感觉及注意力均正常，却不能通过触摸识别原已熟悉的物品而说出物品的名称，也不能说明和演示物品的功能、用途等。见于顶叶的病变。

触觉失认的评价包括以下几点。①感觉检查：排除感觉障碍。②辨质觉辨认测验：受试者闭眼触摸粗砂纸、细砂纸、布料、绸缎等。③形态觉辨认测验：受试者闭眼触摸一块塑料几何图形进行辨认；然后睁眼从中寻找出与刚才触摸的相同的图形。④实体觉辨认测

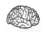

验：在桌上放球、铅笔、硬币、曲别针、纽扣、积木、剪刀等，先让受试者闭眼用手触摸其中一件，然后放回桌面；再让受试者睁开眼睛，从中挑出刚才触摸过的物品。⑤语义相关性检查：用手触摸三种物品（如短小的铅笔、橡皮、牙签），从中选出两个语义相关的物品（铅笔和橡皮），左右手分别测试。⑥视觉识别测验：要求受试者看物品图片后对其命名。

　　触觉失认者的评价结果：①感觉检查（√）；②辨质觉辨认测验（×）；③形态觉辨认测验（×）；④实体觉辨认测验（×）；⑤语义相关性检查（×）；⑥视觉识别测验（√）（"×"代表不能完成，"√"代表可以完成）。

　　（3）听觉失认（auditory agnosia）：指没有听力下降或丧失，能判断声音的存在，但不能识别和肯定原本熟悉的声音的意义。听觉失认可分为言语声音失认和非言语声音失认。非言语性听觉失认是指患者不能将一种物体和它所发出的声音联系在一起，表现为不能分辨各种声音的性质，如钟表声、流水声等。狭义的听觉失认即指非言语声音失认。言语声音失认是指纯词聋，患者仅听理解被破坏，其他语言功能（如阅读理解、书写和自发语）均正常。听觉失认的评定和治疗通常由语言治疗师负责。若没有语言治疗师，也可以由作业治疗师完成。

　　（4）单侧空间忽略（unilateral spatial neglect，USN）：单侧忽略（unilateral neglect）或单侧空间忽略是脑卒中后立即出现的最常见的行为认知障碍之一，其特征为受损对侧肢体感知觉缺失，不能注意到对侧视觉、听觉、触觉或嗅觉的刺激，伴空间定位等行为能力的异常。由于人类视空间注意力的分布在右侧半球占优势，所以临床上以右脑损伤引起的左侧空间忽略常见，它不仅影响患者感觉、运动、认知及日常生活活动，还涉及精神、心理活动，甚至发生意外，如坠床、摔倒、碰撞等。学习时需注意区分单侧空间忽略与同向偏盲的区别，两者可通过视野检查来鉴别，以及患者是否有代偿的转头动作（单侧空间忽略患者无主动转头动作）。

　　单侧空间忽略的评价如下所示。

　　1）二等分试验：在一张纸的中央划一条 20cm 长的水平直线，让受试者目测找出中点，测量左右两侧的线段长度，计算偏离百分数。计算公式如下所示。

　　偏离百分数=测出左侧半-实际左侧半/实际左侧半×100%

　　2）Schenkenberg 二等分线段测验：在一张纸上有不同长度的线段 20 条，无规律排列，并且在纸上两半空间出现的方式不同，这个测验是非常敏感的。分为粗略目测和精确测量。偏离百分数计算公式如下所示。

　　总偏离百分数=各线段标记"中点"与真正中点间的距离之和/所有线段全长之和×100%

　　3）Albert 划线检查：40 条 2.5cm 长的短线在不同方向有规律地分布在一张 16 开白纸的左、中、右，让受试者将整页纸的线条全部划掉。

　　4）绘画测验：Gainotti 提出给受试者一个复合画，该画沿着纸张从左到右排列，中间画有一个房子，两侧各有 2 棵树，让患者仿图绘画，结果左半侧忽略症的患者不仅忽略整幅画的左半部分，而且也忽略每一幅画的左半边。Ogden1985 年发表的观点认为，临摹房子和树木的复合画是检查空间忽略症最敏感的测验。

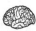

如进行自由画评估，测试者会要求受试者根据自己的想象，画出一个带有数字的钟面、一座房子及一朵花茎上有两片叶子的花。对文化程度较低者，可用通俗的语言加以解释。评分标准：3分为只画出整个图形的一半；2分为图形可以辨认；1分为图形大部分正确；0分为图形完全正确。自由画图也受年龄和文化程度的影响，但在正常组中，出现异常的概率较低，较画钟试验有更好的信度，对USN的检出敏感性较高，故推荐临床使用此方法。

5）书写测验：一般在受试者可以取坐位后进行。书写测验可以是听写也可以是抄写，忽略症患者表现出明显的空间书写困难。

6）高声朗读测验：高声朗读一段文章，可以发现空间阅读障碍。表现在阅读时另起一行困难，常常漏掉左半边的字母和音节，阅读复合字或数字时，随着字数增多可以观察到同样类型的异常。

Caplan制订了一个独立阅读测验（1987年）。他的测验由30行的文章选段构成，左侧周围白边具有可变化的宽度，每行的第一个字与上一行和下一行错位0～25个空格，右侧白边的锯状缺口根据排版的需要相差0～6格。Caplan利用这个检测，观察66例一侧脑损伤的患者，他认为此阅读似乎是一个有效的测定及训练的工具。虽然这个方法不太确定是否准确且正在不断地完善中，但它包含日常生活活动，而且是测验忽略症敏感的方法。这个方法允许测验在高声阅读时的意图方面，且能观察患者正在读和寻找读的方向的行为。

7）ADL评价：多采用日常行为观察来进行评价，单侧空间忽略患者常见日常忽略行为如表7-3所示。

表7-3 单侧空间忽略患者常见日常忽略行为

日常生活活动	忽略行为
坐姿	不能独立保持稳定的坐姿
	坐位时躯干向健侧倾斜
	脸偏向健侧，眼睛（视线）只注视健侧
	不能注意到患侧肢体放置位置不正确
	与人交谈时不目视对方，忽略站在其患侧的人
进食	忽略患侧的餐具及餐具内患侧的食物
修饰	剃须、梳头、洗脸、刷牙、洗澡时忽略患侧部分
	化妆和佩戴首饰时遗漏患侧
更衣	穿衣困难，漏穿患侧的衣袖，找不到患侧的袖口
	漏穿患侧的鞋、袜等
如厕	忽略位于患侧的冲水把手、纸篓
轮椅与转移	转移时遗忘患侧肢体
	忽略制动轮椅的患侧手闸；或忽略抬起或放下患侧的脚托
	驾驶轮椅时撞到患侧的人或障碍物
行走	忽略患侧的行人及建筑物，走过位于其患侧的目标或迷路
阅读与书写	读横排的文字时漏读患侧的文字或漏写患侧偏旁

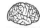

续表

日常生活活动	忽略行为
游戏活动	在象棋、围棋等游戏活动中不使用患侧的棋子或不把棋子放在患侧的棋盘，也忽略对手来自患侧的攻击。在插花时只插健侧
行为特征	乐观、不注意自己的障碍（忽略、偏瘫）
	否认瘫痪，在病房中照顾其他患者

8）行为注意障碍评测（behavioral inattention test，BIT）：1987 年由 Wilson 等发表，在欧美被广泛使用，是目前唯一标准化的评价方法。BIT 量表用于测查偏侧视觉忽视症，以及对日常生活的影响。通过对每日生活技能的简单、客观、系统地测试，明确患者的视觉行为能力及缺陷所在，以作为治疗计划的制订依据。

评测分为一般检查和行为检查两部分。一般检查项目包括线条删除（36 分）、文字删除（40 分）、星形删除（54 分）、人物与图形临摹（4 分）、直线二等分（9 分）、自由画（3分），6 项总分为 146 分，低于 129 分为异常；行为检查项目包括看图画、打电话、读菜单、读报纸、钟表课题、硬币分类、抄写、地图课题、扑克课题 9 项，共 81 分，低于 67 分为异常。根据一般检查判定有无忽略，通过行为检查明确在日常生活中的忽略问题。

3. 失用症（apraxia）　失用症即为运用障碍，是指脑损伤后大脑高级部位功能失调，表现为不存在瘫痪和深感觉障碍的情况下肢体的运用障碍，是后天习得的、随意的、有目的性的、熟练能力的运用行为障碍。患者神志清楚，对被要求完成的动作能充分地理解，却不能执行，不能完成他原先早已掌握了的、病前能完成的、有目的性的技巧动作。

这种失用不能用初级的感觉障碍和运动障碍来解释，也不能用痴呆、情感障碍、失语、失认、精神症状和不合作来解释。

（1）运动性失用（motor apraxia）：是对运动记忆的丧失。患者无肌肉瘫痪、共济失调、感觉障碍、异常反射等运动障碍却不能按要求进行有目的的运动。常见于颜面部、上肢、下肢及躯干等部位，以一侧上肢和舌多见。动作困难与动作的简单或复杂程度无关；有时并非完全不能，而是动作笨拙、缓慢、低下等，在进行精细动作时更容易出现。

运动性失用的评定可采用精细运动进行测试。患者在没有运动功能障碍的条件下，对其上肢精细运动功能进行测试，如表现动作笨拙、缓慢等为存在肢体运动性失用，可以通过以下测试验证。

1）手指或足尖敲击试验：令受试者用一只手的手指快速连续敲击桌面，或用一只脚的脚尖快速连续敲击地面。

2）手指模仿试验：测试者用手演示日常生活常用的动作，如拧瓶盖、洗手等，要求受试者模仿。

3）手指轮替试验：受试者快速地进行前臂的旋前旋后动作。

4）手指屈曲试验：受试者快速进行示指屈曲动作。

5）集团屈伸速度测试：受试者快速进行手指的屈曲和伸展抓握运动。

（2）意念运动性失用（ideomotor apraxia）：是指患者不能执行运动口令，也不能按口令徒手表演使用某一工具的活动，但如果交给患者某一常用工具，则可自动做出使用该工

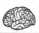

具的动作。

意念运动性失用的评定可通过执行动作口令能力进行测试。令受试者表演使用某种工具的动作，或测试者做出使用某种工具的动作，要求受试者模仿。例如，让患者演示擦脸的动作，患者会表情茫然，但将其脸上滴上水滴，再将毛巾交给他时，患者会自动完成擦脸的动作。

（3）意念性失用：是动作意念或概念的形成障碍，是一种较严重的运用障碍。表现为可以正确地完成复杂动作中的每一个分解动作，但不能把各分解动作按照一定顺序排列成为一套连贯、协调的功能活动，也不能描述一项复杂活动的实施步骤。患者既不能执行指令也不能自发完成动作。

意念性失用的评定可通过完成事物的目的性及规划性进行测试。准备系列日常生活常用物品，要求受试者完成系列的日常生活活动。意念性失用的患者由于对完成某种事情的目的性和规划性缺乏正确的认识和理解，而不能正确完成系列活动过程。例如，将牙杯、牙刷、牙膏准备好，让受试者完成刷牙的过程，受试者不知道刷牙的程序，但可以按指令完成每一个分解动作，如刷牙的正常程序是先用杯接水—漱口—将牙膏挤在牙刷上—刷牙—漱口，但受试者不能按照正常的程序刷牙，可能会先用牙刷刷牙，而不知道将牙膏挤在牙刷上，也不知道先漱口。

（4）结构性失用（constructional apraxia）：指不能将各个不同的部件按正常空间关系组合成为一体化的结构，不能将物体各个部分连贯成一个整体。表现为临摹、绘制和构造二维或三维的图形或模型有困难。多见于左侧大脑或右侧大脑半球的顶叶后部的损伤。患者在模仿检查者提供的图案或模型时，摆积木的程度要好于临摹图画。患者有自知力，可发现自己的错误，但无法纠正。

结构性失用的评定包括以下几点。

1）复制几何图形：要求受试者复制二维的平面几何图形，如相互交叉的五边形，或三维几何图形，如立方体等。

2）复制图画：要求受试者按照给出的图画进行模仿绘画，内容包括表盘、菊花、大象、空心十字、立方体和房子。

3）功能活动：令受试者进行实物组装及部分日常生活活动，如组装家具、穿衣、做饭等，观察其功能活动是否受到影响。

4）拼图：出示拼图图案，图案不宜过于复杂。

（5）穿衣失用：是指日常的自主性穿衣动作能力丧失。由于对衣服的上下、表里、左右等和自己身体的关系发生混乱，所以不能将衣服穿在身上。穿衣失用是视空间关系障碍，因而穿衣失用可以是结构性失用、躯体构图障碍或单侧忽略的结果。损伤部位常见于非优势半球顶叶或枕叶。

穿衣失用评定可通过穿衣的过程，观察受试者是否能够分清衣服上下、里外的关系，是否与身体的相应部位对应。首先让受试者给自己穿衣、系扣、系鞋带，如对衣服的正反、左右不分；手穿不进袖子，系扣、系带困难者为穿衣失用，不能在合理时间内完成上述指令者也为穿衣失用。也可让患者给玩具娃娃穿衣。

4. 视觉辨别功能障碍 视觉辨别功能障碍指观察两者之间或自己与两个或两个以上

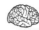

物体之间的空间位置关系和距离的障碍，包含图形-背景分辨困难、空间定位障碍、空间关系障碍、地形定向障碍、物体恒常性识别障碍等多种症状。

（1）图形-背景分辨困难：图形-背景分辨困难的评定如下所示。

1）图片测试法：向受试者出示三种物品重叠到一起的图片，要求在一分钟之内说出所见物品的名称。

2）功能检测法：在卧室的床上铺上白色床单，要求受试者挑选出床上摆放的白色浴巾或毛巾；或要求受试者从没有分类的柜橱中找出勺子，不能完成者为有图形背景分辨障碍。

（2）空间定位障碍：空间定位障碍的评定如下所示。

1）图片测试法：将一张画有正方形的纸放在受试者面前，令其在正方形纸的上方或下方画圆圈；或将几张内容相同的图片放在被检者面前，每一张图片都画有铅笔和铅笔盒，但铅笔的位置不同，要求受试者描述铅笔与铅笔盒的位置。

2）功能检测法：将生活中常用的物品摆放在被检者面前，要求受试者按照指令完成相应的动作，如"将牙刷放在牙缸中""将勺子放在碗里"等，不能完成指令者为存在空间定位障碍。

（3）空间关系障碍：空间关系障碍的评定如下所示。

1）点式图连接测试：将一张画有左右相同的点式图纸出示给受试者，左边通过各点的连接形成一个图案，要求受试者按照左侧图的形状，将右侧的点连接成与左侧一样的图案。

2）十字标测试：在示范卡片的不同位置画上十字标，要求受试者按照示范卡的样子，将十字标准确无误地画在另一个卡片上，如果受试者不理解指令，检查者给予示范。

3）ADL测试：让受试者根据检查者的指令进行穿衣、梳洗、转移、进食等日常生活活动，观察其使用物品、摆放物品、处理物品之间位置关系的能力。

4）结构性运用测试：准备好盘子、碗、筷子、汤匙等餐具，令受试者将餐具摆放在餐桌的合适位置上，观察其是否能够合理摆放；也可以准备画笔、纸、绘有表盘的简笔画，令被检者按简笔画进行模仿绘图，观察其绘画中时针与分针的位置关系。

（4）地形定向障碍：地形定向障碍的评定如下所示。

1）了解病史：询问受试者家属患者是否在日常生活中有迷路的情况，并让受试者描述其非常熟悉的环境的特征，或画出线路图，测试其是否理解和记住两地之间的关系。

2）地图理解测试：给受试者一张其居住城市的地图，令其指出其所在的位置，并按地图所指到达指定地点，观察其是否能准确到达目的地。不能根据地图确定目的地的线路，也不能描述或画出过去熟悉环境的线路图者，为存在地形定向障碍。

（5）物体恒常性识别障碍：物体恒常性识别障碍的评定如下。

1）检查所需要的物品：图片（相似的字或物体）及生活中常用的物品（手表、手链、牙刷、铅笔、吸管、钥匙等）。

2）操作方法：将图片和物品毫无规律地混放在一起，每一个物品从不同的角度呈现给受试者（物品上下、正反颠倒），让其辨认，不能正确识别相似物品者为存在物体恒常性识别障碍。

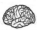

3）ADL 评价：观察受试者在日常作业活动中有无形态辨别困难，如在厨房有无对餐具等形状相似日常用品的辨认困难等。

（6）距离与深度辨认障碍：距离与深度辨认障碍的评定如下所示。

1）将一物体抛向空中，让受试者接取（正常时可以接到）。

2）将物品摆放在桌子上，让受试者抓取（正常时可以准确抓取到）。

3）让受试者上下阶梯（正常时无不安全感）。

不能按指令完成上述动作者为存在距离知觉障碍。

（二）知觉障碍的康复

1. 躯体构图障碍的康复

（1）左右分辨障碍：左右分辨障碍的作业治疗包括以下几种。

1）改善功能的作业活动：在患者注视下固定给一侧肢体以触觉和本体感觉刺激；反复使用包含左右的口令或进行与左右有关的活动等。

2）功能适应性训练：制作标志物帮助区别左右。避免对患者使用带有"左"和"右"的口令。

（2）躯体失认：躯体失认的作业治疗包括以下几种。

1）改善功能的作业活动

A. 感觉整合疗法：把感觉输入与特定的运动反应联系在一起，如令患者用自己的手或粗糙的毛巾摩擦身体的某一部位并说出该部位的名称，或模仿治疗师的动作，如用右手触摸左耳，将左手放在右膝上。

B. 强化辨识训练：强化对身体各部分及其相互间关系的认识。可按指令做动作，如"指出或触摸你的大腿"，或呼出指定身体部位名称，也可以练习人体拼图。

C. 神经发育疗法：用手法和运动给予触觉及运动刺激，鼓励用双侧肢体或患肢进行活动，建立正常的姿势体位及运动模式，重建正常的身体模型。

2）功能适应性训练：在日常生活中正确地进行提示。例如，患者知道器官的功能但不能辨认器官或器官部位间的关系时用言语暗示，如让患者举手时说"请举起你拿东西的手"。

（3）手指失认：手指失认的作业治疗包括以下几种。

1）改善功能的作业治疗

A. 感觉整合疗法：增加手指皮肤触觉和压觉输入，如使用粗糙的毛巾用力摩擦患侧前臂的腹侧面、手掌、手指指腹；抓握用硬纸板做成的圆锥体，向手掌施加压力并在手掌中移动产生摩擦感；也可进行按键、弹琴等活动。注意刺激不能引起明显的不适，以免引起防卫反应。

B. 手指辨认训练：按指令辨认手指图案、患者本人或治疗师的手指。

C. ADL 训练：进行与手指功能相关的功能活动，如使用勺子进食、更衣训练等。

2）功能适应性训练：手指失认一般不影响手的实用性，严重者可影响手指的灵巧度，从而影响相关的活动能力，如系钮扣、系鞋带、打字等，此时应提供相应的代偿方法。

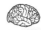

2. 失认症的康复

（1）视觉失认：视觉失认的作业治疗包括以下几种。

1）改善功能的作业活动：进行各种识别训练，如让物体失认者反复识别常用品、必需品；也可在训练中给予非语言的感觉-运动指导，如通过梳头来辨识梳子；有面容失认者反复用家人、亲属、朋友、名人等的照片借助语言提示进行辨识，找出照片与名字之间的联系；或从不同场景、不同角度、与不同人合影的照片中寻找熟悉的人或将某人的照片按年龄顺序进行排列帮助比较辨认；用色卡对颜色失认者进行命名和辨别颜色的练习。

2）功能适应性训练：鼓励患者多使用视觉外的正常感觉输入方式，如教会面容失认者利用面容以外的特征如声音、发行、身高、步态、服装等进行辨认；调整生活环境，在物品上贴标签，或把不能识别的人物名字写在其不同拍摄角度和光线的面部照片上。

（2）触觉失认：触觉失认的作业治疗包括以下几种。

1）改善功能的作业活动

A. 感觉刺激：用粗糙的物品沿患者的手指向指尖移动进行触觉刺激；用手掌握锥形体刺激压觉感受器。摩擦刺激和压力刺激交替进行。

B. 辨识训练：闭目用手感觉和分辨不同质地的材料，如砂纸、丝绸、毛巾等，强调把注意力集中在体会物品特征上。

2）功能适应性训练：利用视觉或健手的感觉帮助患肢进行感知，重视对物体的形状、材料、温度等特质的体验。让患者了解触觉失认在日常生活中的潜在危险性（如在厨房等场所），避免损伤。

（3）听觉失认：听觉失认的作业治疗主要是指导患者利用其他感官进行代偿，如把门铃附加闪灯等。

（4）单侧空间忽略：单侧空间忽略的作业治疗包括以下几种。

1）改善功能的作业活动

A. 视觉搜索训练：以促进向忽略侧的视觉搜索，提高对忽略侧的注意为目的，是临床常用的训练方法。训练时在整个桌面上放硬币或积木让患者逐一捡起或数数；给图画涂色、拼图；划消指定的字母、数字、文字、形状等。训练要由易到难，即从线到面、从小范围到大范围、从空间连续性搜索到在各个方向的不连续的大幅度搜索；搜索目标的数量由少到多；搜索速度由慢到快；还要在不同环境中分阶段进行，并注意向日常生活中泛化。也可以利用电子计算机进行视觉搜索或对发光体进行视觉追踪联系。

B. 感觉刺激：在日常生活中尽量给予忽略侧各种感觉刺激。房间布置应使忽略侧朝向床头柜、电视和房门等；对忽略侧肢体皮肤进行冷、热、触觉刺激；向忽略侧翻身，在仰卧位向两侧的重心转移；用患肢或双手交叉进行跨越中线的作业活动等；坐位及站立平衡；在地面上贴胶带纸，使患脚踩在胶带纸上进行步行练习等。

C. 病灶同侧单眼遮蔽：根据 Serfaty 的研究结果，在保证患者安全的情况下，病灶同侧单眼遮蔽进行活动，以提高对对侧物体的注意。

D. 基本动作训练：尽早取轮椅坐位或床边坐位并注意保持正确坐姿，纠正躯干向患侧或后方倾斜，必要时使用防滑坐垫。在坐位下向患侧旋转躯干可促进对患侧的注意。尽早利用姿势镜进行坐位、站立、转移、驱动转移及步行等练习，技能强化肌力，改善平衡，

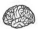

提高训练兴趣，还有利于基本动作的自理，对忽略产生积极影响。

E. ADL 训练：一般从进食开始，逐步增加更衣、转移、驾驶轮椅等练习。

2）功能适应性训练

A. 功能代偿：提醒进食时勿忘吃对侧的食物，穿衣、修饰时使用姿势镜。把忽略侧的轮椅手闸的手柄加长并做上标记、忽略侧足踏板涂上颜色或做标记等。重度偏瘫忽略者在进行站立、步行练习时应使用腰带保护，以防跌倒。

B. 生活环境调整：书本、餐桌上或楼道的左侧用红线做上标志；进餐时与周围人使用颜色不同的餐具；所需物品放在能注意到的空间范围；指导家属在日常生活中给予提示。

3. 失用症的康复

（1）运动性失用：运动性失用的作业治疗包括以下几种。

1）改善功能的作业活动

A. 活动前先给予肢体本体感觉、触觉、运动觉刺激，如在制动轮椅训练前给肢体进行活动。

B. 练习中给予暗示、提醒或亲手教，症状改善后逐渐减少提示并加入复杂动作。

2）功能适应性训练：尽量减少口头指令。

（2）意念运动性失用：意念运动性失用的作业治疗包括以下几种。

1）改善功能的作业活动

A. 在治疗前及治疗中给患肢以触觉、本体感觉和运动觉刺激，加强正常运动模式和运动计划的输出。

B. 对于动作笨拙和动作异常尽量不用语言来纠正，而应握住患者的手帮助其完成，并随动作的改善逐渐减少辅助量。

C. 训练前先进行想象或观摩，即让患者在头脑中以流畅、精确和协调的运动模式想象；或观看治疗人员演示一套完整的动作，然后再开始尝试。

2）功能适应性训练

A. 意念运动性失用者往往能够较好地完成粗大的全身性活动，训练时不宜将活动分解，而应尽量使活动在无意识的水平上整体地出现，如站起训练时只给"站起来"的口令。

B. ADL 训练尽可能在相应的时间、地点和场景进行，如早晨在病房进行穿衣训练。

（3）意念性失用：意念性失用的作业治疗包括以下几种。

1）改善功能的作业活动

A. 故事图片排序练习：如摆放 5 张或 6 张卡片，要求患者按正确的顺序排列起来组成一段情节或短故事，并逐渐增加故事情节的复杂性。

B. 把某项 ADL 活动分解为若干步骤练习，逐步串连起来完成一整套系列动作；如把穿衣服动作分解为拿起衣服、整理好衣服的前后左右顺序、先穿左侧或右侧、系好扣子等详细的步骤并依次进行训练。

C. 让患者大声说出活动步骤，逐渐变为低声重复，直至默念。若不能通过描述活动顺序来促进运动改善时，应回避口头提示而采用视觉或触觉提示。

2）功能适应性训练：应选用动作简化或步骤少的代偿方式，如使用松紧腰带裤、松紧口鞋、弹力鞋带等；慎重选择需较高水平运动计划能力的自助具，如系扣器、单手开启器等。

（4）结构性失用：结构性失用的作业治疗包括以下几种。

1）改善功能的作业活动

A. 复制作业：①复制集合图形，从简单的平面设计（如正方形、三角形或"T"字形）开始，逐步向复杂设计过渡（如连接点状图或虚线图，将平面图加工成立体图等）；也可以在石板或粗糙地面上画图以增加本体感觉和肌肉运动知觉的输入。②用积木复制结构，一般从简单的（三块）设计开始，逐渐增加积木数量及设计难度；从二维到三维；从单色积木到彩色积木；从大小和形状相同到不同；逐渐过渡到根据照片或图画再现三维结构。③用火柴棍、木钉盘、几何拼图或图画拼图进行复制练习：从简单的图形或熟悉的人、动物或物品开始。

B. ADL 训练：如做饭、摆餐具、组装家具、裁剪衣服等。

2）功能适应性训练

A. 应用逆向链接（backward chaining）进行辅助，即让患者完成已经部分完成的活动，如进行摆餐具活动时先摆好筷子、杯子，然后让患者完成。

B. 对动作成分进行分析，在完成困难的环节提供辅助；也可先完成部分，再完成全面。在完成组装任务时按一定的顺序摆放配件或按顺序给配件做出标记，或提供模板（说明书），有助于提高效率。

（5）穿衣失用：穿衣失用的作业治疗包括以下几种。

1）改善功能的作业活动：在穿衣前让患者用手感觉衣服的质地、重量等。在穿衣过程中给予语言和视觉提示，如某个步骤出现停顿或困难可重新给予提示；也可以交给患者一套固定的穿衣方法，反复练习掌握要领。治疗师不在时，可利用录音机或口述提示穿衣的先后顺序，随着功能的改善逐渐减少并去除指导。如有结构性失用或躯体构图障碍时应针对这些障碍进行治疗。

2）功能适应性训练：教会患者根据商标或做标记区分衣服的不同部位，如用不同的颜色区别衣服的上下、左右；每次系扣时从最下面的扣子和扣眼开始或将每对扣子和扣眼做不同的标记。

4. 视觉辨别功能障碍的康复

（1）图形-背景分辨困难：图形-背景分辨困难的作业治疗包括以下几种。

1）改善功能的作业活动

A. 辨识训练：将三种不同的物品放在患者面前，要求患者通过视觉进行分辨（避免使用触觉），随着功能改善逐渐增加物品的数量及难度。

B. ADL 训练：如在装有混杂物体的容器中寻找熟悉的物体；对难于发现轮椅的手闸者反复练习打开和锁上手闸。

2）功能适应性训练

A. 养成在找东西时放慢速度并系统搜索的习惯，如在厨房按一定顺序用眼睛看和用手摸索来寻找操作台上的东西。

B. 环境应简明有序，限制视觉刺激的数量，使用标签标明物体的位置。例如，抽屉内的物品种类不宜过多，分类摆放；钮扣的颜色与衣服底色不同；用与衣服本色不同的色

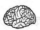

带标出袖孔；用颜色鲜艳的胶带标示楼梯边缘；用红胶带标记轮椅手闸等。

（2）空间定位障碍：空间定位障碍的作业治疗包括以下几种。

1）改善功能的作业活动

A. 空间定位作业：任意摆放四块正方形硬纸板或塑料板让患者按要求进行排列，如横向平行排列、纵向垂直排列或呈对角线排列等。也可以把几张相同的图卡（或实物）摆成一排，其中一张上下颠倒摆放，让患者找出。还可以练习把一块积木分别放在另一块积木的上方、前方、后方、左侧和右侧。

B. 触觉-运动觉输入作业：练习组装物体和拼装玩具，以提高估计短距离和物体与点的相对位置能力。

C. 跟随治疗师的"左""右"的口令反复练习跨越中线的作业活动。

D. ADL 训练：练习整理橱柜内容物等，掌握基本的空间定位概念。

2）功能适应性训练：是环境调整时最有效的补偿空间定位障碍的方法。例如，家庭和工作环境应简洁，物体位置固定，使用标签帮助定位；家里或经常使用的环境使用个性化的标记，并指导如何有效地寻求帮助。

（3）空间关系障碍：空间关系障碍的作业治疗包括以下几种。

1）改善功能的作业活动：先训练患者确定自己在空间中的位置，然后训练物体与物体间的定向。

A. 自身空间定位训练：按指示进行自身定位，如"请站在我后面""请走到门外"等。也可以让患者把几种物品放置在房间的不同位置，离开房间然后返回，说出这些物品的位置并逐一取回。也可用家具设计一个迷宫，训练患者从入口走到出口，或绘制一张地图令其按指示从一点到另一点。

B. 物体间定向训练：复制不同的图形，从简单到复杂，从平面图到立体图。也可练习用木块、火柴、木钉盘等复制模型；或选择日常熟悉的任务、动物或物品的图形进行拼图练习；或把虚线图连接成实线图。

2）功能适应性训练：把常用物品摆放在相对固定的位置，放置重要物品的抽屉、柜橱等贴上标记以便于寻找。

（4）地形定向障碍：地形定向障碍的作业治疗包括以下几种。

1）改善功能的作业活动：反复练习从一个地点到另一个地点，如在口头提示下从治疗室走到病房等，从简短路线逐渐过渡到曲折复杂的路线。如果地形定向障碍与左侧忽略或空间关系障碍等有关，应重点治疗这些更为基础的障碍。

2）功能适应性训练：增设路标，可用标记物（如图片、文字、物品等）标出路线，掌握后逐渐减少标记，最终不再依赖提示。嘱患者不要独自外出，或随身携带写有姓名、住址、联系电话的卡片。

（5）物体恒常性识别障碍

1）改善功能的作业活动

A. 辨识训练：训练前先触摸物品，增加触觉刺激。反复描述、区分和演示形状大小相似物品的外形特征和用途。将同一物品以不同角度、多种规格呈现；对外形相似的物体通过示范其用途强化识别。辨认悬挂摆动的几何图形，感觉物品在空间形状、位置的变化。

B. 匹配训练：如将形状相似的积木进行匹配。

　　C. 物品分类：如根据短裤、短袖上衣、长袖或短袖衬衣等标准将一堆衣服分类。

　　2）功能适应性训练：将日常用品固定放置在易识别的常规位置或做标记、贴标注注明；识别困难时可采用视觉、触觉和自我提示相结合的方法。

　　（6）距离与深度辨认障碍

　　1）改善功能的作业活动：反复练习缓慢上下台阶，或在行走时设置不同高度的路障来体会高、低的感觉，或练习把脚放在地板画的点上。

　　2）功能适应性训练：尽可能利用触觉，如在往杯子里倒水时可将手指尖放进杯子上端，上下楼时用脚探查楼梯来估计距离和深度，用彩条标出台阶，移走突出的可导致损伤的物体，限制从事具有危险性的活动（如驾驶、操作电器等）。

第二节　任务组织障碍

一、观念运动性失用

（一）发病机制

　　观念运动性失用症的病变部位以双侧多见，左侧大脑顶叶后部及下部受损或双侧大脑半球损害，尤其是缘上回受损时引起；临床上单侧观受损的病例较为少见。其病变可能与连接优势半球与其运动皮质的白质通路受损、运动皮质本身病变或连接非优势半球运动皮质与胼胝体的联系纤维受损有关。由于累及以上通路均可能发病，故观念运动性失用症在临床中较为常见。

（二）康复评定

　　通过执行动作口令能力进行测试。令受试者表演使用某种工具的动作，或令测试者做出使用某种工具的动作，要求受试者模仿。观念运动性失用的患者不能执行运动口令，也不能准确模仿他人的动作或手势，但将某种工具交给患者时，患者可自动完成使用工具的动作。例如，让患者演示擦脸的动作，患者表情茫然，但将其脸上滴上水滴，再将毛巾交给他时，患者会自动完成擦脸的动作。

（三）康复治疗

1. 改善功能的作业活动

　　（1）在治疗前及治疗中给患肢以触觉、本体感觉和运动觉刺激，加强正常运动模式和运动计划的输出。

　　（2）对于动作笨拙和运动异常尽量不用语言纠正，而应握住患者的手帮助完成，并随动作的改善逐渐减少辅助量。

　　（3）训练前先进行想象或观摩，即让患者在头脑中以流畅、精确和协调的运动模式想象，或观看治疗人员演示一套完整的运动，然后再进行尝试。

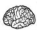

2. 功能适应性训练

（1）意念运动性失用者往往能够较好地完成粗大的全身性活动，训练时不宜将活动分解，而应尽量使活动在无意识的水平上整体地出现，如站起训练时只给"站起来"口令。

（2）ADL训练尽可能在相应的时间、地点和场景进行，如早晨在病房进行穿衣训练。

二、观念性失用

（一）发病机制

观念性失用症的常见病变部位一般为双侧，因双侧大脑顶叶的局限性或广泛性病变、左侧大脑顶叶的大范围损害导致，常累及顶-颞区后部尤其是缘上回。观念性失用与感觉性失语共存时，常易被漏诊或误诊。

（二）康复评定

通过完成事物的目的性及规划性进行测试。测试者准备系列日常生活常用物品，要求受试者完成系列的日常生活活动。观念性失用的患者由于对完成某种事情的目的性和规划性缺乏正确的认识和理解，而不能正确完成系列活动过程，如将牙杯、牙刷、牙膏准备好，让患者完成刷牙的过程，患者不知道刷牙的程序，但患者可以按指令完成每一个分解动作，如刷牙的正常程序是先将牙杯接水—漱口—将牙膏挤在牙刷上—刷牙—漱口，但患者不能按照正常的程序刷牙，可能会先用牙刷刷牙，而不知道将牙膏挤在牙刷上，也不知道先漱口。

（三）康复治疗

1. 改善功能的作业活动

（1）故事图片排序练习：如摆放5张或6张卡片，要求患者按正确的顺序将它们排列起来组成一段情节或短故事，并逐渐增加故事情节的复杂性。

（2）选择日常生活中的系列动作训练，如泡茶后喝茶、洗菜后切菜、摆放餐具后吃饭等。把活动分解为若干步骤练习，逐步串联起来完成一整套系列动作。例如，把点蜡烛动作分解为拿起火柴盒、取出火柴棒、划着火柴、拿起蜡烛点燃等4个步骤并依次进行训练。由于动作顺序非常混乱，除将动作分解外，治疗室有时还需要对下一步骤给予提醒，或用手帮助患者进行下一个运动直到有改善或基本完成动作。

（3）让患者大声说出活动步骤，逐渐变为低声重复，直至默念；若不能通过描述活动顺序来促进运动改善时，应回避口头提示而采取触觉提示。

（4）单项的技能训练，如患者的知觉技能改善困难，可集中改善其中某个单项的技能。通过组织很好的学习程序，并让其进行大量的重复练习来学会该技能。

2. 功能适应性训练

（1）应选用动作简化或步骤少的代偿方法，如使用松紧腰带裤、松紧口鞋、弹力鞋带等。

（2）慎重选择需较高水平运动计划能力的自助用具，如系扣器、单手开启器等。

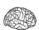

三、运动性失用

（一）发病机制

运动性失用症的运用障碍是由大脑病变引起轻偏瘫的部分表现。企图使用的受累肢体表现有运用障碍，但不能简单地用肢体无力来解释。因为企图动作是杂乱无章的，要求完成诸如书写或使用器皿等任务时，病人似乎很笨拙或不熟悉这种动作。这种类型的运用障碍被认为是大脑表面的病变或紧密邻近白质的病变所引起的。累及内囊或下位中枢神经系统的病变则未见到失用症。

（二）康复评定

可采用精细运动进行测试。在没有运动功能障碍的条件下，对受试者上肢精细运动功能进行测试，如表现动作笨拙、缓慢等为存在肢体运动性失用，可以通过以下测试验证。

（1）手指或足尖敲击试验：令受试者用一只手的手指快速敲击桌面，或用一只脚的脚尖快速敲击地面。

（2）手指模仿试验：测试者用手指演示日常常用的动作，如拧瓶盖、洗手等，要求受试者模仿。

（3）手指屈曲试验：受试者快速进行示指屈曲动作。

（4）集团屈伸速度测试：受试者快速进行手指的屈曲和伸展抓握运动。

（三）康复治疗

1. 改善功能的作业活动

（1）进行特定的作业活动前先给肢体以本体感觉、触觉、运动觉刺激，如制动轮椅训练前可给肢体进行活动。

（2）在训练中给予暗示、提醒或亲手教，症状改善后逐渐减少暗示并加入复杂的动作。

2. 功能适应性训练　此时要尽量减少口头指令。

四、结构性失用

（一）发病机制

结构性失用是指不能将各个不同的部件按正常空间关系组合成为一体化的结构，不能将物体各个部分连贯成一个整体。表现为临摹、绘制和构造二维或三维的图形或模型有困难。

（二）康复评定

1. 复制几何图形　要求受试者复制二维的平面几何图形，如相互交叉的五边形，或三维几何图形，如立方体等。

2. 复制图画 要求受试者按照给出的图画进行模仿绘画，内容包括表盘、菊花、大象、空心十字、立方体和房子，绘画评分标准见表 7-4。

表 7-4 绘画评分标准

绘画内容	指令	得分	评分标准（每一项 1 分）
表盘	画一个有数字和指针的表盘	满分 3 分	①表盘轮廓大致为圆形；②数字定位对称；③数字正确
菊花	画一枝菊花	满分 2 分	①能画出大体形状；②花瓣分布对称；
象	画一头象	满分 2 分	①能画出大体形状；②比例基本对称
画空心十字	一笔画出空心十字	满分 2 分	①能画出基本结构；②所有的直角角度适宜
立方体	画一个能看到顶部和两个侧面的立方体	满分 2 分	①能画出大体形状；②基本有立体感
房子	画一个能看到房顶和两面墙的房子	满分 2 分	①房子大体特征正确；有立体感

3. 功能活动 令受试者进行实物组装及部分日常生活活动，如组装家具、穿衣、做饭等，观察其功能活动是否受到影响。

4. 拼图 出示拼图图案，图案不宜过于复杂。

（三）康复治疗

1. 改善功能的作业活动

（1）复制作业

1）复制几何图形：从简单的平面设计（如正方形、三角形或"T"字形）开始，逐步向复杂设计过度（如连接点状图或虚线图，将平面图加工成立体图等）。也可以在木板或粗糙的地面上画图以增加本体感觉和肌肉运动知觉的输入。

2）用积木复制结构：一般从简单的（三块）设计开始，逐渐增加积木数量及设计难度：从二维到三维、从单色积木到彩色积木、从大小和形状相同到不同，逐渐过渡到根据照片或图画再现三维结构。

3）用火柴棍、木钉板、几何拼图或图画拼图进行复制练习：从简单的图形或熟悉的人、动物或物品开始。刚开始进行复制作业时可给予较多暗示、提醒，有进步后逐渐减少，并逐渐增加图形或构图的复杂性。

（2）ADL 训练：如做饭、摆餐具、组装家具、裁剪衣服等。

2. 功能适应性训练

（1）应用逆向链接进行辅助，即让患者完成已经部分完成的课题。例如，进行摆餐具作业时先摆好筷子、杯子，然后让患者完成。

（2）对动作成分进行分析，在完成困难的环节提供帮助；也可以先完成部分，再完成全面。在完成组装任务时按一定顺序摆放配件或按顺序给配件做出标记，或提供模板（说明书或安装顺序）以提高效率。

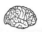

第三节　注意障碍

注意是心理活动指向一个符合当前活动需要的特定刺激,同时忽略或抑制无关刺激的能力。注意是记忆的基础,也是一切意识活动的基础。许多脑卒中偏瘫患者存在注意障碍,在加工和接收新信息或技术时存在困难,导致不能在康复治疗过程中保持注意状态。注意障碍不仅影响肢体功能训练,也严重影响语言、记忆等各项认知功能的康复,导致学习和工作能力明显降低,给人的日常生活带来极大影响,所以对注意障碍的认识、评估、治疗具有重要意义。

一、注意障碍的概念

注意障碍通常是对主动注意而言。注意障碍(attention/concentration deficits)是指当进行一项工作时,不能持续保持注意,注意持续时间短暂,容易分散,通常是脑损伤的后遗症。比较常见的是不能充分地注意,但对简单刺激有反应,如声音或物体;比较严重的注意问题包括不能把注意从一件事转到另一件事上,或分别同时注意发生的两件事情。大多数脑损伤患者常抱怨或表现出在一定时间内不能做一件以上的事情,不能同时处理一项以上的活动。

二、注意障碍分类

(一)主动注意障碍的分类

1. 注意增强　注意增强指主动注意增强,在病态情况下,精神活动的集中性和指向性对客观某些事物特别集中、细致和周到。例如,具有被害妄想、关系妄想的患者,表现对周围人的言行、周围事物状态的变化予以过分的、特别的关注,别人的一言一行都认为是针对自己的。有疑病观念和疑病妄想的患者,过分注意自己的健康状况,对自身一些细微的变化特别予以关注,甚至到处求医。多见于偏执型精神分裂症、疑病性神经症。

2. 注意减退　注意减退指主动注意及被动注意的兴奋性减弱。外界一般强度的刺激不引起其注意,强烈的刺激只能部分引起其注意。多见于神经症、意识障碍、脑器质性精神障碍。

3. 注意涣散　注意涣散指注意保持的障碍,表现为主动注意减弱,注意力不集中,稳定性也下降,且不能持久。多见于神经症、精神分裂症、儿童多动症与注意缺陷障碍。

4. 随境转移　随境转移指不随意注意明显增强,主动注意不集中,注意的稳定性明显减低。表现为易受客观环境的影响而不断转移注意对象,主要见于躁狂症。

5. 注意范围狭窄　注意范围狭窄指注意范围障碍,表现为被动注意减弱,注意范围缩小。多见于意识障碍(朦胧状态)、智能障碍及癔症发作。

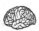

6. 注意固定　注意固定指注意转移的障碍，表现为注意的高度集中或病态的固定。例如，强迫症患者的注意被强迫性地固定于病态的强迫观念上，无法摆脱；具有妄想的患者其注意高度地集中在妄想上，无法转移。

（二）注意障碍按水平分类

1. 集中注意力（focused attention）**障碍**　对特殊感觉（视觉、听觉、触觉）信息的反应能力下降。表现为无法集中注意力等。

2. 持续注意力（sustained attention）**障碍**　主要是因为注意维持和警觉的程度降低，导致注意维持障碍主要表现在不能进行长时间的活动，易于中断，使患者需要较大的信息强度方能引起警觉，反映速度减慢，易于疲劳，作业持续时间短。

3. 选择性注意力（selective attention）**障碍**　选择有关活动、任务而忽略无关刺激（如外界的噪音、内在的担心等）的能力下降或者丧失。表现为患者不能有目的地注意符合当前需要的特定刺激及剔除无关刺激。其机制为患者对相关刺激的易化和对不相关刺激的抑制存在障碍。

4. 交替注意力（alternating attention）**障碍**　又叫注意转移障碍，患者不能根据需要及时地从当前的注意对象中脱离并及时转向新的对象，即两项活动之间灵活转移注意重点的能力下降或丧失，因而不能跟踪事物发展，不能灵活转向下一个训练内容。

5. 分配注意力（divided attention）**障碍**　患者不能同时利用所有有用信息，表现为不能在同一时间做两件事，使其不能完成复杂的认知活动。值得注意的是，在临床表现上脑损伤患者表现出来的注意障碍常常不是单纯的一种，常是多种的综合表现，更为复杂。

三、注意障碍的临床表现

1. 觉醒状态低下　注意的保持有赖于脑干网状结构、丘脑及大脑皮质（前额叶）功能的整合。这些结构通过网状激活系统在功能上相互联系。上行网状激活系统通过不断地发放冲动，使大脑皮质处于清醒状态。因网状结构功能障碍，导致脑内的觉醒水平降低，故患者对痛、触、视、听及言语等刺激反应时间延长，不能迅速、准确地做出反应，因而患者对刺激的反应能力和兴奋性下降，表现为注意迟钝、缓慢。

2. 注意范围缩小　指患者的注意范围显著缩小，在面对刺激信号时患者主动注意减弱，接受信息量的能力降低，集中于某一事物时，仅能注意到较小范围内的信息，无论是视觉还是听觉信息的有效率利用均明显减少。因此患者常表现为不能完成阅读、听写等任务。

3. 注意维持和警觉障碍　注意的持久性下降表现为不能进行长时间的保持注意，活动易于中断。患者在进行持续性和重复性的活动时缺乏持久性，注意力涣散，反应速度减慢，易受干扰，随境转移，不能抑制不合时宜的反应，并且易于疲劳，作业持续时间短。在康复训练时由于患者不能将注意力长时间保持在所进行的活动上，常影响康复的治疗效果。

4. 选择注意障碍　患者不能有目的地注意符合当前需要的特定刺激及剔除无关刺激。在于患者对于相关刺激的易化和对不相关刺激的抑制存在缺陷。患者较易受自身或外部环

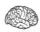

境影响而使注意不能集中，如不能在嘈杂的环境中与他人谈话，丧失了从复杂环境或嘈杂背景环境中选择一定刺激的控制能力。

5. 转移注意障碍 患者不能根据需要及时地从当前的注意对象中脱离并及时转向新的对象，因而不能跟踪事件的发展。额叶损伤患者常表现为注意固定。在进行康复训练时，患者在指令下从一个动作转换到另一个动作会出现困难。

6. 分配注意障碍 患者不能同时利用所有有用信息，表现为不能在同一时间做两件事情。例如，患者因没有足够的注意力同时注意行走和任何其他情况，当患者在监护下可以正常行走，但与人说话时，患者容易跌倒。

此外，注意障碍特点还与其受损脑区有关，如当脑卒中病灶大脑左右侧而表现各异。一般来讲，在进行听觉扫描作业时，右侧偏瘫患者（通常语言功能受损）的表现较左侧偏瘫患者的表现差；而视觉扫描作业时，左侧偏瘫患者（常有视空间损害）的表现会较右侧偏瘫的表现差。单病灶、多病灶或者弥漫性的脑损害及神经递质（尤其是胆碱能）功能的异常均能导致注意力障碍。一个部分的损伤可出现多种注意障碍，反之，某种注意障碍与大脑多个部位损害有关。

四、注意障碍与其他认知功能的影响关系

注意障碍不仅影响肢体功能训练，也严重影响语言、记忆等各项认知功能康复，导致学习和工作能力明显下降。在注意与语言加工方面：在字母串和图画加工的效应研究中发现，注意可以有区别地影响字（左枕叶激活）、图（双侧枕颞激活）在视觉系统内的加工，注意字自始至终增加了语言系统的活动。在注意与记忆方面：注意是影响记忆功能的重要影响因素之一。注意集中能力及注意广度均可对记忆操作产生重要影响。而记忆是一切学习活动的基础，记忆障碍必将使患者难以巩固已学习的技能和知识，进而影响认知功能的康复同时注意维持和警觉障碍使得患者训练不能保持较长时间，因此使得学习内容缺乏一定的深度，注意广度缩小使其接受信息量减少，注意转移困难使其不能灵活转向下一个训练内容；注意分配障碍使其不能完成复杂的认知活动。

五、注意功能的评定方法

（一）概述

注意功能的评定方法主要有 4 种：传统神经心理测验、计算机辅助信息处理测验、功能影像学和认知事件相关电位测验等。通常用于对受试者注意力测量的方式有两种，一种是通过填写问卷的形式来决定受试者是否对学习目标集中注意力；另一种是通过分析人类行为和生理信号等的方式来识别受试者注意力的水平。例如，开发持续性注意功能测试软件（continuous performance test，CPT），也有学者将其称之为支持注意过程的系统（attention aware system，AAS），通过填写问卷的形式来决定受试者注意力的方式也叫传统的注意力测试方法。

（二）传统评定方法

传统的注意力单项测试主要有划消测验、同步听觉系列加法测验（PASAT）、符号—

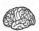

数字模式测验（SDMT）、连线测验、Stroop 颜色词干扰测试等。而一般的颜色—形状分类测验、威斯康星卡片分类测验（也作为检测执行功能）、范畴测验等作为知觉测验的概括能力测验；PORTEUS 迷津测验、流畅性测验、Stroop 字色干扰测验、钉板测验、伦敦塔测验、失用症测验等作为知觉测验的执行功能与运动操作测验，有时也作为注意功能测验；传统注意力中的神经心理成套测试，有霍尔斯特德-瑞坦（Halstead-Reitan）神经心理学成套测验中的节律测验和语声知觉测验、简易精神状况检查 100-7，连续减 5 次，常识—记忆—注意测验中反述红、黄、蓝、白、黑和正、反述 1～20，老年性痴呆评定量表则根据观察被试者在测验过程中注意力不集中的次数评定注意力。

1. 划消测试 按照图 7-5 提供的字母进行测试。第一种，训练划"F"字（或其他的指定字母）的能力，目的是锻炼注意的指向性和集中力；第二种，训练划"F"字前面的一个字母，这是对注意转移力的一种训练；第三种，训练划"F"前一位的"A"字（或其他字母），这种训练有助于发展注意的选择性；第四种，训练划"F"和"A"中间的字母，目的在于扩大注意的广度和分配能力。记分方法：净分=粗分（全部划掉的字数）–（错划+1/2 漏划），失误率=（错划+1/2 漏划）/净分×100（答题纸中数字的多少和排列顺序可根据受试者的实际情况自行确定）。

BE I FHEHFEG I CHE I CBDACBFBEDACDAFC I HCFEBAFEACFCHBDCFGHE
CAHEFACDCFEHBFCADEHAE I EGDEGHBCAGC I EHC I EFH I CDBCGFDEBA
EBCAFCBEHFAEFEGCHGDEHBAEGDACHEBAEDGCDAFCB I FEADCBEA
CDGACHEFBCAFEABFCHDEFCGACBEDCFAHEHEFD I CHB I EBCAHCHEFB
ACBCGB I EHACAFC I CABEGFBEFAEABGCFACDBEBCHFEADHCA I EFEG
EDHBCADGEADFEBE I GACGEDACHGEDCABEFBCHDACGBEHCDFEHA I E

图 7-5 字母划消测验

2. 符号-数字模式测验（symobol-digit modalities test） 测试内容以印刷好的符号呈现给受试者，共有 120 个符号；记录其 90 秒内能填出或说出多少个数字。操作方法：受试者将符号转化写为数字，也可以口头说出数字（图 7-6）。

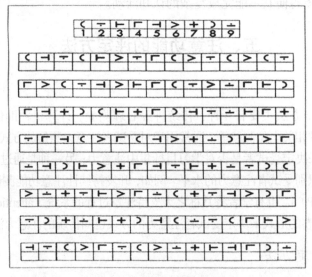

图 7-6 符号-数字模式测验

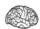

3. 连线测验（trail making test）　检查注意和运动速度，内容：A 型（图 7-7）主要是反映较为原始的知觉运动速率，B 型（图 7-8）除了包括知觉运动速率之外，还包含了工作记忆和注意转换的效应。记分方法可以分别计分，或是把 B 型分数除以 A 型分数，以得出结论：病人是知觉运动速率和视觉空间处理速度的问题，或是注意转换的问题。结果分数意义：可以比较 A 型和 B 型的时间来判断是原始的知觉运动速率出问题，还是转移性注意出问题，若 A 型时间＞B 型时间说明是原始启动出问题，若 B 型时间＞A 型时间说明其转移性注意力出问题。

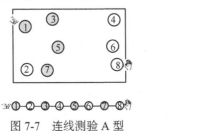

图 7-7　连线测验 A 型　　　　　　　　　图 7-8　连线测验 B 型

4. Stroop 颜色词干扰测试　Stroop 颜色词干扰测试如图 7-9 所示。

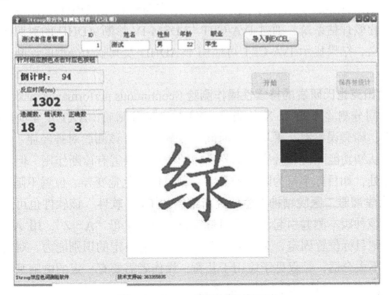

图 7-9　Stroop 颜色词干扰测试

"绿"字体颜色为红色，字体意思代表绿色，患者识别字义为"绿"，但视觉冲突为字体颜色红色，记录患者反应时间、正确个数

传统评定方法的优点：传统神经心理成套测验有标准化版本，数据处理比较容易，有完备的常模资料；缺点：对注意能力的评定总是依赖记忆和视觉空间功能而没有分离出注意这种基础成分，对于脑损伤患者而言，肢体功能障碍和其他认知障碍如失语、失算、思维障碍等均可影响测验的准确性，测验和不同注意维度之间的对应较少。单项测验中的划消测验因涉及较少的其他认知负荷故仍被广泛应用。

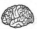

（三）现代的评定方法

传统的测试方法时间分辨率差，缺乏特异性，对注意能力的评定要依赖记忆和视觉空间而难于分离出这种基础成分，只能定性而不能精确定量地检测注意缺损。

现代注意力评定方法主要根据现代注意理论，通过涉及不同任务评价注意的各个维度，开发相关系统和软件来分析人类行为和生理信号等方式，以识别受试者注意力，是目前比较常用的方式。相比于传统的注意力测试方式，现代评估方式能够实时洞察受试者注意力状态，帮助教育者实时掌握学习者的注意力，从而对教学有所掌控。目前常用的测试持续性注意的方法工具有应用认知心理学软件 DMDX、整合视听连续执行测试、日本太田克也氏研发的持续性操作测验 CPT、中南大学湘雅二医院精神卫生研究所编制的 CPT 软件等。

1. 视听整合持续测试（整合视听连续执行测试，integrated visual and auditory continuous performance test，IVA-CPT） 视听整合持续测试简称 IVA 评估，是由美国相关机构开发的一种能够评价儿童反应控制能力、注意力及视听整合功能失调程度，并能提供脑部功能障碍方面多种数据的测试方法。国内由南京伟思医疗科技有限公司生产，但其一般只适宜应用于儿童。IVA-CPT 专用于儿童注意缺陷多动障碍（ADHD）、注意力缺陷等疾病的辅助诊断及疗效评估系统，通过 IVA-CPT 与 DSM-IV 诊断 ADHD 的对照研究，对比、评价其临床意义，结果显示 IVA-CPT 可应用于 ADHD 及其临床分型的诊断，验证了其应用价值。

2. 日本太田克也氏研发的持续性操作测验（continuous performance task，CPT） CPT 内容有反应时间分测验（RT），X 分测验（XT），AX 分测验（AXT）；4 项分测验观察指标包括漏答率、障碍误答率、平均反应时间、变异系数。该测验对神经症、精神分裂症、抑郁症、轻度认知功能障碍和轻度 AD 等疾病的注意力损害有诊断作用。但该测验也有其缺点与不足之处，如目标字符为阿拉伯数字、靶目标无色觉变异、位置不随机等。

3. 中南大学湘雅二医院精神卫生研究所编制的 CPT 软件 该软件也可对儿童的注意力做检测，但该种版本测验引起注意的目标字符是英文字母"A~Z"，用 A4 轨迹球点击鼠标，且测验靶目标位置固定，对目标字符字母要具有一定的识别能力，对文化水平低的人（如文盲）不太合适，且仅见于应用于儿童，操作者需要有一定的电脑基础（会识别应用研究鼠标的左右键），这些均为其不足之处。

4. 其他版本 如 RiccioCA/Reynold CR CPT 测试，该测试应用 DMDX 软件编程，随机呈现字母 A、D、X、M 要求被试者看到 X 时尽快按游戏杆的右键做出反应，其缺点同上，而且还需增加电脑配置游戏杆。

（四）康复评估

一般脑部创伤的认知功能评估可通过使用标准化测验（standardized examination）及日常功能活动行为观察（daily activities observation）而得知，注意障碍也不例外。标准化测验包括筛选评估（screening examination）及特定评估（specific examination）。标准化测验的好处是提供客观、可靠的数据，以及可以重复记录患者的认知功能。

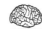

1. 标准化测验　大多数用于评价脑功能的认知或神经心理学检查都包含有一般的注意成分，如用于筛选评估的神经行为认知状态测试（the neuro-behavioural cognitive status examination，NCSE），常见的特定注意评估包括 William 数字顺背及逆背测验（William's digit span test-forward & back ward）、注意过程测验（attention process test APT）及日常生活注意测验（test of everyday attention，TEA）等。

2. 信息处理速度和效率的测试　除上述标准化测试外，注意过程可通过评价信息处理速度和效率的测试及注意力水平的测试直接评估。

（1）定时测验（timed test）：如 WAIS-R 的行为表现分测验，特别适用于能够完成任务但不能按规定时间完成的患者。

（2）Halstead-Reitan 神经心理学测试量表（Halstead-Reitan neuropsychological test battery，HRNTB）：适用于视觉筛查各项测试中表现比较慢的患者及在 Seashore 节律性测试中表现有相当障碍者。

（3）步调听觉连续附加任务测试（the paced auditory serial addition task，PAST）：适用于当步调的听觉刺激间的间隔减少时，行为表现的困难程度增加者。

3. 注意水平的测试　几种注意类型都有许多相应量表进行测试，如连线测试（trail making test A & B）、WAIS-R 数字符号分测验（digit symbol subtests of the WAIS-R）、数学分测验（arithmetic subtest of the WAIS-R）、Wisconsin 纸牌分类测试（Wisconsin cards classification test）、数字警觉测试（digital vigilance test）和连续行为测试（continuous performance test），临床实践中根据需要加以选择。

4. 虚拟技术的应用（virtual reality，VR）　虚拟是一项新兴的技术，大家熟悉的飞行员、汽车驾驶员的模拟训练、打游戏机等均是侵入性和非侵入性虚拟技术的应用。Christiansen 和同事利用电脑模仿描述了一个虚拟厨房，脑外伤患者置身其中进行常规备餐活动。由此评估患者处理事务及信息排序的能力，这些例子都是可重复使用的评估特定认知功能的工具，是对脑外伤患者传统康复评估的补充。

六、注意障碍的康复

（一）注意障碍的康复训练原则

重视注意功能评定、训练计划个体化、训练由易到难、循序渐进、训练环境要适宜、重视对患者及家属的宣教与指导。

（二）康复策略

认知训练是有目的，可以是集中于认知层面（cognitive domain）或任务层面 task domain），包括恢复性策略和代偿性策略。恢复性策略（restorative approach）：针对个别问题反复训练，通过系统性认知训练，如采用功能法、训练转移法、感觉统合法、神经发育疗法，改善某种特定的功能；代偿性策略（compensatory approach）：以内在或外在方法弥补认知问题。教会患者利用未受损的感觉通路来代偿某一感觉通路上的认知缺陷，主要采

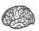

用功能代偿和环境适应。

（三）治疗方法

治疗方法的几个关键点是重复练习（drills）、延时提取（spaced retrieval）、减少提示（vanishing cue）、无错误学习法（errorless learning）。

（四）康复训练

1. 康复原则 虽然注意障碍的康复只是认知障碍的一个方面，但它是认知康复的中心问题。只有纠正了注意障碍，记忆、学习、交流、解决问题等认知障碍的康复才能有效地进行，因此在训练中应遵循如下原则。

（1）每次训练前，在给予口令、建议、提供信息或改变活动时，应确信病人注意；如果可能，要求复述已说过的话。

（2）应用功能性活动治疗，在丰富多彩的生活活动中，提高注意能力与应变力。

（3）避免干扰，运用环境能影响活动执行这个概念，治疗应先在一个安静、不会引起注意力分散的环境下进行，逐渐转移到接近正常和正常的环境中执行。

（4）当病人注意改善时，逐渐增加治疗时间和任务难度。

（5）教会病人主动地观察周围环境，识别引起潜在的精神不集中的因素，并排除它们或改变它们的位置，如电视机、收音机的位置或开着的门等。

（6）强调按活动顺序完成每个步骤，并准确地解释为什么这样做。

（7）与患者及家人一起制订目标，实施训练计划。鼓励家人、照顾者参与训练，使其了解患者情况及照顾技巧，鼓励他们在非治疗时间应用训练时所学到的技巧督促患者。

（8）在注意训练的同时，应兼顾其他认知障碍的康复，如记忆力、定向力、判断力及执行功能等。

2. 训练方法

（1）信息处理训练（information process training）：可采用如下方法进行。

1）兴趣法：用病人感兴趣或熟悉的活动刺激注意，如使用电脑游戏、专门编制的软件、虚拟的应用等。

2）示范法：示范你想要病人做的活动，并用语言提示他们，以多种感觉方式将要做的活动展现在患者眼前，这样有助于患者知道让他们集中注意的信息。例如，打太极拳，一边让病人看到刚柔共济、舒展流畅的动作视频示范，一边抑扬顿挫地讲解动作要领，使病人视觉、听觉都调动起来，加强注意。

3）奖赏法：用词语称赞或其他强化刺激增加所希望的注意行为出现的频率和持续的时间，希望的注意反应出现之后，立即给予奖励。临床上常用的代币法就是一种奖赏方法。

4）电话交谈：在电话中交谈比面对面谈话更易集中患者注意力，这是由于电话提供的刺激更专一。因此应鼓励不同住的家人、亲友和朋友打电话给患者聊天，特别是他所感兴趣的话题。

（2）以技术为基础的训练（skill-based training）：这种训练不仅要集中注意力，尚需要一些理解、判断能力。包括如下方法①猜测游戏；②删除作业；③时间感；④数目顺序等方法。

（3）分类训练（specific process training）：其目的是提高患者不同难度的注意力。操作方式多以纸笔练习形式进行，要求患者按指示完成功课纸上的练习，或对录音带、电脑中的指示做出适当的反应。内容按照注意力的分类可分为持续性、选择性、交替性及分别性注意训练。

1）连续性注意训练：除删除作业外，还可以给予动听悦耳的音乐予以声音刺激，需要大量精神控制和信息处理的竞赛性活动，如击鼓传球游戏。

2）选择性注意训练：在活动中，将引起注意力分散或与注意无关的信息合并以增加干扰，达到强化注意选择的目的。例如，在视觉删除活动中，用塑料遮盖住引起注意力分散的图样；播放有背景噪声的磁带，找出要听的内容。

3）交替性注意训练：可采用的方法也很多，如先删除偶数后删除奇数，纸牌按不同颜色分类，正在看报纸时要求接电话，看电视时将频道间隔一定时间更换一次。

4）分别性注意训练：让患者听写是一个好方法，在穿衣训练时同患者谈论时事。根据注意障碍成分的不同，分清轻重缓急，精心设计与安排。原则上应每天进行。

（4）电脑辅助法：电脑游戏等软件对注意的改善有极大帮助。通过丰富多彩的画面、声音提示及主动参与（使用特制的键盘与鼠标）能够强烈吸引患者的注意，根据注意障碍的不同成分，可设计不同程序，让患者操作完成，如模拟产品质量检验的软件即可训练注意、警觉性、视知觉等。

实际上，电脑辅助的认知康复训练（CACR）软件可归纳为两种不同类型的干预方法，即特殊活动的方法和分等级的方法（the hierarchical approach）。前者是针对某一特殊的认知障碍缩写程序给予训练。例如，有注意问题的患者接受训练注意的程序软件，通过训练达到改善注意之目的。后者按循序渐进的方式从基本训练开始逐步过渡到更复杂的认知功能。

（5）综合性训练（comprehensive process training）：在日常生活活动中应用的训练方法，要处理或代偿的策略取决于脑损伤患者在日常生活中所面对的特殊挑战。例如，一个接待员需要学习在工作环境中怎样消除分散注意力的技能，保持警觉直到活动完成为止。对于一个在校学生则需要采取训练上课期间如何改善记笔记和做指定作业策略，滤掉课堂背景噪声的同时集中听讲，组织和学习准备考试的材料，最终持续性完成一场考试。由此可见日常生活活动中的注意力训练因人而异。

第四节　记　忆　障　碍

一、记　忆　理　论

记忆（memory）是过去经历过的事物在头脑中的反应。用信息加工的观点看，记忆就是人脑对所输入信息进行编码、存储及提取的过程。由于记忆功能的存在，使人们能够利用以往的经验来学习新的知识。记忆随年龄的增长会有所减退。当各种原因的损伤累及记

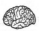

忆相关的神经组织结构或神经递质时，可以出现永久性记忆障碍，导致患者生活质量下降。

1. 记忆的基本过程　脑的特定部位与记忆的特定认知过程存在着复杂的联系，多重记忆系统将记忆看作是有多个不同的操作系统组成的复合系统，而每一个操作系统都由若干特定的加工过程组成。记忆的基本过程包括识记、保持和回忆三个环节。

识记是人识别并记住事物的过程，是记忆的第一环节。识记的目的性，识记材料的意义、数量和呈现的先后顺序及识记时的情绪状态都可能对识记的效果产生影响。

保持是识记的事物在头脑中储存和巩固的过程，是实现回忆的必要前提。信息是否能够得到巩固和持久的保持，有赖于识记任务的持久性、识记材料的性质、识记后的复习等因素。要求长久记住的记忆任务和复习均有利于材料保持时间的延长，而复习的作用就是通过多次的识记来巩固已建立的联系以加强保持的力度。根据 Ebbinghaus 遗忘曲线，说明遗忘在数量上的规律：遗忘量随时间递增，增加的速度是先快后慢，在识记后的短时间内遗忘特别迅速，然后逐渐变缓。因此，及时、经常地进行复述，有利于识记内容在急速遗忘前获得必要的巩固。当然，识记材料的性质也会对保持过程产生影响。

回忆是对头脑中所保持事物的提取。回忆有再现和再认两种表现方式。再现是当识记过的事物不在时能够在头脑中重现，学生在闭卷考试时就需要通过再现学过的内容作答。再认是当识记过的事物再度出现时能够将它识别出来，如目击者从一群疑犯中指证真正的犯人，就属于记忆再认现象。再认过程由于存在信息提示，故较再现过程简单。回忆可以是有意识的，也可以是无意识的。将保存在记忆中的信息调出便属于有意识回忆；而技巧、常识、经验等却在不知不觉中被记下来。前者属于陈述性记忆或称外显记忆，后者属于非陈述性记忆或称内隐记忆。

记忆过程中的这三个环节是相互联系、相互制约的。识记是保持的前提，没有保持也就没有回忆和再认，而回忆和再认又是检验识记和保持效果好坏的指标。

2. 记忆的分类　根据信息维持的时间长短，可以将记忆分为感觉记忆、短时记忆和长时记忆（表 7-5）。感觉记忆（sensory memory）的维持时间以毫秒或秒计算，如我们可以记起一个人刚刚说过的话，即使当时并未刻意去听。短时记忆（short-term memory）是指能维持几秒至几分钟的记忆，如我们可以记起一个人刚说过的一串数字。长时记忆（long-term memory）的维持时间按照天或年来计量，如我们可以记起一些陈年往事或几个月、几周、几天前发生的事件。长时记忆根据信息提取（回忆）过程有无意识参与，分为陈述性记忆（又称为外显记忆）和非陈述性记忆（又称程序记忆、内隐记忆）；陈述性记忆又分为情景性记忆和语义性记忆。

表 7-5　记忆的类型与特点

记忆类型	记忆特征		
	时间	有意注意	丧失机制
感觉记忆	几毫秒至几秒	否	主要为衰退
短时记忆	几秒至几分钟	是	主要为衰退
长时记忆（非陈述性）	几天至几年	否	主要为干扰
长时记忆（陈述性）	几天至几年	是	主要为干扰

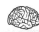

（1）感觉记忆：当你在看电视时，你的同伴跟你说话，你在专注于电视剧情节并没有注意同伴的话，突然间，你听到他大声地说："我说的话你一个字也没有听进去！"然而，你并没有承认。此时，你相当准确地提取重复出了同伴说的最后一句话。这就是感觉记忆。

感觉记忆又称瞬时记忆，是感觉信息到达感官的第一次直觉印象。来自环境的信息首先到达感觉记忆，这些信息并没有引起刻意注意，当你尝试足够快地提取它时，这些信息仍可被提取出。我们称这种记忆为感觉记忆，各种感觉信息的暂时存储形式多为声音表象和视觉表象，又称声像记忆和图像记忆。感觉记忆的记忆过程并没有有意注意的参与，很容易衰退（信息降低并逐渐消失）。感觉记忆信息若被刻意注意，则进入短时记忆。

（2）短时记忆：也称工作记忆（working memory），是一种对信息进行暂时加工和储存的容量有限的记忆系统，在许多复杂的认知活动中起重要作用。短时记忆的容量有限，人的短时记忆广度为（7±2）个组块，也很容易衰退，短时记忆为有意注意的参与，一旦进入短时记忆，如果事件被重复，则可进入长时记忆。

（3）长时记忆：是指相当长时间的信息存储，一般能保持数天、数年，甚至终身，它的信息主要来自短时记忆阶段加以复述的内容，也可由于印象深刻一次形成。包括陈述性记忆（declarative memory）和非陈述性记忆（nondeclarative memory）（表 7-6）。

1）陈述性记忆：是指对事件事实情景及他们之间相互联系的记忆能够用语言来描述，是我们可以通过有意识的过程而接触（或访问）的知识，包括个人和世界知识。按所记信息性质的不同分为情景记忆和语义记忆。情景记忆（episodic memory）是指有关个人生活经验上的记忆。语义记忆（semantic memory）是指个体对周围世界中一切事物的认识。陈述性记忆的主要相关脑区为内侧颞叶边缘系统、丘脑内侧核团、额叶腹内侧部分。由于该记忆比较具体，记忆功能障碍后可以通过反复刺激或将目标任务与熟识事物绑定联系等方法促进其恢复。

2）非陈述记忆：是那些我们无法通过有意识的过程而接触的知识，如运动和认知技能（程序性知识）、知觉启动，以及由条件反射、习惯化和敏感化引发的简单的学习行为。非陈述性记忆是内隐的，由先前经验的重复效应影响而造成行为上的某种改变，不受主观意识左右。非陈述性记忆的主要参与脑区为基底节与小脑。临床上多数陈述性记忆受损的脑损伤患者，其非陈述性记忆可相对保留，因此，对记忆障碍患者，基于非陈述性记忆的康复训练可能会达到更好的效果。

表 7-6　长时记忆的类型

类型	定义
非陈述性记忆	内隐记忆，自动地、不需要有意识提取信息的记忆，即对于信息的回忆不依赖于意识或认知条件，如条件反射和运动技巧
陈述性记忆	外显记忆，需要有意识提取信息的记忆，即对于信息的回忆依赖于意识或认知条件
情景记忆	与事件整个过程相关信息的记忆，包括时间、地点及相关条件背景，如个人亲身经历及重大公众事件
语义记忆	有关一般知识、事实、概念及语言信息的记忆

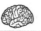

二、记忆障碍

记忆障碍（impaired memory）指个人处于一种不能记住或回忆信息或技能的状态，有可能是由于病理生理性的或情境性的原因引起的永久性或暂时性的记忆障碍。

（一）记忆障碍类型

记忆的工作过程受破坏所引起记忆障碍，临床常见记忆障碍分为以下六种：记忆增强（hypermnesia）、记忆减弱（hypomnesia）、遗忘（amnesia）、记忆倒错（paramnesia）、虚构（confabulation）和潜隐记忆（kryptomnsia）。

1. 记忆增强　临床常见轻躁狂患者联想加速、"过目不忘"，而且对平时不能回忆的往事细节也能回忆起来，抑郁障碍患者也存在类似情况，主要表现为对既往细小的过错记忆犹新，病情缓解后以上现象可消失。

2. 记忆减弱　指记忆过程的功能全面减退，最常见于脑器质性精神障碍，如痴呆患者，也可见于正常老年人。

3. 遗忘　对某一事件或某段经历不能回忆，也称为回忆空白，可保留再认功能。遗忘分为顺行性遗忘、逆行性遗忘、进行性遗忘和心因性遗忘。前两类多见于脑损伤后记忆障碍；进行性遗忘主要见于痴呆；心因性遗忘具有选择性遗忘的特点，即所遗忘的事情选择性地限于痛苦经历或可能引起心理痛苦的事情，多在重大心理应激后发生，常见于急性应激障碍（acute stress disorder）等。

4. 记忆倒错　记忆倒错是一种记忆错误，患者在回忆自己亲身经历的事件时，对地点或时间的记忆出现错误或混淆，如将此时间段内发生的事情回忆成是在另外时间里发生的。

5. 虚构　虚构也是一种记忆错误，患者对某段亲身经历发生遗忘，而用完全虚构的故事来填补和代替，随之坚信不移。有些患者所谈内容大部分由既往记忆的残余和提问者的诱导下串联在一起，内容生动丰富，但又显得荒诞，患者对所谈内容转瞬即忘，临床上称为虚谈症，多见于脑器质性精神障碍，如痴呆患者和慢性酒精中毒性精神病。

6. 潜隐记忆　潜隐记忆又称歪曲记忆，患者将别人的经历及自己曾经的所见所闻回忆成自己的亲身经历或者将本人的真实经历回忆成自己所见所闻的别人的经历。

（二）记忆障碍评估

目前国内专门用于检测记忆能力的成套记忆测验主要有两种：韦氏记忆量表（Wechsler memory scale，简称 WMS）和中国临床记忆量表（clinical memory Scale，简称 CMS）。

1. 韦氏记忆量表　Wechsler 于 1945 年编制发表了韦氏记忆量表，用于测验长时记忆、短时记忆和瞬时记忆。其中长时记忆测验包括个人经历、时间地点的定向、顺数数序、倒数数序、累积计算。短时记忆测验包括记忆实物图片后立即回忆、记忆实物图片后立即再认、记忆几何图形后立即默画；记忆成对词，立即从一词联想出配对词；手摸图板后立即回忆形状和位置；听故事后复述。瞬时记忆测验包括顺背和倒背数字（表 7-7）。

表 7-7　韦氏记忆量表测试项目和内容

测试项目	内容
经历	5 个有关个人经历的问题，如出生年月等
定向	5 个有关时间和空间定向的问题
数字顺序关系	从 1 到 100，顺序数数字 从 100 到 1 倒序数数字 从 1 起累加，每次加 3，至 49 为止
再认	每套识记卡片有 8 项内容，呈现给患者 30 秒后，让患者再认
图片回忆	每套图片中有 20 项内容，呈现 90 秒后，要求患者说出图片内容
视觉再生	每套图片中有 3 张，每张上有 1 个或 2 个图形，呈现 10 秒后让患者画出来
联想学习	每套卡片上有 10 对词，读给患者听，然后呈现 2 秒，10 对词显示完毕后，停 5 秒，再读每对词的前 1 个词，要患者说出后 1 个词
触觉记忆	使用 1 幅槽板，上有 9 个图形，让患者闭眼，用利手、非利手和双手分别将 3 个木块放入相应的槽中，再睁眼，将各木块的图形及其位置默画出来
逻辑记忆	3 个故事分别包含 14 个、20 个和 30 个内容，讲故事讲给患者听，同时让其看卡片上的故事，念完后要求重复
背诵数目	要求顺序背诵 3~9 位数，倒序背诵 2~8 位数

2. 中国临床记忆量表　中国科学院心理研究所许淑莲等人于 1985 年发表了一套较适合中国具体情况的临床记忆量表，以满足国内临床工作和实际心理测验的工作需要。该测验分甲乙两套，每套分有文化和无文化两部分，每套共包括五个分测验（表 7-8）。

表 7-8　中国临床记忆量表测试项目和内容

测试项目	内容
指向记忆	每套包括两组内容，每组有 24 个词，如黄瓜、番茄等，其中 12 个词属于同类，如蔬菜类、动物类等，要求患者识记。另外有 12 个与上述词接近的词，不要求识记。将以上 24 个词混在一起，随机排列，用录音机播放。第一组词播放完后要求患者说出要求识记的词，间隔 5 秒后，测验第二组词
联想学习	每套包括 12 对词，其中容易联想与不易联想成对词各 6 对，12 对词随机排列，用录音机以不同顺序播放 3 遍，每遍播放后评定者按另一顺序念每对词的前一词，要求患者说出后一词
图像自由回忆	每套包括两组黑白图片各 15 张，内容是常见和易辨认的东西。将第一组图片随机排列，每张看 4 秒，间隔 2 秒，15 张看完后要求患者立即说出图片内容。间隔 5 秒后，再测验第二组图片
无意义图形再认	每套有识记卡片 20 张，内容为封闭或不封闭的直线或曲线图形。另有再认图片 40 张，包括与识记图片相同或相似图形各 20 张。将识记图片展示给患者，每张 3 秒，间隔 3 秒，20 张看完后随机顺序看再认图片，要求患者指出看过的图片
人像特点回忆	每套有黑白人头像 6 张，随机排列让患者看，同时告知其姓名、职业和爱好 2 遍，每张看 9 秒，间隔 5 秒，6 张看完后，以另一顺序分别呈现，要求患者说出各人头像的 3 个特点

（三）记忆障碍康复

记忆障碍是脑损伤患者常见后遗症，记忆障碍阻碍了患者对之前所学知识和经历的回忆，不能记住近期发生的事件，难以获取新的信息与技能，从而妨碍了其独立生活和回归

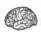

社会。以下将对由于脑损伤而引起的记忆障碍的康复做重点介绍。

脑损伤患者不能成功地记忆，既有注意缺陷的因素，也与记忆过程中某一环节出现障碍有关。例如，对刺激不能引起足够的注意以致不能有效地吸收信息、不能对信息进行编码、不能储存信息或不能提取已储存的信息。康复治疗应根据记忆障碍的特点，做到有的放矢。对于信息编码困难的记忆障碍者，应简化信息，减少一次信息量的输入；确认患者理解了输入的信息，将相关的信息联系在一起，鼓励患者将信息进行编组或分类。对于信息储存困难的记忆障碍者，进行检查、复述、练习、再检查、再练习的循环，逐渐延长再检查的时间，即延长刺激与回忆的间隔时间。对于提取困难的记忆障碍者，由于其表现为在没有提示的情况下不能提取信息，因此，应在不同的环境背景中给予各种提示，或采用首词、提示按字母顺序寻找或思维追溯等技术帮助提取。利用如此有针对性的康复训练，循序渐进，帮助患者记忆能力有效恢复，提高个人生活质量和回归社会。

1. 注意力训练　记忆与注意的关系甚为密切。一个人必须首先注意和理解一件事，才有可能记住它。如果一个记忆障碍的患者在一间安静的屋子里的表现有所改善，或者他对所给的材料表现出兴趣，则提示记忆障碍可能是继发于注意的缺陷。在这种情况下，应着重于注意的康复治疗，而非记忆的训练。临床观察表明，记忆障碍的患者常合并注意力障碍。因此，对于有记忆障碍的患者，改善注意障碍是记忆康复的一个前提。在注意障碍的治疗过程中，尽管未强调记忆本身，但是随着注意力的提高，记忆功能也将在一定程度上被改善。

2. 记忆的康复　对于以记忆障碍为主的患者，康复治疗的总体目标应当是逐渐增加或延长刺激与回忆的间隔时间，最终使患者在相对较长时间后仍能够记住应当进行的特定作业或活动，提高日常生活活动能力的独立程度。在制订治疗方案时应根据患者的问题所在，提出针对性的治疗计划。

改善或补偿记忆障碍的方法大体分为内辅助和外辅助两类，环境调整也是减轻记忆负荷、提高效率的重要方法，另外临床上改善记忆的药物与康复训练相结合，将更好地改善记忆障碍。

（1）内在记忆辅助（internal memory aid）：指通过调动自身因素，以损害较轻或正常的功能代替损伤的功能，以改善或补偿记忆障碍的一些对策。内部辅助包括复述、助记术、PQRST 练习法等。

1）复述：要求患者无声或大声重复要记住的信息。复述就是进行多次的识记。在对识记材料进行最初的识记后，复述的作用就在于通过一系列识记来巩固已建立起来的联系，从而改善保持过程。遗忘的一般规律：遗忘量随时间递增；遗忘的速度是先快后慢，在识记后的短时间内遗忘特别迅速，然后逐渐变缓。根据曲线所显示的遗忘特点，及时经常地进行复述，有利于识记的内容在急速遗忘前获得必要的巩固。复述的内容可选择数字、名字、词汇、图形或地址等项目。复述应与检查相结合，循环往复以提高信息储存的能力。随着记忆的进步，逐渐增加刺激与回忆的间隔时间来检验信息保持的时间量，或增加作业量，或提高作业难度。有研究显示，复述法对于训练患者记住时间安排表十分有效。

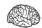

2）助记术：是指所涉及学习材料的精神处理方法，如视觉意象等。这种通过创建一幅视觉图像及将其与思维定位相联系的认知行为不仅是一种有效的助记术，也是一种高级而又精密的记忆编码过程。助记术有助于学习和回忆已学过的知识，也是一个使人们更有效地组织、储存和提取信息的系统。助记术也是主动的记忆加工过程，由于理解过程被加进记忆加工的策略中，因而也就调动了患者的主动思维过程。在实践中，常用中有以下方法。

A. 图像法：也称之为视觉意象，即将要学习的字词或概念幻想成图像，这是如何记住姓名的好方法。将一个人的形象、独特的面容特征和他的名字结合起来，有助于更容易地记住他的名字。例如，胡长意脸上长着大胡子，长长的脸，像个意大利人。对遗忘症者而言，这种方法优于其他方法。

B. 层叠法：将要学习的内容化成图像，然后层叠起来。例如，要记住雪茄、青蛙、苹果、酒这组单词，要求学习者想象在一只大青蛙的嘴里含着一支雪茄，这只青蛙坐在一个又红又亮的苹果上，而苹果正好放在一瓶昂贵的法国酒上。要求学习者记住这幅图像而不是单词。

C. 联想法；当试图回忆一件事或一个事实时，想到有关的信息，或将新学的信息联系到已存在和熟悉的记忆中，在大脑里产生一个印象有助于记住它们，也称之为关联法。例如，向别人介绍一位新朋友相识，这个新朋友与他以前熟悉的老友同名，一想到老友的音容笑貌，也就记住了新朋友的名字；要记住电话号码"87335100"，要求学习者想象 8 个 73 岁的老人，爬到 3 座山上去看 5 位 100 岁的老和尚；要记住地址工业大道北 12 号，要求学习者想象一个小男孩向北朝工业大道走 12 步。

D. 故事法：将所要记忆的重点转化为故事，通过语义加工，让病人为了记忆而产生一个简单故事，在这个故事中包括所有要记住的内容。中国的成语一般都有典故，在开发儿童的学习与记忆力时，就是采用故事法。在此方面有大量素材可以利用。

E. 现场法：是通过创建一幅房子的视觉图像来帮助记忆。例如，一个人想记住买汽水、薯片和肥皂，他可以想象屋子里的每个房间，看见在厨房里汽水溢出来撒到地板上，在睡房里薯片洒落在床边，在浴室的浴缸里布满了肥皂泡泡。在百货商店里，他可以想象在屋子里漫步并且看到了每个房间里物品的情景。

F. 倒叙法：倒回事件的各个步骤找到遗漏的物品或回忆一件事。假如不慎将购物清单留在家里，通过想象购物清单写在什么纸上、在纸上的具体位置、写清单当时的情景等，均有助于回忆起购物清单的具体内容，免除了再回家里取购物清单之苦。

G. 关键词法：也称为首字母组合法，这是另一种助记术。如果需要记住某一活动的特殊顺序或同时有许多事要做，关键词法大有帮助。患者把需要记住的每一个词或短语的第一个字组编成熟悉或易记的成语或句子。它是将较多的信息进行重新编码，使得信息简化，信息量减少，从而提高分析信息的能力。例如，要记住地方、大海、物理、博览这组词，可用地大物博这个词帮助记忆。患者通过这种方式记住新的信息，既减轻了记忆的负荷，也易于回忆，即提高了信息提取的能力。首词记忆术主要用于训练患者记忆购物清单一类的物品。

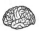

H. 自问法：当回忆一件事时，问自己一些问题，开始是一般性的问题，探索情景时，要多问一些特殊的问题。

I. 数字分段：这是一种有效记忆数字的基本方法，如门牌号码和电话号码的记忆等。例如，87335100 也可以分为 8733、5100 或 87、33、51、00 等几组数字记忆。一个"天河路 1132 号"门牌号码，可以直接将它记为"1132"，也可以将数字组合成"11 和 32"。在银行柜员机使用密码取钱时，人们发现使用数字组合来记忆密码是非常有用的。

在临床实践中，让患者学会并应用这些方法并非易事，因为脑损伤患者很难自发地使用它们。为了有效地应用助记术，要注意：助记术的真正价值是用来教记忆障碍者建立新信息，患者家人、亲戚、照顾者及治疗师必须采用这种方法鼓励患者去学习；记忆障碍者在学习使用助记术时，最好让他们看到纸上或卡片上的图画，而不是单纯依靠精神想象；使用两种方法比单用一种方法学习更有效；要学习的信息应该是现实的并且与患者的日常需要有关，因此最好教患者去想他们真正需要知道的东西，而不是来自操作手册中的材料；要考虑到个人风格、需要和爱好制定个性化方案，并非每一个人都从同一个策略中受益；泛化问题应被强调，不要以为教过记忆障碍的人怎样使用助记术后，在一个新情况下他们就会使用它，因为脑损伤患者很难自发地使用助记术。

3）PQRST 练习法：该法的名称借用了心电图波形的英文缩写，为的是方便治疗师记住该法的练习程序。给患者一篇短文，按下列程序进行练习，通过反复阅读、理解、提问来促进记忆。①P（preview）：浏览阅读材料的大概内容；②Q（question）：就有关内容向患者进行提问；③R（read）：患者仔细阅读；④S（state）：患者复述阅读内容；⑤T（test）：通过回答问题检查患者是否理解并记住了有关信息。

4）建立活动常规：要培养患者养成良好的生活习惯。如果患者总是记不住手表放在哪儿了，则摘下手表时就将其放在固定的地方，如床头柜。反复多次，使其学会将这个固定的地方和"我的手表在哪里"联系在一起，以后每当要戴手表时就从床头柜上去取表。

（2）外在记忆辅助（external memory aid）：是利用身体外在辅助物品或提示来帮助记忆障碍者的方法，外辅助是一类代偿技术，通过提示，将由于记忆障碍给日常生活带来的不便减少到最低限度，对于机能性记忆障碍者是最有用的策略。适用于年轻、记忆问题不太严重并且其他认知障碍较少的患者。常用的辅助工具可分为：①储存类工具，如笔记本、录音机、时间安排表、计算机等；②提示类工具，如报时手表、定时器、闹钟、日历、寻呼机、留言机、标志性张贴。

治疗人员必须清楚，患者需要通过反复训练才可能成功地使用一个记忆辅助工具。所谓"成功地使用"有两层含义：一是根据需要，能够主动地选择某种特定的辅助工具（又称启动）；二是自己能够有效地使用这种辅助工具。为达到成功使用的目的，治疗人员必须坚持训练和鼓励患者练习在各种情况下启动和使用某种特定的辅助工具。

外部辅助工具的使用训练应逐步进行。在治疗开始阶段，允许在他人的帮助下启动使用某种辅助用品。经过训练，以后逐渐过渡到患者自己独立地、主动启动使用该辅助工具。可将患者独立启动使用辅助工具的次数制成图表、曲线或计算积分，通过这种反馈方式进一步鼓励和调动患者的积极性。此外，为了使提示更为有效，提示的时间应尽量靠近执行活动计划的时间，如用寻呼机提示吃药，如果传呼患者"请半个小时以后吃药"或具体时

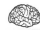

间"请12：30分吃药"，患者很可能由于记忆障碍而很快忘记提醒。

1）记忆笔记本

A. 使用目的：对于有较严重记忆障碍的患者要进行记忆笔记本使用的系统训练，使患者最终能够独立使用笔记本。笔记本所记载的内容起到提醒和督促的作用，使患者在笔记本的帮助下能够与他人进行交流，并按计划进行活动，达到代偿严重记忆障碍的目的。

B. 记载内容：笔记本记载的内容要根据患者的需要进行设计。可分门别类，如个人情况，要记住的人名、每日活动时间安排、未来时间（一周内）要做的事情、服药时间安排、电话号码、留言、文章摘要、常去地方的方位及路线等。

C. 训练难点和对策：笔记本的使用包括启动和应用两方面的技能。患者启动使用笔记本的过程是指患者能够在需要时，适时地主动拿起并打开笔记本；笔记本的应用则包括患者能够查阅笔记本中有关的内容、找到正确的页码及录入相关的信息资料。在患者不承认有记忆障碍或不愿使用笔记本时，应首先让患者理解和记住笔记本不同部分的记录、目的和名称。记忆障碍较严重的患者常常不能主动启动使用笔记本的过程。因此，要将笔记本放在固定的地方，如床头柜上，或在墙上贴提示语（如"请拿笔记本"）等，或用报时手表或闹钟定时提醒。要训练患者养成随身携带并经常、定时查阅笔记本的好习惯。患者还需要学会对相关或必要的信息进行分类，并记入笔记本中。

使用笔记本之初，记录 1～2 类内容即可，如患者使用顺利，可逐渐增加记录项目。治疗期间还可以练习记笔记。例如，要求患者总结一段对话的内容；记录电话留言；听一段电视或收音机的新闻或采访，然后总结大意；总结一篇文章的要点，总结一道菜、一项游戏或作业的主要步骤等。此外，还可以通过问患者一些问题来帮助其复习和再读笔记。

2）计算机：计算机记忆训练软件已被广泛使用。记忆的难度通过刺激呈现的复杂程度及与回忆的间隔逐渐缩短来实现。其好处在于定时、定量、分级并且可将记忆训练的结果进行量化。计算机游戏的趣味性对患者具有吸引力。

3）活动日程表：将有规律的每日活动制成大而醒目的时间表贴在患者常在的场所，如床头边、卧房门上。开始时要求家人经常提醒患者看日程表，让他知道什么时间应做什么。若活动规律变化少，则较易掌握。

4）学习并使用绘图：适用于伴有空间、时间定向障碍的患者，用大地图、大罗马字和鲜明的路线表明常去的地点和顺序，以便利用。

（3）调整环境（environment adaptations）主要是为了减轻记忆负荷，通过环境的重建，满足他们日常生活的需求。此外，若使用适当，对严重智力障碍者也是唯一的解决方法。例如，家用电器的安全，通常使用的电水壶、电炊具、电灯等，设计隔一段时间可自动关闭的装置，避免记忆障碍者使用时带来的危险。又如，避免常用物品遗失，把眼镜架系上线绳挂在脖子上，把手机、电子助记产品别在腰带上，可有效地预防把它们遗失在某处而很快忘记。再如，简化环境，物品放置井井有条，突出要记住的事物。将重要的物品如笔记本、钱包、钥匙、雨具放在室内显眼固定的地方。一般放在进出家门的必经之地，提醒患者出门时不致遗忘。每次用过之后再将它们都放置在原来固定的地方，如将辅助记忆的笔记本固定放在床头柜上等。生活中养成习惯，每天以同样的次序收集衣服和穿衣服，在同一个地方脱鞋。对于有记忆障碍的患者，通过有条理、有规律的物品放置可大大提高工作效率。

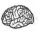

（4）药物治疗：目前改善记忆的药物主要有乙酰胆碱酶抑制剂（多奈哌齐、石杉碱甲等）、多巴胺相关药物（金刚烷胺、隐亭等）、麦角碱类、银杏叶制剂等。

（5）记忆康复注意事项

1）治疗师在决定采用何种对策或方法时，首先对患者的正常与异常情况要有清楚的了解。如果患者有书写和阅读困难，应考虑采用视意象的记忆策略而非首词记忆术，或者图文并茂而非单纯文字。

2）患者及其家属必须了解所采用的方法及这些方法如何在家中或社区中帮助他们，通过医院—社区—家庭的无缝联合，帮助患者更好更快地康复。

第五节　语言及交流障碍

语言（language）是由语音词汇和语法构成的符号系统，是用来进行思想交流的工具。它属于人类所特有的心理社会现象。语言包括口头语言、书面语言和内部语言等三种形式及其有关的形态语言。言语（speech）是指人们说的话，也就是个体发出的声音（sounds）。这些声音经过不同顺序的组合就产生了口头语言，它是语言的个体部分，属于一种心理物理现象。语言是建立在条件反射基础上的复杂的高级信号活动过程，通常称为第二信号系统。人们的语言信号是通过视觉器官（眼）与听觉器官（耳）感知后输入中枢，在中枢语言处理分析器处理分析、存储后，再经神经传出支配言语运动器官咽、喉、舌而进行语言的口头表达。若这三个环节中任何一环的功能不正常均会产生语言或言语障碍。

一、概　　述

（一）语言形成的模式与障碍

语言形成有三个环节，按其先后次序分列如下。

（1）输入（input）：通过视、听模道感触传入中枢。

（2）综合（integration）：中枢把传入信息进行综合、比较、整合处理。

（3）输出（output）：经过综合分析后，对传入的信息用语言做出反应。输出的第一步骤是概念的形成，即想好了，或决定了和组织好要表达的概念（要说的话，要写的字，要做的手势；第二步骤是把这些概念转化为输出的神经信息；第三步骤是通过发音器官或手部肌肉或表情肌的运动（收缩或松弛）而构成语言，或写出文字，或以手势和表情，最终达到表达思想、感情、意见和需要的目的。

以上语言形成的三个环节中任何一环受损，均可发生病态言语即语言障碍。

（二）语言交流的生理基础

人类的大脑在长期的进化过程中已经分化出一定的大脑皮质区域，负责语言信号的处理与存贮，形成了所谓的"语言中枢"。

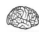

语言是人们用来交流的重要手段。语言功能的形式多样，包括听说读写等多个方面。语言的神经机制也是纷繁复杂的。

1. 大脑皮质部分的言语功能 参与言语活动的大脑皮质部位，主要包括左额叶的布罗卡区（Broca 区）——运动言语中枢、颞上回的韦尼克区（Wernicke 区）——听觉言语中枢、颞顶枕交界处的角回区——视觉言语中枢。

（1）Broca 区——运动言语中枢：言语功能主要是口语表达。此区损伤后，会发生典型的口语表达性障碍。

（2）Wernicke 区——听觉言语中枢：言语功能主要是感觉言语。该区属于听觉联合皮层，它的损伤会造成言语感觉和理解障碍，是言语感觉中枢。

（3）角回区——视觉言语中枢：是与 Broca 区和 Wernicke 区并列的第三语言中枢，角回区能把语音转化成视觉信息，使人能写下听到的话语，又能把文字信息转化为语音，使人能诵读诗文。角回区被称为言语阅读中枢。

综上所述，Broca 区是言语表达中枢，Wernicke 区是言语理解中枢，角回区是阅读中枢。

2. 大脑两半球部分的言语功能

（1）如果某一大脑半球在对某一功能的控制上，超过了另一大脑半球，这一半球就称为这一功能的优势半球。

（2）大脑左半球的言语功能：左半球被称为言语优势半球，它承担言语的接受、分析、理解、加工、储存、生成、表达等功能。左半球因其结构特点而常在言语功能上取得优势，与此同时，另一侧半球的言语表达能力受到抑制而逐渐退化，但理解能力仍然有所保留。

（3）大脑右半球的言语功能：一般说来，在大脑两半球正常的情况下，右半球的言语功能处于抑制状态，不一定参与言语活动。一旦左半球受损，右半球即可在某种程度上代偿左半球的言语活动。在左半球健全的情况下，右半球的言语表达能力受到抑制而退化，但保持一定的理解能力。此外，右半球有一个重要功能是分管语调，给话语提供韵律。

（4）两半球言语功能的协同：当左半球受到损伤，右半球可以代偿其言语功能；损伤越早，代偿的可能性越大。

以上这些部位损害时，语言功能就会发生障碍。在人类大脑发育过程中，97%的个体最终语言中枢定位于左侧大脑半球。现在已清楚地认识到，左侧大脑半球的下列部位与语言功能有关。颞上回后部 Wernicke 区负责音节的综合及对词的理解的信号贮存，当该部位损害时发生感受性失语，表现为对多个音节组成的词理解有困难，而对单个音节的感知无障碍。位于顶枕颞叶交界处的角回（39 区）负责文字信号的储存与分析，与阅读功能有关，该部位损害时引起失读，表现为对文字的视觉感知正常，而不理解字的意义。额下回后部的 44、45 区（Broca 区）贮存有口语表达的记忆痕迹，与语言的口语表达有关，该区损害发生运动性失语，表现为患者的言语运动器官活动正常，而不能用口语进行语言表达。颞叶后部的 37 区与 21 区后部贮存有与物体名称有关的记忆痕迹，此处损害时引起命名性失语，表现为对某一物体的具体用途理解，但叫不出名字。上述部位均为语言处理分析的二、三级中枢。另外与听觉有关的颞叶一级听觉中枢，与视觉有关的枕叶一级视觉中枢，与口语运动有关的额叶一级口语运动中枢，及其各中枢之间的联络纤维损害同样可引起语言功

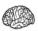

能障碍。人类个体大脑发育的语言功能侧化大约在 2 岁以后开始，也有学者认为，出生后
120 天，新生儿即形成语言功能的侧化倾向。脑半球功能的非对称性在 12 岁以后基本确定。
如果 12 岁以前出现语言神经基础的损害，可由非优势半球进行功能代偿，使语言功能再
度活化而重建语言功能。相反，12 岁以后优势半球损害引起的语言功能丧失，则极难再度
恢复。

个体语言功能的发展还有赖于良好的听力，3 岁以前听力损害时，因听力障碍而失去
语音听觉和辨别能力，导致聋哑或语言辨别障碍。语言的口头表达还需喉、咽、舌、唇、
齿等发音器官结构的完整与功能正常，否则也会影响个体语言的发展，或者出现口吃、口
齿不清等言语障碍。

3. 语言功能与大脑脑区之间关系的争议

（1）定位论：长期以来流行于学术界的"定位论"认为，特定的大脑皮质组织控制着
具体的语言功能，某个脑区的障碍会引起某种与之相联系的语言功能的丧失，如布罗卡区
和韦尼克区的损伤会分别影响到语言的表达功能和听觉认知功能。现代有不少学者还相
信，语音、句法、词汇和语义都有与之对应的专门的神经机制。

（2）总体论：纯粹的病例并不存在，一种较突出的症状总是伴随着另外一些轻微的症
状，这一事实使得一部分学者对"定位论"产生了怀疑，提出了"总体论"，认为人脑各
部分组织之间存在着密切联系，因而语言功能是统一的，人脑任何部位的损伤都可能影响
到语言各方面的功能。有人指出，凡是失语症患者都缺乏一种基本的语言能力——用符号
构成命题的能力。上述两种观点孰是孰非，尚无定论。但狭隘的定位论或极端的总体论对
于进一步的研究都是不利的。

（3）关键期：关键期理论研究表明，从两岁到青春期这段时间，是人的一生中最佳的
语言学习时期，因为大脑处于自然而又不费力地习得语言的最佳状态。母语的习得与大脑
语言机能侧化的时期吻合。语言习得的关键期与大脑半球语言和其他认知技能侧化的时期
吻合。关键期假设认为，关键期的结束与这种侧化的过程完全吻合。证实关键期假设的证
据：关键期之后的儿童习得第一语言几乎无法成功，"吉妮"案例就说明了这一点。对失
语症的研究似乎也证实了关键期假设：据报道，青春期左半球受损的儿童能够把语言中枢
转移到右半球，并重新习得丢失的语言技能。第二语言习得研究领域也提供了一些证据：
人们知道，儿童可以很容易地学会第二语言，与他们相比，成人学习第二语言时遇到的困
难要大得多。

（4）大脑单侧化：指人类生理特有的一种现象，即随着年龄的增长，大脑的单侧分管
语言的认知机能和感知机能不断发展；直至青春期后期。从 Broca 在 19 世纪 60 年代报道
失语症研究开始，人们就认为绝大多数人的侧化发生在脑左侧，左半球是语言优势半球。
大脑的外表层，也是最重要的部分，它接受所有感觉器官传来的信息，是人的认知能力所
存在的区域，言语和语言能力位于布罗卡区、韦尼克区和角形脑回的区域，它们都位于大
脑的左半球。人们习惯地认为，左半球是优势的、语言的、分析的、智力的，而右半球是
非优势的、非语言的、整体的、创造的。尽管左半球语言优势为大家所公认，但右半球并
不是完全缺乏语言功能的沉默的脑。这在右半球损伤引起语言异常或脑功能成像的研究中
可以得到证实。

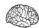

我们说话时除了要有恰当的内容、语法外，还要通过适当的节奏、重音和语调来传递情绪方面的信息及肯定或疑问的语气信息。言语的节奏、重音、语调统称为韵律（prosody）。左半球损伤导致的流利性失语的韵律是基本正常的，但如果右半球损伤，可能导致韵律的破坏。这项功能和右半球更一般的功能如音乐旋律、表达和识别情绪的能力有关。另外，右半球有语用学（pragmatics）方面的作用。右半球损伤患者不能很好地把句子组织到一致性的谈话或描述中，也不能根据不同的社会场合使用恰当的语句。右半球除了具有表达和理解言语的韵律和情绪信息外，尚有读写功能。例如，右半球比左半球能够较好地完成字形方面的匹配。右半球尚能加工词汇粗略的语义信息，具体形象的词加工较好。右半球还有一定的书写功能。当儿童时期左半球功能损害后，右半球可以逐步代偿语言功能，而不出现明显的语言障碍。

（三）语言障碍的定义

1. 言语障碍　言语障碍是指口头语言中的发音、发声及言语节律性的障碍，包括发育性发音障碍及口吃等。

著名的言语病理学家范里珀（van Riper，1978）给言语障碍下的定义是"和常人的言语偏离甚远，以至引起注意，干扰了信息交流，甚至使说话人或者听话人感到苦恼的言语异常。"由范里珀的定义可以看出，言语障碍指的是个体在言语表达方面明显地偏离常态。这个定义对我国特殊教育界的影响是比较大的，目前国内特殊教育界基本上都采用了这个言语障碍的定义。由范里珀的定义可以推断，当一个人发生言语障碍时，他的言语行为表现出以下全部或是大部分特征：和常人的言语有明显的不同；引起别人的注意；让自己或是听话人感到不舒服；妨碍言语交接的正常进行。

我国学者哈平安指出，在某些特定的情况下，一个人的言语行为即使表现出异常，也不能认为其有言语障碍。一种情况是使用不同语言的人，言语行为当然是不同的。另一种情况是使用同一种语言的人，如果所用的方言不同，他们的言语行为也是不一致的。还有一种情况是处于语言习得阶段的儿童，其言语能力尚处在不完善阶段，自然存在很多缺陷。因此，他在《病理语言学》一书中给言语障碍下了一个更为严密的定义：已经完成了口语能力习得的、使用同一方言的人之间进行言语交际时，如果其言语行为引起别人的注意，会使人感到不舒服，妨碍言语交际的正常进行，那就得认为是言语障碍了。

2. 语言障碍　语言障碍是指语言的理解、表达及交流过程中出现的障碍，包括各种原因引起的言语发育延迟、发育性语言困难、后天获得性失语等。

美国言语语言听力学会（ASHA，1993）认为语言障碍实际上指的就是个体在运用语言的过程中所表现出的语言学知识系统达不到他的年龄应该达到的标准状况。语言障碍不仅包括个体在言语表达方面的缺陷，而且还包括在言语理解方面的缺陷。

语言交流障碍是指通过口语或书面语言或手势语而传达个人的思想、感情、意见和需要的交流能力方面出现的缺陷（主要包括说、听、写）。

（四）语言障碍的种类

语言障碍主要包括失语症、构音障碍、言语和语言发育障碍、孤独症语言障碍。

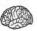

（五）治疗原则

1. 循序渐进原则 通过语言能力评定，了解患者的语言基线水平，同时了解患者语言水平较好的一面，制订相应的训练计划，逐步提高其语言能力。治疗内容要适合患者的文化水平及兴趣，先易后难，由浅入深，由少到多，要逐步增加任务刺激量。

2. 个性化原则 治疗前对患者进行语言能力评定，根据语言障碍种类及程度的不同，选择不同的训练重点。

3. 持续性原则 坚持每天训练，反复刺激。只有抓住言语功能恢复的最佳时期反复进行刺激、不停强化训练才能达到最佳效果。但也不能操之过急，安排太多的训练内容，这样易使患者感到过于疲劳。

4. 综合性原则 从提高患者听理解力开始，注重口语的康复训练，同时进行"听、说、读、写"四者的综合训练。

5. 多样化原则 训练形式要多样化、趣味化。可利用多媒体训练，也可采用绕口令、讲故事、接句子等训练形式。此外，还要考虑个人训练与集体训练相结合、医院治疗与家庭训练相配合等。

（六）常用功能训练条件与要求

1. 训练形式

（1）个人训练：在安静稳定的环境中由治疗师以刺激法为中心内容有针对性地进行一对一的训练。这种训练有利于患者注意力集中、心理稳定且可以控制刺激条件。

（2）自主训练：通过个人训练，在患者已充分了解语言训练的方法与要求后进行。训练内容由治疗师设计制订，可选择图片、文字、卡片、书写练习，利用录音机复述、听写及电脑训练系统等。

（3）集体训练：又称小组训练，是个人训练效果实用化的训练。治疗师可根据患者的不同情况把患者分成小组，开展有针对性的多种活动。

（4）家庭训练：治疗师把有关的治疗计划、训练技术等教会患者家属，于家属帮助下在家庭进行训练，治疗师定期评价指导。

2. 训练环境 训练室的温度、通风及照明应适宜，能隔音保持安静。最好做到一人一室，进行"一对一"的训练，以防止患者的情绪受到影响，注意力不集中。室内应配备口形纠正及表情模仿用的大镜子、录音机、秒表、节拍器、呼吸训练用品、压舌板、各种字词卡片和图片、人物和情景图片及训练用实物等。训练时间以上午为宜，每次在 30 分钟以内，以免患者疲劳。训练内容要适合患者的文化水平、生活情趣等，先易后难，循序渐进，能调动患者的积极性。

3. 言语治疗常用的方法

（1）呼吸训练：目的是改善呼气的气流量和气流的控制。气流的控制训练包括鼻吸气、嘴呼气。呼气时尽可能长地发"S""F"等摩擦音并变换摩擦音的强度、长短。尽可能长时间交替地发元音、摩擦音。低声一口气数 1、2、3……，进一步改变数数时的发音强度等。

（2）发音训练：目的是改善声带和软腭等的运动。例如，深吸一口气，呼气时咳嗽，然后将这一发音动作改为发元音"O"，大声叹气，促进发音启动；一口气尽可能长地发元音，由发单元音逐渐过渡到一口气发 2～3 个元音，进行持续发音训练；数数、发元音并不断变化音量来练习音量控制；按 3～8 个音度（音阶）唱"ma-ma-ma"等，练习音调控制；深吸气，鼓腮维持数秒，然后呼出或发双唇音及摩擦音练习控制鼻音。

（3）发音器官锻炼：舌头运动（向前伸出、舌向左右侧运动、卷舌、舌在口内旋转），以克服舌尖、舌根运动不灵活；鼓气练习，声带震动练习。下颌的上下左右运动；口唇的前突、收拢、左右运动，鼓腮；重复发元音、爆破音使软腭抬高等，可配合应用冰、毛刷快速刺激、施压、牵拉与抵抗等。

（4）韵律训练：目的是改善说话时的速度、抑扬顿挫、重音等韵律，使言语更自然更清晰。强调关键词前后停顿，关键词重读，保持正常的间歇。练习各种语调的语句，如疑问句、命令句、感叹句等及表示不同感情的语句。重读句子中的一个词，使语义改变，如"他今天去北京""他今天去北京""他今天去北京"。

（5）言语训练：主要为听理解训练。

1）单词的辨认：出示一定数量的实物、图片或词卡，让患者在听到简单指令后指认，如在患者面前放 3 张图片（茶杯、勺子、叉子），然后发令"请指出我说的东西"，如"茶杯"，让患者指认相应的图片。口令指令由易到难，即物品名称（如茶杯）、物品功能（如你用什么喝水？）、物品的属性特征（如什么是玻璃的，可以摔碎？）、增加刺激的数量（摆出物品的数量及听理解单词的数量）。

2）执行指令：治疗师发出口头指令，让患者执行，如"把书合上""闭上眼睛""把笔放在书上"。逐渐增加指令的难度。

3）回答是与否问题：如问"这是茶杯吗？""7 月份下雪吗？"要求患者回答"是"或"不是"。不能口头回答者，可用字卡或手势。让患者听一小段短文，根据其内容提问，回答方式同上。

4. 在康复和医疗机构内的语言治疗工作内容包括以下几点。

（1）对患者的语言能力进行检查，对语言障碍的类型做诊断。

（2）为适宜进行语言治疗者制订治疗计划。

（3）为患者进行语言治疗，或指导患者本人或其家属回家执行治疗计划。

（4）向患者家属进行有关改善语言交流的解释、教育，如指导脑卒中后失语患者家属如何对待语言交流障碍。

（5）随诊在治疗中的患者，评定治疗效果。

（6）指导患者订购和使用适宜的助听或辅助语言交流的器械装置。

（7）语言治疗专业人员配合医生、理疗师、作业治疗师或心理治疗师，在综合的康复计划中，安排语言治疗，参与专业治疗组的查房、会议或专科门诊，与组内其他治疗师一起，观察及评价患者的功能变化。

（8）听力检查（适用于有听力检查设备的科室）。有的语言治疗室不设专门的听力检查仪器。

（9）有关语言治疗的教学工作。

（10）有关语言治疗的科研工作。

（七）语言治疗方式方法

（1）发音器官锻炼：如舌头运动（向前伸出、舌向左右侧运动、卷舌、舌在口内旋转），以克服舌尖、舌根运动不灵活；鼓气练习，声带震动练习。

（2）语言训练：指出某一语言的发音部位，示教口形，令患者模仿；发出正确语音令患者模仿；从语音检查中查出患者难发的音和容易发错的音，耐心教导矫正，宜用个别辅导法，包括用音素分解法和拼音法进行训练。

（3）用语练习：纠正错误语言，耐心教导日常用语，可通过问答进行训练。

（4）说出物品名称训练：以日常生活用小物品或图画逐一提问，患者不懂得回答时，给予指导，令其模仿说出该物名称，反复练习。

（5）读字练习：出示简繁不等的字词卡片，可引导患者读出该字词的音。

（6）会话练习：进行日常生活简短对话，训练"听""说"能力，给予语言刺激，引起患者反应，在会话过程中注意纠正语音、词汇及语法上的错误。

（7）阅读练习：读报纸标题或文章小段落，注意纠正错误语音，改善流畅度。

二、失 语 症

失语症是脑损害导致的语言交流能力障碍，包括各种语言符号（口语、文字、手语等）表达或理解能力受损或丧失。患者意识清楚、无精神障碍及严重认知障碍，无视觉、听觉缺损和口、咽喉、舌等发音器官肌肉瘫痪及共济失调，却听不懂别人及自己讲的话，也不能表达，不理解或写不出病前会读、会写的字句等。

（一）概念

失语症是由于脑损害引起的语言能力受损或丧失，即因大脑局部病变导致的语言障碍。患者在无意识障碍情况下，对交流符号的运用和认识发生障碍，即对语言的表达和理解能力受损或丧失，且并非因感觉缺损（听觉或视觉下降或丧失）。患者能听到言语声或看见文字，但不能理解言语或文字的意义，无口咽部肌肉瘫痪、共济失调或不自主运动，能清晰地说话但说出的话不能表达意思，听者难以理解。失语症是对词语的声音和意义的记忆丧失，而对所有其他体验和知识的记忆完整。

（二）失语症常见的分类

迄今对失语症的分类尚未取得完全一致的意见，目前国内外通用的解剖-临床相关为基础的分类有以下8种。

1. Broca 失语　Broca 失语患者口语为非流利型、电报式，是首先被描述并被广泛应用的失语类型，曾被称为运动性、表达性、传出性运动性失语。

2. Wernicke 失语　Wernicke 失语是第二种被公认的失语症，患者口语为流利型，曾称为感觉性失语、接受性失语。

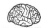

3. 传导性失语　传导性失语口语为流利型，特点是口语中有大量因素错语。

4. 经皮质运动性失语　经皮质运动性失语复述近于正常而自发谈话严重受损，伴有淡漠、反应迟钝、失用、结构障碍等。

5. 经皮质感觉性失语　经皮质感觉性失语为流利型口语，听理解缺陷而复述相对好。错语为主，也有新语、空话及奇特语言等。

6. 经皮质混合型失语　经皮质混合型失语又称语言区孤立、非流利型口语，听理解、命名、阅读及书写均有严重障碍。

7. 完全性失语　完全性失语是最严重的一种失语，曾称为表达接受性失语、混合性失语。患者局限于刻板言语，听理解严重缺陷，命名、复述、阅读、书写均不能。

8. 命名性失语　命名性失语又称流利型口语，缺实词，听理解、复述、阅读和书写障碍轻，突出的是命名障碍。

（三）几种常见失语症的特点

1. 运动性失语症（Broca 失语）　根据临床资料，Broca 区受损时，发生运动性失语。其症候特点是患者能理解他人的语言，但不能用言语与人对话，构音器官的活动并无障碍，有的虽能发音但不能构成语言。

如果是完全的运动性失语症，患者完全不语，甚至个别的字、词或音节都不能发出，这类病症的基础是由于 Broca 区的损害，听感受性言语编码的整合并转换为言语运动命令的功能随之丧失，因而造成舌和其他言语肌的失用症。但多数患者为不完全的运动性失语症，患者尚能发出个别的语音，但不能从语音构成词句，也不能把它们排成必要的次序，因而这些能发出的个别语音也是杂乱无章，不能令人理解的。有的患者还可以有最熟悉的一两个单字、词、句子的片段保存下来，通常是感叹词，如"好""坐""不""吃""再见""就是"等。患者无论怎样努力，也只能说出保留下来的那个词（又叫单语症或词栓症）。由于言语共济运动无障碍，所以患者在说出这个词时，还有相当的抑扬，所以经常护理患者的人能够根据其语调表情，了解到该词所表达的意义。

自动化言词多能保存，如过去熟背的诗句、账目、数列（如从 1 数到 10）及按通常次序说出一星期的名称（星期一、星期二、……）等。

更轻一些的运动性失语症患者，往往仍有相当丰富的词汇保持不丧失，但 Broca 区的自动插入辅助词的功能却丧失，因而他的句子只由名词或动词组成，而没有冠词、虚词、连接词。而且比较抽象的概念方面的词和生疏的词极易脱落，构成所谓"电报式言语"。例如，某一因脑卒中而患有运动性失语的患者，问他如何患病时，他这样答复："早晨……醒……倒……不能动……"。此类患者言语重复症也很多见，即一个词或音节一度说出以后，强制地、自动地反复再说，不自主地闯进下次言语产生的过程中。例如，令患者说出"饭"这个字以后，再让他说"喝水"时，就发生重复，说成"饭……饭……饭……饭喝……喝……喝水……水……"。

运动性失语症，并非一定有诵读和写字的障碍。如果是较轻的病例，随意言语和模仿言语功能虽已丧失，写字和默诵却是可能的。

2. 感觉性失语症（Wernicke 失语）　Wernicke 区和听觉联络区损害可引起感觉性失

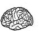

语。患者听觉正常，但不能听懂别人和自己的话。因此患者虽然有说话的能力，但言语混乱而割裂，经常是答非所问，别人无法真正了解其所讲内容。这种患者能十分正确地模仿任何一个词句，却不了解它的意义。对患者来说，词句变成了毫无意义的一组音。有人把这些症候特点做了一个非常恰当的描述：患者似乎碰到了一些人，说着他所不懂的语言。

根据前述的 Wernicke 区和听觉联络区的生理过程，感觉性失语症之所以有这些症候特点显然是因为"音素听力障碍"，即不能区别各种在音响上互相近似的言语成分，也没有能力分化复杂的音组以便于了解其意义，因而患者甚至觉得所听到的人类语音像一组没有音节的噪声。

患者自己的言语也有重大障碍，语法显著缺失。与运动性失语患者不同，这种患者非常多言，喋喋不休，而各个字、词都被说错，一些词被毫无关系的词所替代，一句话内无所谓主语、谓语、宾语和补语之分，十分混乱，有人称之为"杂乱性失语症"。患者并不察觉自己说错。严重的感觉性失语症患者甚至不能理解最简单最熟习的词、短句。例如，令他报出自己的姓氏、年龄、闭眼睛、张口等，他只是紧张地望着医生，茫然不知所措。有时他从整个句子中抓住一个词，如"眼睛"，于是对任何含有这个词的语句（如"眼睛看得见吗?""用手指示眼睛"等），患者都一概以闭眼来回答。重症患者的模仿能力也减退，不会模仿别人的言语，常常还能正确抄写，但若拿走原样，就不能把已抄写了一半的字词写完。

如果是较轻的病例，患者尚能理解与日常生活有关的短句，但不能理解较复杂的句子，更不能认出所说句子中的哪怕是十分显著的错误（语意上的或语法上的）。另有一些病例为单纯理解力障碍，因而仅表现为不能模仿别人所说的句子，而自发言语、诵读和写字却是可能的。

3. 传导性失语（conduction aphasia，CA）　传导性失语是外侧裂周围失语综合征的一种类型，它与感觉性失语（WA）和运动性失语（BA）同属于外侧裂周围失语综合征的一类，它们的共同特点是复述功能差，但它临床特点又明显不同于 WA 和 BA。目前已认为CA 是一种独立的失语类型。Benson 提出，CA 诊断标准必须具备以下条件：①流利型失语，口语找词困难和错语；②听理解正常或接近正常；③口语复述严重障碍，另外可伴有命名、阅读、书写障碍。口语复述是 CA 与其他失语类型最有鉴别意义的一点。CA 多见于脑血管病、颅脑手术后及多发性硬化。CA 患者的 CT 结果均可见左侧半球受累，已有报道皮层功能区或缘上回皮质的损害是 CA 的主要受损部位。

关于传导性失语的发病机制，Benson 等认为 Wernicke 区完整保持了正常听说理解，Broca 区完整保持了音节分明的流利语言，故损及顶叶岛盖区、上纵束即阻断了 Wernicke 区到 Broca 区的传导，则使重复言语困难，结果出现一个言语流利而错乱，理解良好但重复言语极差的现象。Kleist 指出，有些病例虽有 Wernicke 区损害但并不引起严重的听话理解障碍，是由于右半球补偿了此种功能。他进一步提出优势半球 Broca 区是产生运动性言语的地方，重复言语是听到的话从右半球相应 Wernicke 区经过胼胝体传到左半球的相应区，然后经过上纵束到 Broca 区。左侧颞叶病损，毁坏了胼胝体通路的一端，这是本症发生重复言语障碍的机制。传导性失语存在意想运动性失用症，指示顶叶岛盖区病损。

4. 混合性失语　感觉性失语和运动性失语同时存在的情况，称为混合性失语。此时诵读和写字完全不可能，既听不懂、也不能用言语表达自己的意思。轻症者常给人以精神失常的错觉。混合性失语由优势半球运动性及感受性区域的广泛病变或者皮质下病变致联系通路的中断，损害了 Marie 四边形区域所致。总之，失语症的出现，不但对确定病灶有定侧意义，而且可以进一步提示病灶的部位。运动性失语症总是见于优势半球额叶的病灶，感觉性失语症则由颞叶病变所造成，典型的命名性失语症则在颞枕区。

5. 命名性失语症　此种失语症的特点是患者把词"忘记"，多数是物体的名称，尤其那些极少使用的东西的名称。例如，令患者说出指定物体的名称显得很困难，他说不出钢笔、茶杯、手电筒的名称，而是千方百计说明它们的性质和用途："这是用来写字的；这是喝水的；这是用来照亮的"。有时一经别人提示，他马上可将物体名称说出，但经过几分钟之后，又重新忘却。所以有人称这类症候为"健忘性失语"。

命名性失语症是两种信号系统协同活动的分离，其原因是视觉和听觉初级中枢传来的信号不能被综合分析，联系完全断绝，以致物体的视像（第一信号系统）不能和物体的言语记号（第二信号系统）结合起来。所以造成命名性失语的病灶应是位于枕叶和颞叶交界区，主要是 Brodmann37 域及 21 域与 22 域的后部。

需要注意的是，有运动性失语症的患者，由于词汇非常狭窄、贫乏，而且极难找到词汇去命名一个物体，所以可造成命名性失语症的错误诊断，但其由别人做提示语，完全无益，借这一点可与命名性失语症鉴别。

6. 口语不能　口语不能是以严重的口语表达障碍为突出的临床表现，而书写表达对听语和笔语理解正常的一种综合征。临床表现为病初数日不能讲话，以后有严重的构音障碍，说出来的"话"，虽然在内容上和语法上是正确的，但发音错乱，别人听起来像"外国话"似的不理解。朗读、复述、背诵、命名，甚至骂人或回答是非提问均不能使其口语表达有所改变。书写、听语和阅读理解正常。常见病因是脑栓塞、头部外伤等。

本症命名十分混乱，如称为单纯食欲、单纯词哑、皮质性构音障碍、皮质下运动失语、共济失调性失语等。因口语不能不是失语，"构音障碍""共济失调"不能表现口语不能的特征，"皮质性""皮质下"只是对病变部位的猜测，与患者实际情况不相符，故有学者建议用单纯描述性的术语"口语不能"一词为好。

7. 意义性失语症　从 20 世纪 40 年代以后，意义性失语症开始被公认为是一种特殊型失语。造成这种失语的原因是位于顶、枕、颞三叶交界地区（角回和缘上回）的病变。这个地区的功能是对视觉、听觉言语信息进行整合，产生语义及可以表达这些语义的言语符号和句法编码，所以此区的病变会出现意义性失语症。

意义性失语症的特点是对于语法结构比较复杂的句子，丧失了了解其意义的能力。患者不能理解词与词间的关系。例如，他无法辨出"兄弟的父亲"和"父亲的兄弟"这两个词句的区别；在看一幅母子俩人的照片时，请他指出"儿子的母亲"和"母亲的儿子"时，他束手无策。患者虽然尚能正确地指明个别的物体，如钢笔、手电筒等，但让他做"用钢笔碰触手电筒"时，却无从下手，而只能首先去拿钢笔，然后去拿手电。若请患者指出在三个顺次渐大的红、绿、蓝色的圆圈中，哪个大于红圈，哪个小于蓝圈，他也完全不会。患者在听了"麦子被牛吃了"这句话时，不能理解究竟是谁吃了谁，以为和"牛被麦子吃了"毫无差别。患者还单纯从词的排列位置来认识事情发生的顺序，如令患者 "饭前洗

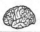

手"，他则先吃饭，后洗手。由于同一原因，他不能理解被动语态，如"苹果被小孩吃了"这句话，在患者看来简直不可思议。

（四）失语症的治疗

1. 治疗原则 治疗原则是反复利用强的听觉刺激和多途径的语言刺激，如给予刺激的同时给予视觉、触觉、嗅觉刺激，当患者对刺激反应正确时，要给予鼓励和肯定。

（1）发音器官的肌肉运动控制训练：包括呼吸运动训练、颊部运动训练、舌的运动训练、唇的运动训练、腭的运动训练等。

（2）发音练习：原则是先元音后辅音，先张口音后唇音，先单音节后多音节，最后过渡到单词和句子的训练。例如，张嘴发"a"音，撅嘴发"u"音，收唇发"∫"音。在以上训练的基础上，让患者尽量长时间地保持这些动作的姿势，先做无声的构音运动，再轻声地引出靶音。

（3）命名训练：通过实物或图片引出名称。可一张一张向患者出示图片或实物，也可同时摆放5～10张图片或实物如钢笔、别针等，逐一问"这是什么？当患者答不出或答错时，可用词头音或描述物品的用途给予提示。

（4）听理解训练（话语训练）在桌面上摆放5～10张图片，护士或治疗师说出某一单词名称，让患者从摆放的图片中指出相应的图片；听短文做"是""非"或"正""误"判断，如"一年有十二个月对吗？"；对毫无言语能力者则应训练患者认识操纵符号来应答问题、描述情感、动作和需要；执行指令，让患者听指令完成相应的动作，如"将茶杯拿起来"等。

（5）阅读理解训练：常用的方法有词图匹配或图词匹配。具体的方法是摆出5～10张图片，把图名词卡交给患者，让患者进行1/10～1/5的匹配选择，这是词图匹配；图词匹配的操作与之相反。轻症者可令其自己读句子或短文并从数个备选答案中选出正确答案。例如，让患者选出有背书包的学生的卡片，或问"田里收割稻子的是工人，在工厂开机器的是农民，对吗？"等。

（6）书写训练：目的是使者逐渐将语义与书写的词联系起来，达到有意义的书写和自发书写水平。可以先从词词匹配开始，再进行抄写训练，逐步过渡到看图命名书写、听写、默写等。如先让患者看识字卡片红色的一面，然后将卡片反过来认"红"字，再临摹抄写"红"字，最后看图写"红"字，听写"红"字，默写"红"字。

（7）语言记忆训练：首先出示一系列图片，描述每一张图片中人们所进行的各种活动，再对患者提问，患者只需答"对"或"不对"；然后对患者进行口头提问，让患者回答"对"或"不对"；最后大声讲故事，每个故事6～8句话，根据故事的突出点让患者回答"对"或"不对"；根据记忆复述句子。

（8）根据不同的失语类型采用不同的训练方法

1）运动性失语：能理解别人说的话语，却不能表达或不能流利地表达自己的意思。康复训练应从简单的句子逐渐过渡到复杂的句子。训练方法可灵活多变，如看图说话、复述句子、指物说字、指字说字等。一定要有耐心，鼓励病人循序渐进。

2）感觉性失语：病人说话非常流利，但不能理解别人所说话的意思，也不理解自己所说话的意思。在训练中反复使语言与视觉实物相结合，使病人逐渐地把语言与表达的意思联系起来。

3）命名性失语：病人叫不出既往所熟悉实物的名字。在日常生活中把常用的物品给病人看，并说出其名称和用途；训练应从简单到难，从常见的物品如"花""钥匙""衣服""碗"等开始，并注意反复强化已掌握的词汇。

2. 许尔（Schuell）失语症刺激疗法 Schuell 失语症刺激疗法是多种失语症治疗方法的基础，是自 20 世纪以来应用最广泛的方法之一。刺激法的定义是对损害的语言符号系统应用强的、控制下的听觉刺激为基础，最大程度地促进失语症患者的语言再建和恢复。

（1）刺激疗法的原则

1）利用强的听觉刺激：是刺激疗法的基础，因为听觉模式在语言过程中居于首位，而且听觉模式的障碍在失语症中也很突出。

2）适当的语言刺激：采用的刺激必须能输入大脑，因此，要根据失语症的类型和程度，选用适当的控制下的刺激，难度上要以使患者感到有一定难度但尚能完成为宜。

3）多途径的语言刺激：多途径输入。若给予听刺激的同时，给予视、触、嗅等刺激（如实物），可以相互促进效果。

4）反复利用感觉刺激：一次刺激得不到正确反应时，反复刺激可能可以提高其反应性。

5）刺激应引出反应：此项刺激应引出一个反应，这是评价刺激是否恰当的唯一方法，它能提供重要的反馈而使治疗师能调整下一步的刺激。

6）正确反应要强化及矫正刺激：当患者对刺激反应正确时，要鼓励和肯定（正强化），得不到正确反应的原因多是刺激方法不当或不充分，要修正刺激。

（2）治疗程序的设定及注意事项：依照刺激法的原则设定治疗程序并注意以下方面。

1）刺激条件

A. 标准刺激的复杂性体现在听觉刺激训练时选用词的长度，让患者选择词时图摆放的数量，采用几分之几的选择方法，所选用的词是常用字还是非常用词，但无论采用什么标准，都应遵循由易到难、循序渐进的原则。

B. 方式包括听觉、视觉和触觉刺激等，是以听觉刺激为主的刺激模式，在重症患者常采取听觉、视觉和触觉相结合，然后逐步过渡到听觉刺激的模式。

C. 强度是指刺激的强弱选择，如刺激的次数和有无辅助刺激。

D. 材料选择一方面要注意语言的功能如单词、词组、句子，另一方面也要考虑到患者日常生活交流的需要，以及个人的背景和兴趣爱好来选择训练材料。

2）刺激提示：在给患者一个刺激后，患者应有反应，当无反应或部分回答正确时，常常需要进行提示，在提示时需要注意以下几点。

A. 提示的前提要依据治疗课题的方式而定，如听理解训练时，当书写中有构字障碍时或阅读理解中有错答时，规定在多少秒后患者无反应才给予提示等，这方面也常常需要依据患者的障碍程度和运动功能来控制。例如，右利手患者患右偏瘫而用左手书写时，刺激后等待出现反应的时间可以延长。

B. 提示的数量和项目在提示的项目上常有所不同，重症患者提示的项目较多，如呼名时要用的提示包括描述、手势、词头音和文字等，而轻症患者常常只需要单一的方式，

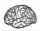

如词头音或描述即可引出正确的回答。

3）评价：是指在具体治疗课题进行时，治疗人员对患者的反应进行评价。要遵循设定的刺激标准和条件做客观的记录，如表 7-9 所示。因失语症的类型和严重程度不同，患者可能会做出各种反应，正确反应除了按设定时间做出的正确回答外，还包括延迟反应和自我更正，均以（＋）表示；不符合设定标准的反应为误答，以（－）表示。无反应时要按规定的方法提示，连续无反应或误答要考虑预先设定的课题难度是否适合患者的水平，应下降一个等级进行治疗。经过治疗，患者的正答率逐渐增加，提示减少，当连续 3 次正答率大于 80% 以上时，即可进行下一课题的治疗。

表 7-9　训练评价记录

	听理解（SP：P）	称呼（P：SP）	读解（P：W 或 W：P）	书写（P：WR 或 SP：W）
西红柿				
豆角				
茄子				
黄瓜				
白菜				
菠菜				
芹菜				
南瓜				
土豆				
辣椒				

注：SP（Speech）：言语；P（picture）：图；W（word）：词；WR（write）：书写；"："代表对应关系。采用 1 / 10 选择方式。

4）反馈：可巩固患者的正确反应，减少错误反应。正确地应用反馈对加速失语症的康复很重要。当患者正答时采取肯定患者的反应，重复正答，将答案与其他物品或动作比较，以扩展正确反应，以上这些方法称为正强化。当患者错误回答时要对此反应进行否定，因部分失语症患者的情绪常不稳定，连续生硬的语言可能会使患者失去信心而不能配合治疗。以上介绍的否定错误回答并指出正确回答的方法称为负强化。其他改善错误反应的方法还包括让患者保持注意，对答案进行说明性描述和改变控制刺激条件等。

（3）治疗课题的选择

1）按语言模式和失语程度选择课题：失语症绝大多数涉及听、说、读、写四种语言模式的障碍及计算障碍，但这些障碍程度可能不是同等的，某种失语症以听觉理解障碍为突出表现，某种失语症以口语表达障碍为主要表现，还可能某种失语症的其他语言模式基本保留而只是有命名障碍。一些类型失语症可能存在两种以上语言模式障碍为突出表现，而且随着治疗的进展，障碍的程度和模式会发生变化。因此，可以按语言模式和严重程度选择课题（表 7-10）。原则上是轻度和中度失语症者以直接改善其功能和日常生活交流能力为目标，而重症者则将重点放在活化其残存功能上，用其他方式进行代偿或进行实验性治疗。

表 7-10　各类型失语症不同级训练课题

语言模式	程度	训练课题
听理解	重度	单词与画、文字匹配，是或非反应
	中度	听短文做是或非反应，正误判断、口头命令
	轻度	在中度基础上，选用的句子和文章更长，内容更复杂（新闻理解等）
读解	重度	画和文字匹配（日常物品，简单动作）
	中度	情景画、动作、句子、文章配合，执行简单书写命令，读短文回答问题
	轻度	执行较长文字命令，读长篇文章（故事等）回答问题
口语	重度	复述（音节、单词、系列语、问候语），常用词命名，动作描述，读单音节词
	中度	复述（短文），读短文、称呼、动作描述（动词的表现，情景画及漫画说明）
	轻度	事物描述，日常生活话题的交谈
书写	重度	姓名、听写（日常生活物品单词）
	中度	听写（单词、短文），动作描写
	轻度	听写（长文章）、描述性书写、日记
其他		计算练习、钱的计算、写字、绘画、写信、查字典、写作、利用、趣味活动等，均应按程度进行

2）按失语症类型选择治疗课题：见表 7-11。

表 7-11　各类型训练重点

失语症类型	训练重点
Broca 失语	构音训练、口语和文字表达
Wernicke 失语	听理解、复述、会话
命名性失语	执行口头指令、口语命名、文字称呼
传导性失语	听写、复述
经皮质感觉性失语	听理解（以 Wernicke 失语为基础）
经皮质运动性失语	以 Broca 失语为基础
完全性失语	视觉理解、听觉理解、手势、交流板应用

3）失语症计算机训练系统的应用：随着计算机应用的普及和发展，在一些发达国家利用计算机系统对失语症患者进行训练，取得了一定效果。近几年以来国内也尝试利用计算机系统对患者进行训练。计算机训练系统训练有以下优点：①减轻治疗师的劳动强度；②提高训练效率；③特殊语音识别软件可以对患者发声进行识别；④可以利用语言交流替代系统软件辅助患者进行语言交流；⑤一些与语音结合的软件应用可以增加训练的趣味性。

目前计算机训练系统对语言障碍的评价和训练还存在很大的局限性，计算机训练系统不能替代人工一对一的训练方式，也不可以用于失语症的全过程，在失语症的治疗过程中人工的训练仍是最主要的途径，而且，一定要由接受过专门培训的语言治疗师来应用才能取得较好的效果。

3. 促进实用交流能力的训练

（1）训练目的：使语言障碍的患者最大限度地利用其残存的能力（语言的或非语言的），以确定最有效的交流方法，使其能有效地与周围人发生有意义的联系，尤其是促进日常生活中所必备的交流能力。

（2）训练原则

1）重视常用的原则：采用日常交流活动的内容作为训练课题，选用接近现实生活的训练材料，如实物、图片、照片、新闻报道等，根据患者不同的交流水平，采取适当、对应的方式，调动患者的兴趣及训练动机，并同时在日常生活中复习和体会训练的成绩，使其逐渐参与到日常交流活动中来。

2）重视传递性的原则：不仅仅用口语，还应会利用书面语、手势语、图画等代偿手段传递信息，以达到综合交流能力的提高。

3）调整交流策略的原则：治疗计划中应包括促进运用交流策略的训练，使患者学会选择适合不同场合及自身水平的交流方法，丰富交流策略的类型和内容。让患者体验在人际往来的交流过程中运用不同策略的成功和失败。

4）重视交流的原则：设定更接近于实际生活的语境变化，引出患者的自发交流反应，并在交流过程中得到自然、较好的反馈。

（3）交流效果促进法（PACE）：是促进实用交流能力训练的主要方法，是由 Davis 和 Wilcox 创立的，是目前国际上得到公认的促进实用交流的训练方法之一。

1）理论依据：在传统的语言治疗中，一般都要求患者对训练教材（刺激物）做出固定的反应，当有正确的语言表达时进行反馈或强化，从日常生活中的交流情况来看，显然是不符合自然的，而 PACE 则是在训练中利用接近实用交流的对话结构，信息在语言治疗师和患者之间交互传递，使患者尽量调动自己残存的语言能力，以获得较为实用的交流技能。

2）适应证：PACE 适合于各种类型和程度的语言障碍者，应考虑患者对训练方法的理解，也可应用在小组训练中。例如，有一定语言功能，但实用性差者，还可以将方法教会患者的家属进行家庭训练，但要清楚停止训练的标准。

3）治疗原则

A. 交换新的未知信息：表达者将对方不知的信息传递给对方，而传统的治疗方法是进行语言治疗时，在已知单词或语句的情况下，对患者单方面提出要求。

B. 自由选择交往手段：治疗时可以利用患者口头表达的残存能力，如书面语、手势、画片，指点等代偿手段来进行交往，语言治疗师在传达信息时可向患者示范，应用患者能理解的适宜的表达手段。

C. 平等交换会话责任：表达者与接收者在交流时处于同等地位，会话任务应当是交替进行。

D. 根据信息传递的成功度进行反馈：当患者作为表达者时，语言治疗师作为接收者，根据患者对表达内容的理解程度给予适当的反馈，以促进其表达方法的修正和发展。

E. 训练方法：将一叠图片正面向下扣置于桌上，治疗师与患者交替摸取，不让对方看见自己手中图片的内容。然后运用各种表达方式，如呼名、描述语、手势语、指物、绘画等，将信息传递给对方，接收者通过重复确认、猜测、反复质问等方式进行适当反馈，治疗师可根据患者的能力提供适当的示范。

F. 具体的代偿手段：重度失语症患者的口语及书面语障碍，严重影响了语言交流活动，使得他们不得不将非语言交流方式作为最主要的代偿手段，因此非语言交流技能的训练就显得更为迫切。他们也可以采取上述加强非语言交流的训练步骤，以达到促进实用交流能力的目的。但应注意，较多失语患者的非语言功能也同样受到不同程度的损害，代偿手段的获得并非易事。

a. 手势语的训练：手势语不单指手的动作，还应包括有头及四肢的动作，与姿势相比较，更强调动态。手势语在交流活动中，具有标志、说明和强调等功能。对于经过训练已经有希望恢复实用性口语能力的失语症，可考虑进行手势语的训练。训练可以从常用手势（点头、摇头表示是或不是，指物表示等）入手，强化手势的应用；然后治疗师示范手势语，令患者模仿，再进行图与物的对应练习；进而让患者用手势语对提问进行应答，以求手势语的确立。

b. 图画训练：此方法对重度语言障碍而保留一定的绘画能力的患者可能有效，训练前可以先画人体的器官、主要部位、漫画理解等。与手势语训练比较，图画训练的优点在于画的图不会瞬间消失，可以让他人有充足的时间推敲领悟，并保留可供参照，用图画表示时，还可随时添加和变更。训练中应鼓励并用其他的传递手段，如图画加手势、加单字词的口语、加文字等。

c. 交流板或交流册的训练：适用于口语及书面表达进行实用交流很困难的患者，但应有对文字及图画的认识能力。一个简单的交流板可以包括日常生活用品与动作的图画（图 7-10）。

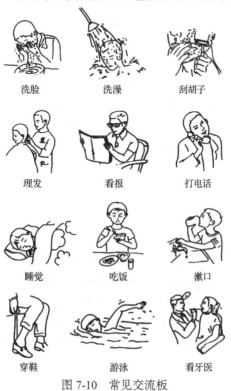

图 7-10　常见交流板

也可以由一些照片或从刊物上剪裁的照片组成。应根据患者的需要与不同的交流环境设计交流板。在设计交流板之前，应考虑：患者能否辨认常见物品图画、患者能否辨认常用词、患者能否阅读简单语句、患者潜在的语言技能是什么。对有阅读能力的患者，可以在交流板上补充一些文字。

d. 电脑及仪器辅助训练：应用高科技辅助交流代偿仪器，如触按说话器，环境控制系统等。

G. 评定：可采用交流效果促进法的评分法（表 7-12）。

表 7-12　交流效果促进法之评分法

内容	评价分
首次尝试即将信息传递成功	5
首次尝试信息未能令接受者理解，再次传递即获成功	4
通过语言治疗师的多次询问，或借助手势、书写等代偿手段将信息传递成功	3
通过语言治疗师的多次询问等方法，可将不完整的信息传递出来	2
虽经多次努力，但信息传递仍完全错误	1
不能传递信息	0
评价不能	0

H. 注意事项：选材应适合患者的水平，对较为严重的语言障碍患者应该限制图片的数量，对于需要示范代偿方法者，可同时进行手语、绘图等代偿手段的训练。在交流策略的训练时，要考虑患者的哪些交流策略可以强化利用，哪些需要调整和训练。在实行各种语言训练的过程中，可与交流策略相结合，进行统一训练。还要注意家属指导及环境调整，做好心理疏导工作。

I. 停止训练的标准：在传统的训练法中，当患者传递不成功时，可等待治疗师提示和引导。而在 PACE 法中治疗师也同样不知道刺激物的内容，只能依靠患者自身的能力，这种情况下患者可能感到压力过大。例如，患者已经习惯于传统的语言训练方法，而对 PACE 不理解，甚至反感或抗拒时，不应强制实施。

经过一段时间的训练（包括其他训练法），患者的语言功能已经超过应用此方法训练的水平，就应停止 PACE 训练。

4. 各失语症治疗方案

（1）Broca 失语的治疗

1）复述训练：根据患者复述障碍的程度选择训练方法，如直接复述、看图或实物复述、重复复述、延迟复述等。治疗时可充分利用视觉、触觉和听觉等线索，如用压舌板辅助患者的唇舌运动，协助患者准确发；可采用面对镜子、手势表达的方式进行训练；也可以利用患者随机产生的声音诱导发出更多的音，如患者会说"笔"，就让患者看铅笔的图片，并用夸张口型减慢语速引导患者发"铅笔"声；另外，旋律语调疗法（MIT）对于促进患者的复述能力有较好效果。

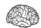

2）命名训练：患者对出示的图片或实物不能命名。例如，患者不能命名"电话"，训练时可以说"如果下班后您有其他事情要办，不能回家，必须要先给您家人打个……"，最终患者说出了电话，从而达到训练目的。还可以一个词头音和手势引导患者命名。

3）持续症的放松训练：是指脑损伤患者表现出的僵化固执、连续重复的症状，该症状经常出现在命名、书写等多个领域，严重影响患者的语言认知功能。采用的基本策略如下所示。

A. 解释：告诉患者存在持续症，需要采取措施克服。

B. 分散患者的注意力：每次尝试用一个新词，或共同参与搭积木游戏。

C. 通过听觉和视觉途径提醒患者：将预习的词写在纸上，反复进行视觉和听觉的强化。

D. 控制表达的节奏（每个项目之间至少间隔 5 秒）。

4）交流训练：重点采用 PACE、功能性交际治疗方法（FCP）进行训练，旨在整体改善患者的生活交流能力。对于存在极严重表达障碍的 Broca 失语症患者，可以采用代偿交流的方法，如姿势语言训练、交流板的应用等。

（2）Wernicke 失语的治疗

1）听觉理解训练：遵循由易至难，逐步递进的顺序进行训练，训练内容包括系列指点、系列指令、是非回答。

2）听觉复述训练：重症患者在治疗初期，采用视听相结合的方法，如治疗师可与患者面对面而坐或者面对镜子而坐。当患者听理解能力有所提高或对于轻症患者，可进行听觉复述训练：单韵母、双韵母、声母、词、句子等。

3）阻断去除技术：此类失语症患者的阅读理解能力（视功能）通常好于听觉理解能力。因此，可以采用阅读的形式协助恢复听力理解能力，具体训练步骤如下所示：①将文字按先后顺序排成 2~3 个语句（阅读）；②将书写语句与图片匹配（形义结合）；③给出口头指令，指出这些语句（音形结合）；④指出语句中的个别单词（单条件听指令）；⑤指出和短语有关的图片（多条件听指令），回答关于语句的问题；针对图片进行口头描述。

4）旋律语调治疗：针对口语理解困难的患者采用旋律曲调治疗。以唱词的形式，使患者理解词语的意思。

（3）命名性失语的治疗

1）再建命名事物：命名性失语可以视为词汇量的减少。Wepman 建议采用经典条件反射原理，集中几个词反复出现在患者面前，让他连续听读，在头三个月中教四个词，结果患者学会两个词之后的两周，取得了很快的进步。

2）再建命名回忆：另一种观点认为命名性失语是回忆词功能的丧失，使用不同的刺激方法进行训练，有助于对词的回忆，如可采用词头音、手势、描述、上下文、书写、描图、复述来引出词汇，训练时可用图片和实物进行，每次选用 8~10 个词，这些词可用明显的手势来表明如何使用。

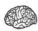

（4）完全性失语的治疗

1）视觉动作疗法（VAT）：近年来波士顿治疗中心主要使用这种方法，即通过执行一系列与线条画有关的特定任务，将专门的物体、活动与概念形式联系起来。VAT应用8个实物，使患者逐渐认识线条画和手势所代表的意思，然后产生有代表意义的手势。这8个物品都很容易用一只手操作，并至少可以用一种手势表示，训练任务也按难易程度分成不同的步骤和水平。

2）听觉口语训练法：可在早期康复时采用Schuell刺激法进行听理解训练（词汇、词组、短句、长句理解），然后过渡至言语发音训练（包括呼吸、发声、共鸣构音、语音训练等），最后进行简单的交流训练。整个过程均可以辅助以视觉、触觉等线索提示。

3）旋律语调治疗：部分患者右脑旋律功能完好，可以让这类患者把日常生活中常用的简单语言段落和句子配上旋律唱出来，并最终重新形成自然的说话和发音方式。

4）代偿手段训练：治疗人员也可以教患者利用手势进行交往，这对口语的恢复也有一定的促进作用，还可以采用一些沟通辅具进行交流，如使用交流板、通过一些形状和线条画来代替言语和概念。

第六节　智力障碍和执行功能障碍

一、智　力　障　碍

（一）智力的定义

目前对智力尚无统一公认的定义。关于智力的结构及其所包括的内容，不同的研究者有不同的看法。一般来说，智力（intelligence）是指人认识、理解客观事物并运用知识、经验等解决问题的能力，包括记忆、观察、想象、思考、判断等。智力包括多个方面，如观察力、记忆力、想象力、分析判断能力、思维能力、应变能力等，其核心是抽象逻辑思维能力。智力是人们正常生活、学习、工作的最基本的心理条件，因此，智力是衡量人的心理健康的重要标准之一。

（二）智力的构成因素与功能

1. 智力的构成因素

（1）观察力：是指大脑对事物的观察能力，如通过观察发现新奇的事物等，在观察过程对声音、气味、温度等有一个新的认识，并通过对现象的观察，提高对事物本质认识的能力。我们可以在学习训练中增加一些训练内容，如观察和想象项目，通过训练来提高学员的观察力和想象力。

（2）注意力：是指人的心理活动指向和集中于某种事物的能力。例如，好的学员能全神贯注地长时间地看书和研究课题等，而对其他无关游戏、活动等的兴趣大大降低，这就是注意力强的体现。

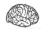

（3）记忆力：是识记、保持、再认识和重现客观事物所反映的内容和经验的能力。例如，我们到老时也还记得父亲、母亲年轻时的形象，少年时家庭的环境等一些场景，那就是人的记忆在起作用。

（4）思维力：是人脑对客观事物间接的、概括的反应能力。当人们在学会观察事物之后，他逐渐会把各种不同的物品、事件、经验分类归纳，对不同的类型都能通过思维进行概括。思维力是智力的核心。

（5）想象力：是人在已有形象的基础上，在头脑中创造出新形象的能力。例如，当说起汽车，人们马上就想象出各种各样的汽车形象，就是这个道理。因此，想象一般是在掌握一定知识面的基础上完成的。

2. 智力的高级皮质功能 从人类大脑功能的角度来看，智力属于高级皮质功能，具体来说包括以下 4 个方面。

（1）信息知识的获取和储存：判断一个人获取和储存信息的能力比较容易，各类型基础的智力测试都能测出该方面的能力（如韦氏成人智力量表中的词汇、常识）。测试中，通过与受试者交谈、检查受试者常识性的问题及对受试者进行单纯语言性量表的评估就可以了解受试者获取和储存信息的能力。但检查的过程中有一点要非常注意，就是受试者的背景。受试者的年龄、地域各不相同，所以受试者的常识储备及社会经历体验差别很大，这对结果的影响就很大。现有的最著名的韦氏智力测验就体现了这一点，该量表有儿童和成人各自的版本，中国本土在汉化的过程中也根据中国文化地域本土特色进行了多次的修订，还有中国的"修订韦氏成人智力量表"（WAIS-RC）也分城市和农村两种形式，这都体现了以上的观点。因此，在解释智力测验的评价结果时，一定要考虑到受试者的背景材料。

（2）过去知识的操作（计算、解决问题等）：该能力是一个主动的过程，首先是常识积累和知识更新，然后是在新的环境中应用已有的知识和能力解决问题、执行任务。

（3）社会性判断能力：该能力包含了对社会状况的基本理解和在特定社会状况下的现实行为。该能力的基础是现实社会环境，然而检查过程由于客观条件限制和伦理等的约束往往不能重现特定的社会场景，因此通过询问等方式判断受试者的社会性判断能力是存在偏差的。例如，检查者问受试者，如果你在商场购物时突然发生了火灾，你会怎么办。受试者一定会回答说联系消防人员实施救火，但在实际情况下他有可能非常慌乱地急于逃命。所以关于这一方面测试，最好参考受试者家属等知情人提供的资料。

（4）抽象思维：是人们在认识活动中运用概念、判断、推理等思维形式，对客观现实进行间接的、概括的反映过程，抽象思维是认知的最高水平。抽象思维与形象思维不同，它不是以人们感觉到或想象到的事物为起点，而是以概念为起点去进行思维，进而再由抽象概念上升到具体概念。皮质下结构是执行高度抽象功能的重要部位，如果损伤就会发生功能障碍，以双侧大脑半球的病变（痴呆）障碍最为明显（皮质下白质疏松）。

3. 智力相关的脑部解剖生理 高级脑功能一般认为与脑的前部相关，脑的后部较局限。抽象概念的丧失与额叶的广泛性损伤有关。注意力、记忆力、社会性知识和社会性判断、知识积累、抽象思考、解决问题等障碍均与额叶损伤有关。言语性推理和抽象化思维主要与优势半球的功能有关，特别是言语优势半球的病变更会产生高级言语操作的障碍。

智力障碍的发生机制一直引起生理学家及心理学家的关注。根据巴甫洛夫学说观察，发现智力障碍病人高级神经活动不稳定，兴奋和抑制过程显著减弱或不平衡，被动抑制往往占优势。条件反射建立困难，精神活动仍然停在较简单、贫乏和初级阶段，难以适应复杂的社会生活。神经过程惰性现象明显，灵活性差，第一信号系统和第二信号系统不协调，容易发生障碍。整个运动功能发展有明显障碍，如视动控制、平衡、协调、速度、技巧体力与反应等都比正常儿童落后，更难完成精细的造意动作。知觉速度缓慢，范围狭窄，分化性差。视觉和听觉缺陷影响儿童对外部世界的认识和整个心理发展。注意力不集中、不持久，注意广度特别狭窄，记忆力差，思考与领悟力迟钝。思维直观具体，概括水平低，缺乏抽象逻辑思维能力，缺乏推理和判断能力。联想能力很差，学习转换困难。言语发展迟缓。情感不稳定，爱哭也爱笑。具有病理性情感，如容易激怒、焦虑等。有过度活跃和攻击异常行为。有不良习惯，如尿床、随地大小便等。有自我伤害和自我刺激行为，如咬自己手、打自己脸、扯头发等。

（三）智力障碍的相关内容

1. 智力障碍定义　智力障碍（MR）又称智力缺陷，一般指的是由于大脑受到器质性的损害或是由于脑发育不完全从而造成认识活动的持续障碍及个体现有功能水平的实质性缺陷。其表现为智能显著低于平均水平，同时在以下适应行为的两个或两个以上领域伴有缺陷：沟通、自我照顾、居家生活、社会技能、社区利用、自我指导、健康和安全、机能学习、休闲和工作等，且发病于18岁以前。其中，"现有功能水平"意味着智力障碍是一种现时症状，某些智力障碍者是能够治愈的。"实质性缺陷"指概念、实践、社会智力等方面的缺陷。

由于遗传变异、感染、中毒、头部受伤、颅脑畸形或内分泌异常等有害因素造成胎儿或婴幼儿的大脑不能正常发育或发育不完全，使智力活动的发育停留在某个比较低的阶段，称为智力迟滞。由于大脑受到物理、化学或病毒、病菌等因素的损伤使原来正常的智力受到损害，造成缺陷，则称痴呆。

2. 智力障碍定义的演变　美国智力与发展障碍协会（American Association on Intellectual and Developmental Disabilities，AAIDD）于2010年推出了最新版的《智力障碍定义、分类与支持体系手册》（Intellectual Disability：definition，Classification，and Systems of Supports）。其将智力障碍（intellectual disability）定义为智力功能和适应行为两方面明显受限而表现出来的一种障碍，适应性行为表现为概念性、社会性和应用性技能。智力障碍出现在18岁以前。

应用该定义必须具备5个重要假设：①当前功能的缺陷，必须置于具有典型同龄群体和文化特征的社区环境中来考虑；②有效的评价应当考虑文化和语言的多元性及在沟通、感知、动作和行为等方面的差异；③同一个体内部，局限往往与优势并存；④对个体局限进行描述的重要目的是构建所需要的支持方案；⑤通过一定阶段内适当的个别化支持，智力落后者的生活功能通常能得以改进。

智力落后是一个与时俱进的定义，尽管智力落后的定义几经更改，但是近半个世纪以来，智力落后定义中的三个核心维度始终没有改变，即智力功能低下、适应性行为受限、

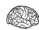

在发育期出现。适应性行为这一概念自 1961 年被智力落后定义采纳以后，在后续智力落后指导手册中沿用至今。1961 年之前，特殊教育领域多采用"智力缺陷"（mental deficiency）或"白痴"等称呼，之后开始普遍使用智力落后这一称呼。然而"mental retardation"在现实使用中带有明显歧视色彩，极易引起误导，因为"retardation"代表着永远落后。而落后被看作是一种静止状态，因此智力落后儿童的功能变化常常被忽略，进而导致旨在提升其功能的支持体系无法有效地构建。目前越来越多的文献资料及权威专业期刊开始采用智力障碍这一术语。

　　AAIDD 在最新的定义指导手册中，用"智力障碍"全面代替了智力落后。智力障碍取代智力落后，彰显了以人为本的理念和对障碍认同的诉求，更趋向于对人的尊重，表达了对障碍理解的社会生态学视角和多维度解读，更能促进旨在提升个人功能的支持理念的构建。另外，采用智力障碍更便于诊断和分类，同时也是适应术语国际化规范的需要。

　　3. 智力障碍病因

　　（1）遗传因素：染色体异常如唐氏综合征等占弱智儿童的 5%～10%。基因突变如先天性代谢异常病属于此类。

　　（2）产前损害：包括宫内感染、缺氧、理化因素，如有害毒物、药物、放射线、汞、铅、吸烟、饮酒、吸毒、孕妇严重营养不良或孕妇患病。

　　（3）分娩时产伤：如窒息、颅内出血、早产儿、低血糖、核黄疸、败血症。

　　（4）出生后患病：包括脑膜炎、脑炎、颅外伤、脑血管意外、中毒性脑病，内分泌障碍如甲状腺功能低下、癫痫等。

　　4. 智力障碍临床表现

　　（1）感知速度减慢，接受视觉通路的刺激比听觉刺激容易些。

　　（2）注意力严重分散，注意广度非常狭窄。

　　（3）记忆力差，经无数次重复才能学会一些知识，若不重复学习，又会忘得一干二净。

　　（4）言语能力差，只能讲简单的词句。

　　（5）思维能力低，缺乏抽象思考能力、想象力和概括力，更不能举一反三。

　　（6）基本没有数字的概念，靠机械记忆能学会简单的加减计算。

　　（7）情绪不稳，自控力差。

　　（8）意志薄弱，缺乏自信。

　　（9）交往能力差，难以学会人际交往。

　　5. 智力障碍诊断标准

　　（1）智力障碍儿童的智力显著低于正常人的平均智力水平。正常人的平均智商为 100。当一个儿童的智商为 100 时表示智力正常，假如一个儿童的智商在 70 以下，他的智力就被称为"显著低于"平均水平（简化为"智商低于 70"）。智商低于 70 的儿童，在 100 个同龄儿童中仅有两个。

　　（2）智力障碍的发病通常在发育年龄阶段，具体来说是在 18 周岁以前。这一条规定将发育期出现的智力障碍与成年后各种原因造成的智力障碍进行了区别。智力障碍的发病率一般不超过 2%。有的智力障碍儿童同时伴随一定程度的异常行为和心理疾病，也会影响他的日常社会生活。根据新的发展趋势，人们越来越重视智力障碍儿童的社会适应障碍

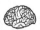

问题，因为社会适应障碍直接影响到他们个人功能和如何参与社会生活的问题。

（3）智力障碍儿童在日常社会生活适应方面具有明显的障碍。小年龄的智力障碍儿童在日常生活中表现为动作、语言发展迟缓，不会人际交往，上幼儿园或小学比较困难。

（四）智力评估

1. 智力测试概述　智力测验一般由编制者根据自己的智力定义来组织测验材料，但所有智力测验实际上都是分别测验各种能力，不过不同的智力测验所包括的能力不尽相同，故测验方法也不完全一样。一般而言，各种智力测验都是由一定数量的测量项目或作业制成量表，经标准化后得出常模测验的成绩，按完成的项目或作业的数量计算。所得成绩与常模相比，便可对被测者智力水平高低做出评价。

智力量表有许多，在我国已经修订并较通行使用的有 3 种，即比奈–西蒙智力量表、韦氏成人智力量表和瑞文标准推理测验。目前，韦氏智力量表临床用得多，积累了大量资料，已成为临床测验中的重要工具。此处重点介绍韦氏成人智力量表。

2. 韦氏成人智力量表　韦氏成人智力量表（Wechsler adult intelligence scale）是美国临床心理学家韦克斯勒（D Wechsler）编制的。韦氏成人智力量表适用于 16 岁以上的成人，是目前国际心理学界公认的比较好的智力测验工具。此外，韦克斯勒还编制了用于测验 6 岁半至 16 岁半学龄儿童智力的韦氏儿童智力量表和用于学龄前儿童的韦氏学龄前儿童智力量表。这些量表的原则和方法与成人量表基本相同。

韦氏成人智力量表中文版由湖南医学院龚耀先教授主持修订，于 1982 年在全国发行使用，称为"修订韦氏成人智力量表"（WAIS-RC），分城市和农村两种形式，这是为了适应我国目前城市和农村的人口在文化和教育水平上存在的差异。城市和农村两式的测验项目相同，计分标准也相同，但各分测验项目的难易排列顺序和计算量表分与智商的标准不同。

修订韦氏成人智力量表包括 11 个分测验，分文字和非文字 2 部分。文字部分称为言语测验，共有 6 个分测验；非文字部分称为操作测验，共有 5 个分测验，合起来称为全量表。现将每个分测验简单介绍如下。

（1）言语测验

1）知识：主要测验知识的保持和广度。要求受试者回答一些知识性问题，如鱼用什么来呼吸。共 29 道题，每一正确回答计 1 分，最高分为 29 分。

2）领悟：测验实际知识的理解及判断能力。要求受试者回答一些有关问题，如城市里为什么要有交通警察?共有 14 道题，根据回答的概括水平和质量计分，各题的计分有 2 分、1 分和 0 分 3 种。最高分为 28 分。

3）算术：测验心算推理能力，共有 14 道题，每一正确回答计 1 分，第 11～14 题如在 1～10 秒算出，且答案正确，可各加 1 分。最高分为 18 分。

4）相似性：测验抽象概括能力，要求受试者说出两样东西间的相似性，如斧头—锯子。共有 13 个项目，根据回答的概括水平计分，有 2 分、1 分和 0 分 3 种，最高分为 26 分。

5）数字广度：测验注意力和短时记忆能力。要求受试者顺背和倒背数字，均以成功背出的最高位数为计分数，如成功背出 7 位数，便计 7 分。顺背最高分为 12 分，倒背最高分为 10 分。

6）词汇：测验语词知识的广度，共有 40 个词。要求被试者按主试者所读词在同表上指出相应的词，并解释该词的意义，如疲劳、粮食，按回答的质量计 2 分、1 分或 0 分。最高分为 80 分。

（2）操作测验

1）数字符号：测验学习和书写速度。与符号—数字模式测验相似，要求受试者根据数字填充相应的符号，观察 90 秒内能填多少个符号，每一个正确的填充符号计 1 分，倒转符号记半分。开始做练习用的 10 个样本不计时也不计分。最高分为 90 分。

2）图画填充：测验视觉记忆和视觉空间理解能力。共有 21 张图片，每张图片上所画东西均缺少一重要部位，要求受试者找出缺失的是什么。每一正确回答计 1 分。最高分为 21 分。

3）木块图：测验视觉—空间的分析和综合能力。它是由难度渐增的 10 张红、白两色积木设计图案卡片组成。顺序呈现卡片，要求受试者按此样本图案，用 4 块或 9 块两色立方体积木块摆出样本上的图案。每个正确解答计 4 分。图案 1～6 要求 60 秒内完成，图案 7～10 要求在 120 秒内完成，图案 7～10 如提前完成可加分。本测验最高分为 48 分。

4）图片排列：测验对故事情节的理解能力。共有 8 套图片，每套由 3～6 张图片组成。以打乱顺序的 1 套图片呈现给受试者，要求他排列出该套图片的正确顺序，使之能说明 1 个故事。每套图片在规定的时间内正确完成各计 4 分。从第 6 项起提前完成有奖励分。最高分为 38 分。

5）图形拼凑：测验处理局部和整体关系的能力。它是由不同复杂程度和难度的 4 个实物图片的碎块组成。迅速将 4 个物件的图片碎块呈现给受试者，要求组装成完整的实物图片。人形和侧面相要求在 120 秒内完成，分别得 5 分和 9 分。手和象要求在 180 秒内完成，分别得 7 分和 8 分。如提前正确完成可按规定加分。最高分为 44 分。

上述各分测验的分数为粗分，各个分测验的粗分是不一致的，为了平衡各分测验的结果，应将粗分通过查表换算成统一的量表分。6 个言语量表分之和是言语测验分，5 个操作量表分之和是操作测验分。二者加在一起便是全量表分，即总分。要知道被试者的智商是多少，通过量表总分的等值智商表，根据言语测验分、操作测验分和全量表总分在等值智商表上查出等值的言语智商（VIQ）、操作智商（PIQ）和总智商（FIQ）。韦氏成人智力量表已不再使用智力年龄的概念，但仍使用智商的概念，且不用比较智商而采用离差智商，由平均数和标准差计算出来，以标准差单位表示被试者成绩偏离同年龄组平均成绩的距离（表 7-13，表 7-14）。每个年龄组的平均成绩定为 100，标准差为 15。当被试者的智商（IQ）为 100 时，表示他属于中等智力；IQ 为 115 时，表示他便高于一般人的智力；反之，IQ 为 85 时，则表示他低于一般人的智力。当 VIQ 与 PIQ 相差 10 以上时有意义，相差 15 以上时有肯定意义，达显著水平（$P \leqslant 0.05$ 时），才能肯定 VIQ＞PIQ 或 VIQ＜PIQ，说明两者不平衡。此时不再计算 FIQ，因为 FIQ 已经不能代表一般智力水平。两者不平衡与个人总智力水平、教育程度、智力结构特点等有关，也可反应大脑半球的功能，如右利手者右半球受损则空间结构能力较差，故智力测验也可做神经心理测验。

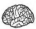

测验进行时，一般都是按先言语测验后操作测验的顺序。但在特殊情况下，可适当改变。如遇有言语障碍或情绪紧张的患者，也可以从操作测验或较容易的项目开始。测验通常一次做完，但对于容易疲劳的脑损害患者及因动作迟缓而测验时间长的患者，也可分次进行。

表 7-13　智力等级分布表

智力等级	IQ 范围	人群比例（%）
极超常	=130（每档 10 分）	2.2
超常	120～129	6.7
高于平常	110～119	16.1
平常	90～119（两档 20 分）	50
低于平常	80～89（每档 10 分）	16.1
边界	10～79	6.7
智力缺陷	=69	2.2

表 7-14　智力缺陷分等和百分位数

智力缺陷等级	IQ 范围	缺陷比例（%）
轻度	50～69（2 档 20 分）	85
中度	35～49（1.5 档 15 分）	10
重度	20～34	3
极重度	0～19（2 档 20 分）	2

在神经病学临床中有些脑部疾患对智力有影响，通过智力测验可了解疾病对智力影响的程度。此外，如在施行某种治疗前后进行测查，也可为疗效评定提供一些较客观的指标。由于韦氏成人智力量表所含内容可测查多种能力，因此，要对脑损害患者做出较全面的神经心理学评定时，也可从韦氏成人智力量表的测查开始。例如，患者在某几项分测验的成绩明显低于其他分测验时，既为进一步测查提供线索，往往也提示了可能的病变部位。

（五）智力障碍的治疗、预防与康复

1. 智力障碍的治疗　儿童若有明显的智力低下，大多数在婴儿期就容易识别，然而轻度弱智者往往在进入小学之后学习困难才被发现。若发现有运动发育落后、对外界反应迟钝、语言发育差、表情呆板或有特殊面容者，应尽早到医院检查，以便及早诊断，做出相应的治疗。

有些先天性代谢异常病，如苯丙酮尿症、同型胱氨酸尿症、枫糖尿症、组氨酸血症、半乳糖血症、先天性甲状腺功能减退症（克汀病）等，若能在新生儿期做出诊断及时治疗，多数病儿智力可免受损害或病情得到控制。以苯丙酮尿症、克汀病为例，如能在生后 3 个月做出诊断及时治疗，多数智力可以恢复正常，超过 6 个月后再治疗，几乎不可避免地智力会受到损害，如果 3～4 岁以后再治疗，患儿的身体发育也有困难。克汀病和苯丙酮尿症，其早期症状不典型，很难发现，往往出生数月之后才能发现，但这时就已到了难以治疗的程度，智力障碍已经很严重了。因此，有不少国家对上述遗传病在新生儿期就进行筛查。

2. 智力障碍的预防

（1）减少弱智儿童的出生，必须做好预防工作，加强宣传教育工作，避免近亲结婚，对严重遗传病者尽量动员其做绝育术。

（2）避免早婚和超过 40 岁妇女高龄生育，因为容易使染色体异常发生唐氏综合征。

（3）做好产前保健检查，提高处理难产的技术，减少产伤，有条件的地区对新生儿进行遗传代谢病的筛查，及早发现，早期治疗，减少弱智儿童的产生。

3. 智力障碍的康复概述

（1）强化旨在提升个人功能与生活品质的支持系统的构建：自 1992 年 AAIDD 正式使用支持（support）的概念以来，"支持"成为 AAIDD 和其他相关专业组织的一个重要议题，强调旨在提升个人功能与生活品质的支持系统的构建成为定义变化的新趋向。第 9 版定义手册至 10 版定义手册，对支持系统的解读逐渐深化，这主要源于：①对个人本位计划（person-centered planning，PCP）意义理解的逐渐深入，个人本位计划的实施强调个人成长、自我决定和赋权；②对障碍理解的生态化视角，强调人与环境的互动和通过个别化支持使得个人功能得到提升；③强调个人健康、生活品质和受尊重的个人成果；④包括辅助科技在内的支持策略的增加。在第 11 版定义手册中，支持更是成为定义体系的基石，强调在个人功能框架内制订个别化支持计划，个人本位的积极支持依赖于对智力落后者的持续评估，是达成更丰富个人经历、积极成果和提升生活品质的中介。未来新的支持模型的构建旨在减少个人功能与环境要求之间的不匹配；对支持进行计划和实施的过程中，更注重对个人偏好和需求领域的全面分析和综合考量。另外，随着居家生活智力落后成人的增多，家庭支持（family support）受到空前关注并成为一种重要的服务模式。

（2）重视对轻度智力落后者的诊断、评估与支持：早期的学者 Tregold 和 Doll 等倾向于把智力落后看作是先天性障碍，随着研究的深入和认识的增加，目前智力落后在发育期出现已成为共识。这一变化反映了对智力落后的认识不再局限于遗传因素，而是同时关注后天的生物致病因素等；更重要的是反映了人们逐渐认识到环境剥夺等后天因素在导致轻度智力落后中的作用。给智力落后下定义的最大难点来自于界定占绝大多数的轻度智力落后群体，越来越多的专家学者呼吁加强对轻度智力落后者行为缺陷的甄别与支持。AAIDD 最新研究显示：较高智商人群来说，智力落后者占智力落后总人数的 80%～90%，他们同样面临着就业率低、健康管理能力不足及社会判断困难等诸多挑战，在早期阶段，给他们提供系统、正规的指导，辅助以非歧视的、可接受的个别化支持可以培养他们的问题解决、抽象思维和经验习得等技能。同时，智力落后者间的异质化现象非常普遍，引起异质化的原因具有复杂性与多元性，这使得单一的政策或服务难以满足智力落后者的个别化需求。因此，公共政策的整合与调整、多元诊断分类及多维支持系统的构建等，逐渐成为增进所有智力落后者个人功能、提升生活品质和达成积极成果的重要路径。

（六）老年智力障碍

胎儿或婴幼儿由于大脑不能正常发育或发育不完全，智力活动的发育停留在某个比较低的阶段,这称为智力迟滞。而成年人由于大脑受到损伤使原来正常的智力受到损害,造成缺陷,则称痴呆。老年痴呆是老年人群常见的一组慢性进行性精神衰退疾病,是患者在意识清醒状态下出现的持久的全面的智能减退,主要表现在记忆力、计算力、思维、语言、定向力减退,情感和行为障碍及人格的改变,独立生活和工作能力的丧失。老年痴呆一般分为老年性痴呆(AD),血管性痴呆,其他类型痴呆(如帕金森病、外伤导致的痴呆等)。其中最常见的是 AD。

1. 流行病学 Deborah 等报道社区中大于 65 岁的美国老年人中 6%~8% 发现老年性痴呆;大于 85 岁者老年性痴呆为 15%~20%;随着年龄的增长,每 5 年其发病率增长 1 倍,平均患病时间为 10 年,而大于 65 岁的日本老年人老年性痴呆患病率为 2%~11%,我国老年性痴呆患病率较日本、欧美国家稍低,北京为 1.8%,上海为 4.1%。

2. 发病机制 流行病学调查发现 AD 患者一级亲属有极大的患病危险性。分子生物学研究证明在第 21 号、19 号、14 号和 1 号染色体上得到 AD 的标志,提出 AD 与遗传有关,但研究表明仅 40% 的 AD 患者可能与遗传有关。另外 AD 患者有乙酰胆碱和单胺系统、氨基酸类及神经肽类等递质改变,这些递质改变对学习和记忆等有特殊的作用。AD 患者发病可能与自身免疫、饮食、运动、修养、吸烟和饮酒嗜好等有关。

3. 临床表现 痴呆的发生多缓慢隐匿。记忆减退是主要的核心症状。早期出现近记忆障碍,学习新事物的能力明显减退,随着病情的进一步发展,远记忆也受损;痴呆的另一个早期症状是学习新知识、掌握新技能的能力下降,其抽象思维、概括、综合分析和判断能力进行性减退,注意力日渐受损,可出现时间、地点和人物定向障碍;情绪方面,患者早期可出现情绪不稳,在疾病演进中逐渐变成淡漠及迟钝。有时情感失去控制能力,表现为焦虑不安、抑郁消极,或无动于衷,或勃然大怒,易哭易笑,不能自制;部分患者可首先出现人格改变。通常表现兴趣减少、主动性差、社会性退缩,但也可表现为脱抑制行为,如冲动、幼稚行为等;患者的社会功能受损,对自己熟悉的工作不能完成。晚期生活不能自理,运动功能逐渐丧失,甚至穿衣、洗澡、进食及大小便均需他人协助。

4. 辅助检查 AD 患者可通过临床症状基本确诊,在临床中需要进一步确诊和分型,还必须进行一些有诊断意义的辅助检查,常用 MMSE、长谷川量表、CSF、MRI、CT、脑电图、P-300、β-淀粉样蛋白酶,乙酰胆碱酯酶等检查,其中 P-300 对早期诊断有很好的价值。

5. 康复治疗 老年痴呆症的治疗十分困难,且该疾病潜伏期较长,发病率较高,病情严重的患者生活无法自理,给社会和家庭带来许多负担。对于老年痴呆患者的治疗,康复的目的不是回归社会,而是在延长其寿命的基础上对患者的心理和体能进行调整,以促使其生活质量及生存质量的提高。

(1)药物治疗:目前临床上治疗老年痴呆的药物有胆碱酯酶抑制剂——多奈哌齐,通过临床使用,对早期患者作用很好,但价格贵,增加患者的经济负担;脑循环代谢改善药物可扩张动脉和毛细血管,增加脑循环,保护脑细胞不受损害,促进神经元 ATP 的合成。

(2)心理康复:对早期老年性痴呆患者,心理治疗是康复中不可缺少的部分,但是由于患者伴有智能减退,接受心理治疗有很大的困难,这就需要治疗师用通俗易懂的语言对患者进行反复的指导。对严重的 AD 患者,耐心听取患者的诉说,对他们的唠叨不要阻挡和指责，尽量满足其合理要求，切忌损害患者自尊心的语言和行为。对情绪不稳的患者可以采取音乐疗法促进患者精神放松。有研究表明，音乐能改善大脑皮质功能，增加大脑供血供氧，能较好地调节植物神经功能。

（3）生活能力的训练：AD 患者学习新知识较困难，同时伴有失行、失认、不能进行复杂的运动等问题。因此早期以简单的日常生活活动训练为主。具体包括训练患者的日常生活起居，训练患者自己进食、穿衣、洗漱、如厕等。这些训练可以每天重复多次。训练的时候采用集体训练和游戏的方式有助于患者进入状态和放松情绪，同时可以减少枯燥的训练导致患者的负面情绪。

（4）3R 智力激发试验：回忆往事、通过回忆过去事件和相关物体激发患者的记忆。实物定位，激发患者对与其有关的时间、地点、人物、环境进行回忆。再激发，通过讨论思考推论激发患者智力和记忆力。例如，每周组织一次专题讨论会，讨论有趣的题目，激发对往事的回忆。一起听音乐、唱歌、读书、照相等激发患者的思维。回想起以前的旧经历能提高患者记忆力、稳定情绪、改善睡眠。

（5）病房内的综合康复：AD 病房最好放在一楼，这样可以活动，便于管理和护理。痴呆病区内应设有各种康复训练室，这样能够组织患者集体参加各种康复训练。对康复病房内采用各种不同的颜色进行标识，让患者看到不同的颜色就分清不同的地方，这样对提高记忆也有一定的帮助。

老年痴呆患者通过康复治疗，其自理能力和认知能力的减退速度会得以减缓，同时有效改善痴呆患者的控制能力，有利于其生活质量和生存质量的提升。AD 患者应早期发现，早期康复治疗，才能及时延缓疾病的发展，减轻家庭和社会的负担。

二、执行功能障碍

在神经心理学理论体系中，执行（executive）功能是一个非常重要的概念，理论解释及其发展的研究是国际发展心理学研究的热点，大部分神经心理学专著如 Leak 的《神经心理评定》与 Banich 的《神经心理学》都将其列为单独一个章节予以论述。国内研究者将 executive 直译为"执行"，但是，在汉语里，"执行"的意思是"实施、实行"，是不是能准确全面地反映 executive 的意思呢？

一般来说，执行功能指有机体对思想和行动进行有意识控制的心理过程，是确立目标、制订和修正计划、实施计划，从而进行有目的活动的能力。这是一种综合运用知识、信息的能力，这种高层次的智力过程包括自我觉察、计划、自我监控。这就将执行功能与前述的智力过程联系了起来，执行功能从某种意义上说，是人类的推理、解决和处理问题的能力，是人类智力性功能的最高水平。执行功能在这一范畴内包含的功能有学习获得题材及其操作、抽象思维（思考、推理、分类、归纳）、计算等方面的能力，这些是复杂的神经心理学功能，是通过更基础性的过程（注意、言语、记忆等）的统合和相互作用来完成的。它最易受神经疾病的影响，在患者中表现为部分或全面的减退。高级脑功能的检查结果，对回归社会及职业的预后判断都有非常重要的意义。

（一）执行功能的概念

Lezak（1983）指出 executive function（EF）是人们成功从事独立的、有目的的、自我负责的行为的能力，它包括目标形成、策划过程（具有抽象思维性质）、完成目标导向的计划和有效操作 4 种成分。它不同于其他各种如记忆、计算、语言、结构等认知功能。它要问的是一个人正在"怎样"做事情（如他完成了这项工作，但他是如何完成的），其他各种认知功能要问的一般是"什么"或"多少"（如他对这件事了解多少?他能做什么）。若 EF 完整无缺，即使其他认知功能有相当大的损害，一个人依然能长久地维持独立的、积极的、负责任的行为；EF 受损后，不管其他认知功能保存得如何好或各种知识技能的得分如何高，一个人不再具有完好的自我照顾或正常的社交活动能力。EF 的损害涉及行为的所有方面，如情感平淡、易激惹、冲动、漫不经心、僵硬、注意力不集中和行为转移困难等。从社会心理学的角度看，这些问题中最严重的是始动困难、动机缺乏，不能做成计划和活动次序等目标导向的行为，接受和表达功能没有显著损害的患者易被误认为诈病、懒惰或被宠坏、精神错乱或"获益性神经症"等。

1994 年 Sultzer 在《老年神经精神病学》中将 EF 区分为以下 4 种成分。①动机：行为始动力；②程序：模式识别、次序识别、交替选择；③反应控制：注意分割、抑制错误反应、认知速度、灵活性与计划性；④演绎推理：相似性和谚语理解等抽象思维、认知表达控制、反馈运用和预期能力。

Banich（1997）将 EF 障碍分为 5 类：①心理惰性，如自发语言、自发行为减少，将意向付之行动有困难，出现环境依赖综合征；②抽象思维能力减退，如能按照颜色（知觉）将动物卡片分类，不能按"驯服—野蛮"特性归类；③认知评估障碍；④处理新信息、应付新情境能力减退；⑤有目标导向的行为如次序排列、定势转移、策略修改、自我控制等障碍。

根据以上描述，EF 不仅仅是外在的"执行"，它更多的是指形成执行内容的动机、抽象推理、情势评估、灵活应对等内在思维活动。但是，约定俗成，这里仍然将 EF 译为"执行功能"。

（二）执行功能的解剖生理

1. 执行功能的相关脑区　额叶与 EF 的关系：EF 损伤最先是在额叶损伤患者中发现的。医生们发现额叶损伤的患者智力、记忆、常识等与发病前相同，但是行为产生了变化，解决问题的能力低下，并且在做卡片分类等需要执行能力参与的神经心理测验时成绩低下，故把 EF 笼统地定位在额叶。但是，近斯研究认为，EF 不仅仅定位于额叶，它同其他大脑皮质、皮质下结构及小脑都有关联，也就是说，不能将 EF 与额叶功能等同起来。前额叶皮质（prefrontal cortex，PFC）不是一个单一的结构，它可以再分为 3 个主要区域，三者协同整合。

2. EF 分因子在大脑皮质的定位　早先 EF 被视为单一的认知结构。Baddeley 在 1986 年提出了 EF 的工作记忆模型，认为工作记忆由 3 部分组成：语音环路、视空间模板和中央控制器。后者代表执行功能或者是额叶功能。Baddeley 还认为 Morman 和 Shallice 的注

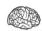

意管理系统（SAS）也是中央控制器的模型。迄今已经有很多文章报道了不同群体样本（正常人或脑损伤患者）进行的一系列公认的执行功能测验，如威斯康星卡片分类测验（Wisconsin Card Sorting Test，WCST）、汉诺塔测验（tower of Hanoi，TOH）、Stroop 色词测验等，用相关回归分析和因子分析，发现各个测验的相关性很低（相关系数少于 0.4）。Miyake 和同事将 EF 划分为记忆刷新、定势转移和优势抑制 3 个因子，但是他们运用的测验中双重任务测验和这 3 个因子没有相关性。文献中还有一些其他的 EF 分因子，如流畅性、概念形成、干扰控制、计划和组织、警惕性、估计等。各个因子间并非独立，Miyake 等人的研究表明，抑制、转换和刷新 3 种 EF 成分间主要以抑制功能为主。这 3 个分因子之间既存在着相互的联系又有相互独立的一面。Collette 等沿用 Miyake 的结论用 PET 来研究 3 个成分的定位，结果发现右侧顶内沟、左侧顶上回、左外侧前额叶皮质均有激活，也证明了 EF 分因子有着相互的联系。

（三）执行功能的分类和发展的阶段性

1. 执行功能的分类　执行功能分为三部分：开始、终止和自动调节。这样的分类提供了简明的主要思考途径，以把脑功能障碍患者和正常人区别开。每一方面代表能观察到的现象，对于可靠和有效地使用分类评定和治疗患者是至关重要的。

开始障碍包括如下几方面：失去开始的能力、没有兴趣和动力，还表现出冷淡、漠不关心、不坚持和体力下降。终止障碍包括运动和构思过程的持续言语、强迫、情感易变性、勃然大怒、焦虑、抑郁、沉默、思想错觉。这些特征可能和腹侧的眶额叶有关。自动调节障碍表现为以自我为中心、易冲动、闲谈、失礼行为、无价值的判断、不爱社交、没有自制力和悔恨。自身调节的概念比自我觉察更可取。自身调节意味着患者能根据内外环境的变化做出反应，改变行为。自身调节暗示患者能根据偶然事故改变特定的行为表现，而抵抗这样的冲动和不开口说话是自我调节和适应社会生活的本质。

2. 执行功能的发展阶段性　关于执行功能的发展研究总体上揭示了以下几点：①执行功能最早出现在发展早期，约在出生第一年的年末。②执行功能发展的年龄跨度很大。重要的发展变化出现在 2～5 岁，12 岁左右达到许多标准执行功能测试的成人水平，某些指标持续发展到成年期。③在学前期及以后，执行功能各方面都存在系统性的变化，它们之间是相互促进、共同发展的。④执行功能的发展与心理理论、语言、记忆等能力的发展密不可分。⑤不同的儿童期发展障碍（如孤独症和注意力缺陷多动障碍）可能引起执行功能不同方面的缺陷。

（四）执行功能的评估

1. 一般测试　应该注意的是，在进行抽象思维和计算测试时，需患者有很好的语言和注意力等因素。对执行功能障碍患者日常应用的简单评定方法如下所示。

（1）情报的积累：可以让患者回答某些问题后进行评定。例如，①一年有几个月；②人为什么用肺呼吸；③解放初期我国的四位主要领导人；④北京到上海的距离；⑤伦敦是哪国的首都；⑥铁为什么会生锈；⑦夏天为什么穿白衣服而不穿黑衣服。

（2）计算：通过数字计算的准确性做出评定，主要包括①心算，进行简单的加、减、

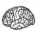

乘、除（个位数）或较为复杂的计算，如两位数的加、减等；②笔算，患者通过笔算进行两位数、三位数的加、减、乘、除等。

（3）格言解释：此方法适用于具有一定文化知识的患者，通过对某些格言解释的准确性进行评定。例如，解释覆水难收、条条大路通罗马、过河拆桥、功亏一篑等。

（4）类似性：让患者判定物品、问题是否存在类似现象。例如，①茄子—西红柿；②汽车—飞机；③桌子—书架；④诗词—小说等。

（5）系列概念的完成（推理）：例如，A-B-C-D-___-F（填入 E）；1-4-7-10-___-16（填入 13）。

2. 功能性测验 常用的执行功能测验包括范畴测验（category test）、认知估计测验（cognitive estimation test）、图案流畅性测验（design fluency test）、Ruff 图形流畅性测验（Ruff figural fluency test，RFFT）、Wisconsion 卡片分类测验（Wisconsin Card Sorting Test，WCST）、迷宫测验、瑞文推理测验（Raven's progressive matrices，RPM）、Stroop 色词测验（CWT）、连线测验（TMT）、汉诺塔测验、韦氏智力测验的部分分测验（如相似性测验、图片排列测验）。最常用的执行功能测验是 WCST，但是该测验难度较高、耗时较长，一般用于精神分裂症、抑郁症等成年患者的检测，很少用于认知受损的评估，下面介绍临床常用的 TMT 和 CWT。

（1）连线测验（trail making test，TMT）：是 1944 年美国陆军开发的测验，是 Halstead-Reitan 成套神经心理测验中的一个分测验，是目前世界上最普及、最常用的神经心理学测验之一，它反映注意、次序排列、心理灵活性、视觉搜索和运动功能，反映定势转移（set shifting）能力，同时反映手眼协调能力、空间知觉和注意能力。定势转移是内源性注意控制机制，是当两项任务竞争同一认知资源时，对两项任务相互转换的控制过程。TMT 分 A、B 两部分，其操作与提醒语言均有详细规定，简要描述为 TMT-A 部分，把 1～25 的数字按照顺序连起来。TMT-B 部分，按顺序连接，数字和字母交替。正式开始之前均有练习。

1）版本介绍：除了经典的 TMT 版本，还有许多变异版本。

A. 口头 TMT：省略了视觉运动成分，适合视觉障碍和利手瘫痪的受试者，要求 1-A，2-B，3-C……这样数字-字母配对，到 13-M 止。

B. 着色 TMT 由于 TMT-B 部分是数字和字母交替连接，而非西方文化背景对字母次序不熟悉，最常见的跨文化版本是着色 TMT，又称为 CTT（color trails test），有圆圈底色为红色与黄色的，也有用灰色与白色的，用两种不同颜色的数字代替数字和字母，体现文化公平，但在不同种族的（非裔、西班牙裔和高加索裔）美国人中依然有显著差异。

C. 形状连线测验（shape trails test，STT）：在华山医院神经心理室采用的 TMT 是将数字包含在正方形和圆形两种图形中（图 7-11）。TMT-B 部分，按顺序连接数字时两种图形要交替进行。这种基于不同形状的 TMT，我们称之为 STT。

D. 综合 TMT（comprehensive trail making test，CTMT）：Reynolds 2002 年开发的一套 TMT，称为 CTMT，共分 5 个部分。第一部分与 TMT-A 相似；第二部分是在第一部分的

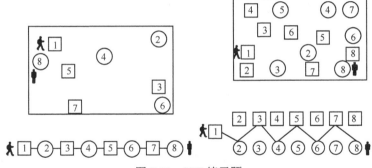

图 7-11　STT 练习题

基础上增加了 29 个空心圆圈作为干扰；第三部分是在第一部分的基础上增加了 2 种类型的干扰，如 13 个空心圆圈，19 个圆圈内有不规则图形的圆圈；第四部分阿拉伯数字（如 1、7 在圆圈内）与拼写数字（如 six、nine 在长方形内）之间转移连接；第五部分是数字与字母交替连接，类似 TMT-B 部分，但是，有 50 个空心圆圈作为干扰。该版本目前没有中文版。

2）指导语

A. STT-A 部分

a. 练习题："这里有些数字，当我说"开始"时，请你把它们顺序连起来。从 1（指着 1），到 2（指着 2），再到 3（指着 3）……如此类推，直至完成为止。注意笔尖切勿离开纸张。如果你做错了，我会指出，那么你退回来，从前一个正确的数字再开始。你所画的线必须穿过图形。现在请你把笔放在这里（指着起点）。当我说'开始'时，你尽快把数字顺序连起来，直到这个终点为止（指着终点）。准备好了吗?开始。"（计时）

b. 测验题："这里有更多数字，跟刚才一样，请你按照顺序把它们连起来。要尽快做，笔尖切勿离开纸张，所画线条也必须穿过图形。从这里开始（指着起点），直至这里为止（指着终点）。准备好了吗?开始。"（计时）

B. STT-B 部分

a. 练习题："这里的数字包含在两种图形中，现在要你按照顺序把数字连起来。而两种图形要间隔着排列。例如，正方形 1（指着正方形 1），到圆形 2（指着圆形 2），再到正方形 3（指着正方形 3）……如此类推，直到终点。注意，形状是要间隔着排列的。如果你做错，我会指出，那你便要从最前面那个正确的图形再开始。你所画的线必须穿过图形。现在你把笔放在这里（指着起点），当我说"开始"时，你尽快把数字顺序连起来，直到这个终点为止（指着终点）。准备好了吗?开始。"（计时）

b. 测验题："这里有更多数字，跟刚才一样，请你按照顺序把它们连起来，而图形要间隔着排列。要尽快做，笔尖切勿离开纸张，所画线条也必须穿过图形。从这里开始（指着起点），直至这里为止（指着终点）。准备好了吗?开始。"（计时）

注意：①如果受试者连接错误，应该即刻告诉他（她），所以，你要密切观察受试者的表现，尽可能快地发现受试者的错误。②如果受试者手遮住答案，找不到下一个数字了，你可以等大约 10 秒，若还是找不到，可以告诉受试者数字在哪里，这个指点算是"提示

（prompt）"，不作为错误分，但是，要记录提示次数。

3）评分

A. 评分方法：让受试者开始连接到结束，记录总耗时数。①TMT-A 和 TMT-B 的耗时数、练习与测试题，共 4 个指标。②推导指标，差值（difference score）=B 耗时数–A 耗时数；比率值（ratio score）=B 耗时数/A 耗时数；对数（Log）=Log（B 耗时数：A 耗时数）；常比（proportional score）=（B–A）/A，因为与 B/A 直线相关，所以不主张采用。③连接错误次数。④提示次数。

B. 评分时间：给予 4 分钟界定，4 分钟内完成，满分 25 分，没有完成者，连接到哪个数字得该分；推导指标、错误数、提示数等分析指标同上。

C. 第一分钟到达数：作者要求评定员记录受试者完成 STT-B 部分时第一分钟达到的数字与全部完成的耗时数，发现 2 个指标的识别力没有显著差异，也就是说，为了节约时间，提高依从性，可以把第一分钟达到的数字作为 STT-B 的分析指标。但是，在美国，55～69 岁、中学以上教育程度的正常老人 TMT-B 的耗时数为 60～70 秒，也就是接近一半的受试者耗时不到 1 分钟，所以，并不需要"第一分钟到达数字"指标。在日本，正常老人的 TMT-日文版本（TMT-B 是数字与假名交替）的耗时数通常大于 2 分钟，是可以采用"第一分钟到达数"指标以节约测验时间的。

D. 连接错误的分类：①追踪错误（sequential or tracking errors），指连接到错误的数字或字母上。②持续错误（perseverative errors），在 TMT-B 部分，不能在数字与字母之间转换。③邻近错误（proximity errors），连接到最近但错误的数字或字母上。

4）评价：Lee（2000）调查 84 例右利手受试者，分英汉双语（Chinese-English bilingual, CEB）和英语（English monolingual, EM）两组，结果发现 EM 组的 TMT 和 CTT 高度相关，而 CEB 组两者没有显著相关性，除了 TMT-A，TMT-B、CCT-A 和 CTT-B 这 3 部分在 2 组之间没有显著差异。Dugbartey 认为 CTT-B 和 TMT-B 没有等效性。CTT 中可能存在 Stroop 效应。

TMT-B 反映的是快速视觉搜索、视觉空间排序和认知定势转移。TMT 对闭合性脑损伤、酒精中毒、药物依赖高度敏感，但对甲醛暴露受害者不敏感。Cahn 评估了 238 例正常老人、77 例 AD 危险人群和 45 例 AD 患者，TMT-A 的平均得分分别为 48 秒、56 秒和 84 秒，TMT-B 的平均得分分别为 124 秒、173 秒和 228 秒，能有效区分这 3 组样本，TMT-B 的敏感性（87%）优于 TMT-A（69%），特异性相似（分别为 90% 和 88%）。TMT 是识别轻度痴呆最敏感、最常用的评估工具之一。严重度匹配的 AD 和血管性痴呆之间没有显著差异。以往曾经将 TMT-A 和 TMT-B 的表现定位在左额叶，但近来发现左额叶损伤和右额叶损伤患者的 TMT 耗时数并没有显著差异，病灶容积与测验得分也没有相关性。

（2）Stroop 色词测验（color word test, CWT）：其目的是通过测量认知控制来评估受试者保持心中目标，抑制一个习惯性反应，而倾向一个较不熟悉的反应的能力，评估选择性注意及认知灵活性。

1）Stroop 版本介绍：Stroop 于 1935 年开发了 CWT，其范例可追溯至 Cattell 在 19 世纪末的工作。目前发展出 10 多个版本的 Stroop 测验，主要区别在于使用卡片的数目、每张卡片的长度、字的颜色及评分方法等。这些不同版本的普遍局限性包括缺乏正常受试者错误得分的数据，未能校正干扰试验中的普遍性减慢（generalize dslowing），缺乏详细的年龄校正的正常受试者数据，以及在儿童中应用的数据。下面是几个经典版本的介绍。

A. 经典的 CWT：由四部分组成。第一部分（卡片 A），受试者读出黑色印刷的表示颜色的字（蓝、绿、红、褐、紫）。第二部分（卡片 B），受试者读出不同颜色（蓝、绿、红、黄）印刷的字（蓝、绿、红、褐、紫），要求忽略字的颜色（字与印刷它所用的颜色相矛盾，如"蓝"用绿色印刷）。第三部分（卡片 C），受试者需说出彩色方块的颜色（蓝、绿、红、褐、紫）。第四部分，再次给予受试者卡片 B，但受试者需说出字的印刷颜色而不是读出字。此试验主要观察受试者对于颜色名称用不匹配的颜色呈现时的表现。Stroop 报道，正常人读出字体颜色不同的颜色名称时速度与使用黑色字体时一样快（第二部分对比第一部分）。然而，当要求受试者读出字体颜色而非文字本身时（第四部分对比第三部分），完成任务的时间则明显延长。对于颜色命名速度的减退称为"颜色命名干扰效应"。

B. Victoria 版本（Victoria stroop test，VST）（Regard，1981）：与 Perret（1974）设计的版本相似并且有许多优势。第一，它很简短。其他测验在每个部分都有大量的项目（如60～112 个单词），而 VST 的 3 个部分（命名圆点的颜色、文字本身及以不对应颜色印刷的文字），各自只有 24 个项目。有证据显示较短的测验时间可能对于识别这项任务有困难的个体更可取。Klein 等（1997）发现在 100 项的 Stroop 版本中，老年人较年轻的成年人受到的干扰更多，并且这个效应在前 40 项比后 60 项更突出。VST 不仅测试时间短，而且可能对于检测反应抑制的困难程度较理想，因为避免了受试者任务延长导致的学习效应。第二，可评估与信息加工速度相对独立的分数，包括可校正普遍性减慢的错误分数和干扰分数。第三，可获得一个合理的正常人的数据库（常模）。第四，VST 是公开的，使用者可制作自己的测验卡片。VST 包括 3 张 21.5cm×14cm 的卡片：圆点（D 部分）、文字（W 部分）及颜色（C 部分）。每张包含 6 行，每行有 4 个项目（Helvetica 字体，28 分）。每行中间距离 1cm。在 D（圆点）部分中，受试者必须以最快的速度读出蓝、绿、红或黄颜色的 24 个圆点。每个颜色出现 6 次，并且 4 个颜色以一个伪随机的顺序排列在阵列内，每个颜色在每一行都出现一次。与 Stroop 测验不同，VST 的 W（文字）部分与 D 部分相似，只是圆点被一些常见的文字取代（when、herd、over），以小写字母打印。要求受试者说出字体颜色而忽略它的含义。C（颜色）部分与 D 部分及 W 部分相似，但彩色的文字为小写字母打印的颜色名称"蓝色、绿色、红色和黄色"，且字体颜色与颜色名称矛盾（如"红色"以蓝色字体打印）。后面这项任务要求受试者抑制原本的自动阅读反应而产生一个更费力的命名反应。干扰效应决定于干扰任务比控制任务中命名颜色所需要多少额外的时间。

C. 华山医院版：根据现有版本的使用资料与使用经验，编制了华山版 Stroop 测验，它有如下特点。①难度中等。共 3 张卡片，每张 50 个项目，卡片 A 是阅读黑色印刷的汉字（红、黄、蓝、绿），卡片 B 是 4 种颜色的圆点。卡片 C 是文字颜色与文字意义不一致的汉字。②记录耗时更客观。增加了卡片 C 的练习题，只有练习题阅读正确才开始做卡片 C；正式开始后记录耗时，出现的阅读错误不予提醒（但予记录，便于分析错误类型）。由于不用针对每个错误进行提醒，受试者的读速没有被干扰，所以，耗时的记录应该更客观。

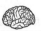

2）操作：这里以 Victoria 版为例，在这个版本中，3 张卡片依照固定的顺序呈现——圆点（D 部分）、文字（W 部分）及颜色（C 部分）。指导语如下。D 部分："以最快的速度说出圆点的颜色。从这里开始并沿着每行由左至右。"指示受试者的眼睛沿着每行由左至右。W 部分："这次，以最快的速度说出文字的颜色。从这里开始并沿着每行由左至右。"如果必要可特别澄清："说出文字的字体颜色。"C 部分："再次以最快的速度说出文字的颜色。"必要时可澄清："不要念出文字，请告诉我文字的字体颜色。"每个部分文字命名的错误若受试者没有自发更正，则立即由施测者更正，接着指示受试者以最快的速度继续。测试者在给完操作指示后立即启动计时器，需记录每个部分中产生的错误数及所花费的时间。

3）评分：在每个部分，由测试者记录完成所需时间及错误数量。受试者自发更正的也算正确。研究者一般采用"差异分"指标：定义为干扰测试（C 部分）与颜色部分（D 部分）所需的时间差。

Victoria 版的常模使用重叠的年龄组，包含 272 位健康成年人，年龄在 18～94 岁，居住于维多利亚、哥伦比亚或多伦多，64%为女性，平均受教育年限为 13 年。他们是通过大学老年数据库、老年中心、在社区及大学张贴广告招募的。参与者经过筛查排除可能影响认知功能的神经系统疾病（失去意识 1 小时以上、脑卒中、癫痫、多发性硬化）及心理障碍（需住院的抑郁或焦虑）。所有受试者都能说流利的英语。

4）相关因素

A. 性别：虽然女性似乎有较杰出的颜色命名技巧，但在颜色-文字干扰部分中并未呈现优势或是优势非常小。

B. 教育/IQ：教育程度与成人 Stroop 干扰分数呈中等相关（＜0.30）。在非裔美籍中，Moering（2004）发现教育程度对 Stroop 分数的影响最大，合计有 8%～26%的差异，其次是性别与年龄。但 Lucas（2005）报道无论教育程度还是年龄，对干扰试验表现的差异都在 8%～9%。与教育程度相比，IQ 与测试分数间表现出更强的关联性。随着测试难度的增高，受教育年数的相关性随之下降，但智商的相关性则随之上升。总的来说，个体的智力越高，他们受到的干扰则越小。

C. 种族或语言：种族对测试的结果也存在影响，纵然将教育程度也考虑在内，非裔美籍族群的表现皆比白种人要差。双语人群（西班牙语-英语）表现也较单语种人群表现差，尤其是颜色命名部分。

D. 视力与阅读：视觉能力非常重要。在老年人中，结果的混淆可能与年龄所致的视觉敏锐度或色觉的下降相关。van Boxtel（2001）检验 52～84 岁的中老年人发现，经过年龄、性别、教育程度的调整，较低的敏感性与文字命名所需时间较长相关，色盲与较慢的颜色命名相关，而距离敏锐度的下降与干扰卡片的速度下降相关。Stroop 测验表现中，一半由年龄解释的差距也可由视觉功能的不同来解释。显然，色盲应避免使用此试验；但这些发现提示，即使是正常衰老过程中视觉功能的微小缺陷都可影响 Stroop 测验的表现。干扰的程度同样也依赖于受试者对刺激物的熟悉度，以及对材料语义方面的理解。阅读时，自动化反应的程度也是一项重要的因素。

E. 等效版本：虽然 Stroop（1935）把卡片上的项目顺序倒过来，做了一个形式相当的测验版本，但是大多数测试者还是以同样的一套卡片重新测试受试者。Sachs 发展了 5 种与 Dodrill 版本形式相似的测试。平行版本的可靠性系数为 0.82。基于明显练习效应的现状，希望在相同或相似的版本上通过重复测验记录差异的测试者，应保证受试者在正式测验前有足够的练习。

5）量表研究：Stroop 干扰效应出现在精神分裂症、帕金森病、亨廷顿病、弗里德赖希共济失调、MCI 与 AD、妊娠期酒精暴露、慢性酗酒、HIV 感染、儿童良性局灶性癫痫和儿童多动障碍等疾病中。在轻度的颅外伤患者中使用一个更具挑战的 Stroop 版本可以更容易地引出干扰效应。这个更具挑战的版本主要是在颜色文字分测验中进行修改——在 1/5 随机选取的项目周围画上长方形线条。在框住的项目中，要求受试者说出文字而非字体的颜色。此任务对于不同项目阅读和命名间注意力的转换要求较高，从而提升了任务的复杂程度。

Stroop 干扰效应也与痴呆相关。抑制程序的降低常于 AD 早期即出现，而且干扰效应的强度随着 AD 严重程度的增加而增加。但 Stroop 表现与 AD 严重程度只是中等相关（相关系数约 0.30），提示与 AD 的早期识别进行比较，此任务对于监测疾病的进展可能作用较小。干扰的增加在无痴呆皮质下腔隙性脑梗死患者中也有报道，白质高信号的程度与 Stroop 表现相关。比较正常老年人、MCI 患者和 AD 患者发现，轻度 AD 患者在处理速度和正确性的关系方面，以牺牲正确数来换取阅读速度，而 MCI 组的应答策略是试图延长阅读时间（减慢阅读速度）来换取阅读正确性。

前额叶皮质似乎对年龄增长特别敏感，因为这个区域是影响 Stroop 表现的重要因素，随着年龄增长干扰效应增高。Uttl 和 Graf（1997）统计了一个年龄跨度较大的样本（12～83 岁），他们发现年龄在"文字颜色与意义"不一致情况的结果中占有一定的影响。他们假设 Stroop 干扰的年龄效应是由于处理速度随着年龄下降，而并非一项特定认知功能降低。但是后来的研究发现，即使将普遍性的减慢列入协变量，年龄仍与干扰的增加有显著相关性，提示 Stroop 的年龄相关的得分下降与认知处理相关，而并非普遍性的降低引起。Shilling（2002）提出，智力的年龄相关递减或许可解释 Stroop 的年龄相关改变。

Stroop 测验表现的降低也见于抑郁患者，尤其是患双相障碍的患者较单纯抑郁和焦虑患者。这意味着测试者不应完全将表现不佳归因于症状本身。

总之，Stroop 任务的心理学机制包括工作记忆、处理信息的速度、语义激活和强化反应特征的能力。此试验需要具备与其他执行力测试不同的能力，因此，需要超过一项执行功能的测试来进行充分的评估。在不同情况下表现的神经基础并非是确定的，尤其是不一致的情况下，即便存在不同的报道说明额叶的重要性，尤其是前扣带回皮质和侧前额叶皮质。虽然额叶系统很重要，但任务的表现是依赖于一个更广泛的系统。由于结果可能会受到色觉和视觉敏锐度的影响，因此完好的视力非常重要。Stroop 的测试结果在高龄老年人中应谨慎解释，且在某些年龄组（如＞90 岁）这个测试并不合适。最后，Stroop 测验还不能单独用于诊断决策，如果要明确执行功能，Stroop 测验与其他测验指标相结合是必要的。

（3）威斯康星卡片分类测验（Wisconsin Card Sorting Test，WCST）：也是最常用的评价执行功能障碍的测验之一。它由 4 张模板（分别为 1 个红三角形、2 个绿五角星、3 个黄十字形和 4 个蓝圆形）和 128 张根据不同形状（三角形、五角星、十字形、圆形）、不

同颜色（红、黄、绿、蓝）和不同数量（1、2、3、4）的卡片构成。要求受试者根据 4 张模板对总共 128 张卡片进行分类，测试者不告诉受试者分类的原则，只说出每一次测试是正确还是错误。受试者完成 6 次分类或将 128 张卡片分类完毕，整个测试结束。WCST 提供的指标有 13 个之多，但应用最多的评定指标有完成分类数、坚持性错误数、不能持续完整分类数、坚持性反应数、非坚持性反应数、完成第一个分类所需应答数、总错误数、概括力水平等。

（4）言语流畅性检查：用于检查前额叶皮质的启动功能。例如，蒙特利尔认知评估量表（Montreal cognitive assessment，MoCA）测验中，要求患者在 1 分钟内尽可能多地列举出以某个字母（如"F"）开头的单词。人名、地点和衍生词（如高兴的衍生词，高兴地、不高兴地等）]不允许使用。高中毕业文化水平以上的正常人 1 分钟内至少可以说出 11 个单词。

（5）反应-抑制和变换能力检查

1）做-不做测验（go/no-go task）：当检查者举起 2 个手指时，要求患者举起 1 个手指；当检查者举起 1 个手指时，要求患者举起 2 个手指。共做 10 遍。检查时要确认患者理解检查要求。完全模仿检查者的动作或反复持续 1 个动作均提示患者缺乏适当的反应抑制，不能按不同的刺激来变换应答（额叶损伤的特征表现）；

2）连线测验（trail making test，TMT）：测验分为 A、B 2 个部分，其中 B 部分，纸上包含了数字 1~13 和字母 A~L，要求被试者在数字 1~13 和字母 A~L 之间进行交替转换地连线（即 1—A—2—B—3—C……）。要求被试者尽快地完成任务，分析指标是完成任务的时间和错误数。

（6）执行缺陷综合征的行为学评价：执行缺陷综合征的行为学评价（behavioral assessment of the dysexecutive syndrome，BADS）是一种神经心理学检查方法，由 Wilson 等人在 1996 年综合多种执行功能测验发展而来，所测查的是执行功能的不同方面，包括 6 项子测验和 1 个执行缺陷问卷。6 项子测验分别是规则转换卡片测验、动作计划测验、找钥匙测验、时间判断测验、动物园分布图测验、修订的六元素测验。该检查方法有别于传统的检查执行功能的实验室方法，它具有生态效度，即可测查和预测日常生活中和执行功能相关的缺陷，因此，与人们日常生活活动的关系更为密切。

（五）执行功能障碍概念

1. 基本概念　执行功能是更复杂、更高级的认知功能。指人独立完成有目的、自我控制的行为所必需的一组技能，包括计划、判断、决策、不适当反应（行为）的抑制、启动与控制有目的的行为、反应转移、动作行为的序列分析、问题解决等心智操作。执行功能障碍与额叶–皮质下环路受损有关，尤其是前额叶皮质，前额叶损伤将产生长期、毁坏性的功能缺陷。见于额叶萎缩引起的额叶型痴呆（皮克病）、双侧大脑前动脉梗死、蛛网膜下腔出血（前交通动脉瘤）、重度闭合性脑外伤、肿瘤等。执行功能障碍时，患者不能做出计划，不能进行创新性的工作，不能根据规则进行自我调整，不能对多件事进行统筹安排。检查时，不能按照要求完成一个较复杂的任务（如伦敦塔测验）。

2. 临床表现

（1）启动障碍：不能在需要时开始动作，表现为行为被动、丧失主动性或主观努力、表情淡漠、对周围事物漠不关心并毫无兴趣、反应迟钝、"懒惰"。

（2）不恰当反应：失抑制患者不能花费一定时间利用现有信息做出一个恰当的反应，常表现为过度反应和冲动。脑卒中患者在不存在影响其操纵轮椅手闸的知觉障碍的情况下，从轮椅上站起来之前不刹手闸，或在明确需要辅助时却急于独立行走等都是不能抑制不恰当反应的临床表现。

（3）思维或行为转换困难：患者由于反应抑制和反应转移或变换障碍而不能根据刺激变化而改换应答。表现出持续状态，即在进行功能性活动时不断地重复同一种运动或动作。例如，洗脸时反复洗1个部位。

（4）思维具体：患者对于事物的观察仅停留在表面的认识，缺乏深入的洞察力。表现为缺乏计划能力、缺乏远见、行为不能与目标一致等。使用和形成抽象概念的能力受到损害。不能够根据抽象思维解决问题的患者只能在熟悉的环境中活动。

临床表现执行功能障碍时，患者不能做出计划，不能进行创新性的工作，不能根据规则进行自我调整，不能对多件事进行统筹安排。检查时，不能按照要求完成一个较复杂的任务（如伦敦塔测验）。

（六）执行障碍的康复

执行功能是人类推理、解决和处理问题的能力，是人类智力性功能的最高水平。在这一范畴内包含的功能有学习获得题材及其操作、抽象思维（思考、推理、分类、归纳）、计算等方面的能力，这些是复杂的神经心理学功能，是以更基础性过程（注意、言语、记忆等）的统合和相互作用来完成的。它最易受神经疾病的影响，在患者中表现为部分或全面的减退。执行功能分为三部分：开始、终止和自动调节。各个环节均可能出现障碍，康复治疗策略针对每一个环节单独设计治疗方案。

1. 执行功能障碍的一般康复方法　执行功能是复杂的,用于补偿记忆障碍（如记事本、录音机等）、视觉–空间障碍（如写下提纲等）的相对简单的方法不可能对执行功能缺陷单独发挥作用,为执行功能障碍的患者制造综合性的治疗计划应包括在一段较长的时间内持续进行治疗（如药物）、心理–认知和家庭–环境干扰。此外，还应根据执行功能障碍的严重性和对功能的影响程度制订适合个人的计划。尽管治疗执行功能缺陷要求有专业人员帮助，但对于照顾者（护理人员）还有一些一般的方法适用于执行功能障碍，包括：①重复训练以改进行为（如练习达到最好）；②给患者提供从基本到复杂的有等级的任务，让患者逐渐进步；③充分利用仍保存的技能或功能补偿已损伤的功能；④改变患者的生活环境、社会或工作角色，或个人的资源；⑤使每天的活动尽可能变为常规的（如每天中午12点吃午饭，星期二购物等）；⑥指导患者调整自己的节奏，以保证有充足的额外的时间以避免感觉匆忙；⑦康复训练不要超过患者能够承受的限度。

这些一般的方法已证明将执行功能障碍的负面影响最小化是有效的。必须指出的是，有时最直接、最快和较易成功的康复方法，是强调降低环境要求。试图提高患者的资源处理要求的，认知康复首要的是必须以现实为根据，目的是为了有效。同样，除去环境要求，或把患者从环境中移走，也是一种很好的方法。

2. 改善开始障碍的方法　治疗慢性的开始缺陷包括环境改变、行为改变和药物治疗。

（1）行动前提供环境提示，如听觉提示的闹钟、视觉标记或写在日历上。选择性的强化想得到的反应能增加反应发生的可能性，因而，在合适的开始行为之后给予口头表扬、身体接触或拥抱，或提供想要的东西或活动是改善症状的一种途径。

（2）有些活动能配对在一起重复出现以增加开始目标行为，因此，通过指导患者在吃饭的时候服药能促进治疗。

（3）当以上方法证明无效，临床经验表明抗帕金森病药物如卡比多巴-左旋多巴（sinemet）、金刚烷胺（amantadine）或者溴隐亭（bromocriptine）有潜在的作用，尽管这些药物的作用很小。

（4）严重的慢性腹侧综合征对促进人与人之间的交往及个人从事职业的能力只有负面作用，最直接的治疗途径是帮助照顾者和关系密切的人对患者功能障碍的有现实的期望。

（5）抑郁有时能变现为可逆的开始障碍。最新的 5-羟色胺激动剂类药物，如舍曲林（sertraline）、帕罗西汀（paroxetine）和氟西汀（fluoxetine）已被证明对脑损伤患者有一定作用，因为这些药物很快就开始有效，同时这些药物大多数是患者能耐受的、不良反应很少、没有成瘾性、有最低的限量，并且能增加患者的精力而不是镇静作用。最后一点是最重要的，因为镇静可能产生其他的脑损伤，如加工速度慢、注意差、开始差。

（6）附加的心理治疗将帮助患者建立适应性的处理方法，这些方法能在长时间内使用。

3. 改善持续障碍的方法　治疗和眶尖综合征有关的慢性障碍取决于人与人之间或个人从事职业能力的破坏程度，包括以下几方面。

（1）使用操作行为修正方法和应变管理程序，用于排除不想要的行为和提高适应性的行为。一般来说，忽略不合适的行为不会使它消失。相反，在冒犯行为之后，直接对患者说"那样说话是不合适的"或"你不该碰我"将有助于减少以后发生的频率。

（2）个人心理治疗和没有障碍的搭档常常是整个治疗中关键的要素。这样会帮助同伴理解患者个性或行为改变的神经病学基础，并形成适应性的处理和交流策略。这样的方法还考虑到特别训练同伴执行以社区为基础的行为纠正方法，这也是成功的重要因素。

（3）对于严重的，经常没有预告发生攻击性行为的患者，药物干预治疗是必要的，急性攻击性患者会直接伤及自己或他人。药物的选择应该是静脉内注射氟哌啶醇，药物不会增加患高血压、抽搐或呼吸窘迫的危险性，并且可以使患者迅速地安静。

（4）治疗有不严重的攻击行为的患者，另一种有效的药物是 5-羟色氨激动剂，如抗抑郁剂——曲唑酮（trazodone）。

（5）对许多慢性器质性攻击性综合征的研究表明，使用抗惊厥类药物，如卡马西平和丙戊酸钠。另外，使用 β-肾上腺素受体拮抗药，如普萘洛尔也被证明是有效的。然而，普萘洛尔的临床作用非常慢（也许要开始治疗后几周才能见效），使用高的剂量可能会产生明显的直立性低血压。其他 β-受体阻滞剂能够更好地平衡效用。考虑药物的使用是很重要的，既要避免药物过早地被停止使用或者是剂量太低，又要考虑到药物的副作用。

（6）治疗器质性妄想，如重复错构症，应重新给患者指方向。一般包括现实测验和全

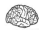

体人员的持续性支持。随着融洽治疗关系的建立及神经治疗的进行，患者对他们所观察到的现象变得更容易接受。严重的患者，可能要尝试使用安全类药物，但是尽可能要避免使用药物，因为药物的负作用对认知的镇静作用超过了抗妄想的作用。

4. 改善自我调节障碍的方法　似乎没有什么药物能改善自我调节障碍或意识缺陷。治疗类似情况最好能在有团队的治疗环境中完成，并结合认知康复和心理治疗性的安慰。在灾难性的反应发生之后立即提供实时的处理技能训练，由其他的康复患者提供有效的适应性处理模式，可以结合起来使得患者获得现实的希望和功效。治疗自我调节障碍的其他建议如下所示。

（1）基于神经病学的观点帮助患者理解损伤后的自我，尽管这样做很困难，并且也要付出代价。

（2）在系统的有逻辑的解决问题方面存在缺陷，可能通过训练患者用帮助记忆的方法，如 "PDSA 循环" 补偿的方法是在尝试处理一项新任务之前，要求患者首先要计划（如 "我要完成什么"）然后，指导患者尝试一种方法，患者掌握（学习）结果、成功或失败。根据结果，患者可能继续或改变进一步行动的行为方法，这种循环继续直到任务完成。通过使用帮助记忆的方法，能够降低患者冲动性、焦虑、灾难反应及不能从反馈中获益的情形。

（3）让患者逐渐地重复地进行能显示个人长处和缺陷的任务，对脑损伤后意识的提高很重要。然而，如前所述，自我意识的提高和功能之间的确切关系仍然不清楚且有争议。甚至在声称显示了意识的提高对结果有因果关系的研究中，使人信服的解释是发病前的智力和教育因素影响严重脑损伤患者的最后结果。因而，全面的治疗应该是强调在社区康复环境中功能的自我调节的改善。

5. 借助计算机的外在辅助设备　尽管使用计算机的康复方法已推广了多年，然而这种类型的评定和治疗工具的有效作用直到最近才显现出来。尽管软件的处理速度或者图形处理能力很好，但人是有社会性的，需要学会相互间的交往。过分依赖计算机治疗，效果似乎并不明确。然而，时间能证明为了弥补信息加工缺陷，计算机对认知的矫正有着重要的作用。一个很好的例子是 Neuro Page。Neuro Page 是一个包括文字与数字的呼机、在正常的日常生活中患者将其带在身上。每天的约定会发出提示（如现在吃预防抽搐的药，现在起床开始穿衣服，晚上锁门了吗？）由统一调度的公司安排，然后在约定的时间通过卫星发送给患者。这个系统还有一定的弹性以适应个人的需要，提示的 "及时性" 对使一些患者保持有活动性的生活是很有效的，尽管患者有显著的执行功能和记忆缺陷。同样的，其他的个人数字化帮助（PDAS），如操作掌上电脑平台或 WindowsCE 操作系统，也能用来作为记事本、时间表或提示系统以提高组织、记忆和完成任务的能力，从而提高生活独立性。

6. 开放性作业训练　开放性作业需要患者具有启动、制订目标、追踪时间、做出选择及确定优先和排序的能力。因此，设计和选择开放性作业是执行功能障碍康复训练的有效手段。用于思维与执行功能障碍康复训练内容包括类概念训练、序列思维训练、推理训练、问题解决训练、组织和计划、时间分配、追踪训练、决策训练等。

7. 执行功能的自我管理　Levine 等对执行功能的自我管理（goal management training，

GMT）策略进行研究，被试者完成 5 个步骤的 GMT 训练，包括定向及对任务终止的留意状态（stop）、目标的制订及说明（define）、列举步骤（list the steps）、学习步骤（learn steps）、检查（check）是否按计划完成任务。每次训练的时间持续 1 小时。研究发现患者的自我学习、自我管理训练对特殊任务及一般功能的计划、问题的解决、目标的制订及自我控制能力均有提高。但至今还没有在治疗策略的效力方面进行对照性研究，甚至没有在指导个别病例选择策略方面的报道。

第八章

儿童认知功能障碍的康复

第一节 自闭症康复

一、概 述

泛自闭症障碍症候群（autism spectrum disorders，ASD）是指一组神经发育障碍，ASD在 ICD-10[*]的广泛性发展疾病分类中主要包括儿童期自闭症（childhood autism）、非典型自闭症（atypical autism）、阿斯伯格综合征（Asperger syndrome）、未注明的广泛性发展障碍（pervasive developmental disorder not otherwise specified，简称 PDD-NOS）。这些相互关联的疾患之间最主要的区别在于发生的年龄和症状的严重程度不同，我们在学习时应注意区分。

自闭症（autism），又称孤独症，是一种由于神经系统失调导致的发育障碍，其病征包括社交能力和沟通能力障碍、局限的兴趣和刻板行为模式。自闭症的病因仍然未知，大多数研究人员认为其病因是由基因控制，再由环境因素触发。虽然环境因素所扮演的角色仍未有定论，但是研究人员已发现七个经常出现在自闭症患者中的基因组。

美国疾病控制与预防中心估计美国自闭症的发病率为 1/68，总计男性患自闭症的机率比女性高 3～4 倍，但女性发病时病征会较男性严重。联合国发布的数据表明，自闭症的发病率为 1/150。诊断基于一系列的精神病学原则，有一些临床循证研究可以辅助诊断。自闭症在生理表现上不明显，故确定此诊断需要完整的社会和神经评估。根据《精神疾病诊断与统计手册》定义，自闭症必须在三岁前出现社会互动、言语及社交沟通迟缓发展。ICD-10 也要求其病症需要在三岁前出现。部分自闭症患者经过诊疗、学习及特殊教育，可改善他们的社交能力，也可参与主流教育及社交活动。但以现时医疗科技水平来说，自闭症仍无法治愈。

---

* ICD-10，全称为 "The International Statistical Classification of Diseases and Related Health Problems 10th Revision（ICD-10）"，即国际疾病伤害及死因分类标准第十版，是世界卫生组织（WHO）依据疾病的某些特征，按照规则将疾病分门别类，并用编码的方法来表示的系统。

二、自闭症的成因

自闭症不是由后天的照顾或教育所造成的，且目前其成因在医学界目前仍无定论。不同的研究指出，可能造成自闭症的因素主要有以下几项。

（一）遗传

遗传因素对自闭症的作用已趋于明确，但具体的遗传方式尚未明了。目前多数研究认为，儿童自闭症是由多基因遗传和环境因素及其他非遗传因素共同作用的结果。

（二）围产期因素

早期研究认为与自闭症有关的妊娠期高位因素有精神抑郁、吸烟史、病毒感染、高烧、服药史、剖宫产、患儿早产、出生体重低、有产伤、呼吸窘迫综合征等，但缺乏特异性的关联。

（三）免疫系统异常

研究发现自闭症患者 T 淋巴细胞数量减少、辅助 T 细胞和 B 细胞数量减少、抑制-诱导 T 细胞缺乏、自然杀伤细胞活性减低等。

（四）神经内分泌和神经递质

与多种神经内分泌和神经递质功能失调有关。研究发现自闭症患者的单胺系统，如 5-羟色胺（5-HT）和儿茶酚胺发育不成熟，松果体-丘脑下部-垂体-肾上腺轴异常，导致 5-HT、内啡肽增加，促肾上腺皮质激素（ACTH）分泌减少。

三、自闭症的诊断标准

根据 DSM-Ⅳ*，ASD 的诊断标准如下所示。

1. 三岁前出现发展异常或障碍（三项至少要有一项）　①社交沟通情景的理解性或表达性语言；②选择性社交依恋或社会互动；③功能性或象征性游戏。

2. 社会互动障碍（四项至少要有二项）　①不会适当使用眼睛注视、表情、姿势等肢体语言来调整社会互动；②未能发展和其他伙伴分享喜好的事物、活动、情绪等有关的朋友关系；③缺乏社会情绪的交互关系，而表现出对他人情绪的不当反应，或不会根据社会情境而调整自身行为，或不能适当地整合社会、情绪和沟通行为；④缺乏分享别人的或与人分享自己的情绪。

3. 沟通方面的障碍（四项至少要有一项）　①语言发展迟滞或没有口语表达，也没有用非口语的姿势表情来辅助沟通的意图；②不会启动或维持你来我往的交换沟通信息；

---

*DSM-Ⅳ，全称为 Diagnostic and Statistical Manual of Mental Disorders-Ⅳ，即美国精神医学学会的《精神疾病诊断与统计手册》第 4 版。

③用固定、反复或刻意的方式来使用语言；④缺乏自发性的游戏或社会性模仿游戏。

4. 狭隘、反复、固定刻板的行为、兴趣和活动（四项至少要有一项） ①执着于反复而狭隘的兴趣爱好；②强迫式的执着非功能性的习惯或仪式；③重复性的动作；④对物品的部分或玩具无功能性成分的玩耍。

四、自闭症的作业表现

自闭症儿童呈现多元化的生长发育，不同的自闭症儿童都有其特异性的症状，表现各有不同，但可从以下方面来看待自闭症儿童整体的作业表现。

（一）沟通

语言与交流障碍是自闭症的重要症状，是大多数儿童就诊的主要原因。语言与交流障碍可以表现为多种形式，多数自闭症儿童有语言发育延迟或障碍，通常在 2~3 岁时仍然不会说话，或者在正常语言发育后出现语言倒退，在 2~3 岁以前有表达性语言，随着年龄增长逐渐减少，甚至完全丧失，终身沉默不语或在极少数情况下使用有限的语言。他们对语言的感受和表达运用能力均存在某种程度的障碍。主要可以从以下三个方面分析。

1. 口语沟通障碍

（1）不善理解。

（2）鹦鹉式地重复别人的话。

（3）不懂用口语去表达或说过多不明意义的话。

（4）只懂得从字面的意思去理解及使用字词，不能领悟字词隐藏的意义。例如，"破门而入"，认为是毁坏门进入，而不能理解其引申义。

2. 非口语沟通障碍

（1）不善于使用及理解手势、脸部表情。

（2）不善于使用及理解身体语言。

（3）缺乏共同专注力。

3. 语言障碍

（1）缺乏沟通动力。

（2）缺乏不同的沟通功能，如反对、给评语、要求等。

（3）缺乏音韵及音量控制不当。

（二）社会参与

社会参与障碍是自闭症的一个标志性障碍。对于不同年龄的儿童，社交需要不同的技能。年龄较小的儿童一般通过模仿他人来发展友谊；然而学龄前儿童能展现更高级的沟通技巧、正面的情绪、处理矛盾的方式，主要通过模拟游戏来展开社会交往；年龄较大的儿童和青少年通过分享性的活动、频繁的运动或网络等方式来发展友谊。通常自闭症儿童在模仿游戏、沟通技巧、与同伴分享兴趣爱好及创造性游戏等方面存在问题。同时儿童的口语和社会认知能力也会影响他们进行社交。更有研究发现自闭症儿童发展友谊通常需要在

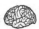

成人的监督下进行。尽管自闭症儿童可以和正常儿童一样有相似或不同的友谊，但是研究表明他们的友谊比较局限，对友谊的了解不够充分，并且通常比较孤单。在社会交往方面，自闭症儿童会以下表现：缺乏与他人的眼神接触和拒绝身体接触；缺乏或用不恰当的方式与别人互动；喜欢自己独处；缺乏情感的交流；未能体会别人的感受；不能恰当地控制自己的情绪及感情，可因小事而过分激动；缺乏与其他孩子玩耍的技巧；未能建立适龄的朋友关系。因此，自闭症儿童很难发展一段友谊。

（三）局限性兴趣及重复性行为

自闭症儿童兴趣范围狭小，表现为专注于某种特定模式或重复性的行为或刺激。例如，不停拍手、自转、摇晃身体；狭窄而强烈的兴趣；过分喜欢重复性的程序而表现得固执；未能适应程序及生活习惯的改变；过分着重于细节，或专注物体的某个部位；缺乏游戏技巧，如想象性游戏和合作性游戏；缺乏抽象的思想能力。

（四）睡眠

自闭症儿童通常都会有睡眠障碍。其睡眠状况可以通过父母的主诉、睡眠日记、睡眠手环或多导睡眠监测（一种全面的睡眠监控包括脑电波、心率、呼吸和运动）来进行记录。自闭症儿童更容易有入睡和睡眠维持障碍，且容易早醒。研究表明，这些睡眠障碍发生率较高，据报道，40%～73%的自闭症儿童有睡眠问题。80%自闭症儿童的父母和 60%高功能自闭症儿童的父母表示，他们自身的睡眠状况也因儿童的原因而受到影响。晚上的准备入睡困难或夜晚清醒通常和作息习惯有关。自闭症儿童的睡眠障碍与其他自闭症症状也有关，如内化和外化的行为问题，这也表明了睡眠对于自闭症儿童及其父母的重要性。

（五）日常生活活动

由于自理活动通常为模式化的行为，因此自闭症儿童可以有独立的自理能力。然而，研究者发现，部分自闭症儿童在自理方面表现出延缓发育。例如，在一项研究当中，49%的自闭症儿童受试者在儿童功能独立性评定量表（WeeFIM）中的得分低于平均水平 2 个标准差，在 Vineland 适应性行为量表中的得分轻度落后。其父母表示他们的孩子很可能出现进食和如厕方面的障碍。自闭症儿童通常饮食较为局限，且因为食物过敏而可能需要特别的饮食照顾。自闭症儿童的父母也报告儿童有口腔护理障碍。需要注意的是，进食、口腔护理和如厕困难可能与感觉处理障碍有关。对于有感觉调节障碍的儿童，他们的感觉体验包括穿衣、洗澡和如厕，这些都将使儿童不愿意参与到活动当中。

（六）教育

自闭症儿童的教育需求因儿童个体的不同而异。考虑到儿童能力的不同，现在能确定的是很多自闭症儿童在入学时需要一些调整。这些调整对于儿童在学业、教育、社会活动和学校环境中的参与非常有必要。一些自闭症儿童（如中等智力或智力低下）可以参与到平常的教育系统当中。其他儿童需要特殊教育，大部分的儿童可能需要在特定的教育中心进行学习。即使智力发育正常，由于社交障碍和行为问题，自闭症儿童也很难有与智力相匹配的学业成就。

（七）感觉处理

自闭症儿童通常会在感觉系统反应（视觉、听觉、触觉、动知觉、味觉及嗅觉）出现一系列的感觉处理障碍，儿童可能对声响、气味、质感、颜色等产生恐惧及抗拒；会有自我刺激或自伤行为；好动、注意力无法持久；且对痛的感觉异常等。自闭症的感觉处理障碍也可能会引发儿童的行为问题等。详情请见感觉统合障碍。

五、自闭症的分类

最先对自闭症进行分类的是 Wing 和 Gould（1979），根据缺乏社会互动的自闭症程度将自闭症儿童划分为孤立型、被动型和主动与特异型三种。

（一）孤立型

这类的自闭症儿童不喜欢与人接触，生活在一个自我封闭的环境中，缺乏人际交往能力；他们在非语言沟通方面存在严重障碍；口语表达能力差，有些儿童甚至缺乏言语沟通能力；该类型的儿童缺乏共同注意力，并对一些有强感觉刺激的物体感兴趣；具有刻板行为，模仿能力较强，没有进行象征性游戏的能力；存在情绪障碍，情绪行为控制能力较差。

（二）被动型

表现为能与人接触，但缺乏主动性，缺乏人际交往能力；有语言表达能力，但重复现象严重；能用非语言行为表达意思，但理解别人的肢体语言和情感存在障碍；具有共同注意力，在被动的情况下能与人分享快乐；有想象力和进行象征性游戏的能力，但较差；和孤立型儿童相比，只有一定的情绪障碍，显得冷漠、被动和迟钝；不拒绝别人的介入，干预和治疗效果较孤立型儿童好。

（三）主动与特异型

这一类型是自闭症状最轻的一种。此类儿童会主动接触他人，但大多是单向的，具有自我中心倾向；口语能力正常，可能在语调、发音、节律上存在异常；刻板行为较少，但偏向于重复性强的排列性游戏；有非语言表达能力，只是运用得较差，社会沟通能力差；情绪障碍不明显，但会给人一种缺乏热情和冷漠的感觉。这类儿童由于社会互动和语言障碍不明显，不易被发现，与一般在 3 岁以前就能诊断出患有自闭症的儿童不同，到学龄期阶段，才能发现他们的异常行为。

按智商水平对自闭症儿童进行分类也是目前较为常用的方法。这种标准将自闭症儿童分为三类：高功能自闭症（HFA）、中功能自闭症（MFA）和低功能自闭症（LFA）。

1. 高功能自闭症（high function autism）　指儿童 IQ 在不低于平均智商 1 个标准差的范围内，即 IQ≥85；则多数具有语言能力，学习能力较佳、自闭症倾向较不明显；但语言理解与表达力、人际互动与言语沟通的能力仍有困难。

2. 中功能自闭症（medium function autism） 指儿童 IQ 低于平均值 1~3 个标准差，即 55≤IQ≤84。

3. 低功能自闭症（low function autism） 指儿童 IQ 低于 3 个标准差，即 IQ≤54。多数是缺乏语言能力，伴有明显的自我刺激行为，坚持度极高，自闭症倾向明显，学习能力差。

有关自闭症儿童的定义还有其他一些说法，但其定义始终围绕自闭症儿童社会交往、沟通和刻板重复行为三方面展开。上述介绍的两种分类方法是目前比较常用的，尤其以后者更为常用。

六、自闭症的康复评估

自闭症儿童的评估包括作业活动档案的收集和作业表现的评估。然而，自闭症的特征需要不同的替代性评估策略，如不同的沟通方式。儿童的个人信息主要来源于父母或照顾者，以及专业的临床观察。特定的针对儿童不同寻常行为的观察策略对于获取儿童作业表现尤为重要。由于儿童在沟通、注意力、动机和行为方面存在一定的问题，实践者可能在使用标准常模评估时会遇到一些障碍。此时，在面对自闭症儿童时，实践者需要对标准化评估进行适当的调整，如在正式评估开始前，让儿童熟悉评估者和评估的区域，分阶段进行评估，让家长共同参与，完成评估项目时进行奖励，减少目光接触和言语沟通，提供更多的反应时间，或者根据儿童的喜好改变评估项目的顺序。但是在最终的评估报告中需明确指出调整过的评估项目及调整的原因。

在治疗前治疗师可与家长先进行访谈，了解自闭症儿童家庭发展方面的病史及本人的整个发展历史，并观察自闭症儿童的行为特性及生活环境。康复治疗师的评估需着重儿童的功能状况和发生障碍的原因。这对为儿童设计个体化有针对性的治疗方案尤为重要。目前实践者已开发建立了一系列可应用于自闭症儿童的量表，特别是针对自闭症的筛查和诊断。以下量表可在整个评估过程中作为参考使用。

1. 广泛发育障碍筛查量表（pervasive developmental disorders screening test，PDDST） PDDST 适用于基层医疗部门的初次筛查，包括 22 个评估项目，描述的是 12~24 个月儿童的典型行为。主要由父母或照顾者填写，选项为"是，通常是这样"或"否，通常不是这样"。如果有 5 个或 5 个以上回答"是"，就被认为有自闭症的风险。

2.《自闭症诊断访谈量表》（修订本）（ADI-R） 该量表适用于 2 岁以上儿童自闭症的辅助诊断。由 Le Couteur 等人于 1989 年编制，1994 年 Lord、Rutter 及 Le Couteur 进行了修订。ADI-R 是一种以评定者为基础、标准化、半定式、专业人员使用的访谈量表。

该量表主要包括 6 个部分：社会交互作用方面（16 项）的缺陷（B 类），语言及交流方面（13 项）的异常（C 类），刻板、局限、重复的兴趣与行为（8 项，D 类），判断起病年龄（5 项，A 类），非诊断记分（8 项，O 类）及另外 6 个项目涉及自闭症儿童的一些特殊能力或天赋（如记忆、音乐、绘画、阅读等）。量表的前三个核心部分与 ICD-10、DSM-IV 中儿童自闭症诊断标准关系最为密切，反映了自闭症儿童的三大类核心症状，是评定和判断儿童有无异常的关键。量表的评分标准与方法因各个项目而异，一般按 0~3 四级评

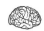

分，其中评 2 分或 3 分表示该项目明确存在异常，只是程度不同；评 1 分表示界于有或无该类症状之间的情况；0 分为无异常。国内外的研究都表明，ADI -R 是诊断效度较好，信度较高的诊断访谈工具，适合于临床应用。但若用于国内，该量表的部分评估项目需要进行调整，个别很少出现的项目应修改或删除。

3. 自闭症诊断观察量表（autism diagnostic observation schedule，ADOS）　该量表适用于从无语言的幼儿到语言流畅、智力正常或更高智商的成人。由 Lord 等于 1999 年修订而成。通过观察儿童的交流、交往、游戏及想象力的表现进行评定，是一个标准化、半定式的评定量表，研究表明其评定者信度、重测信度、内部一致性均较好，效度也较好，在临床和科研应用中日益广泛。

4. 儿童自闭症评定量表（childhood autism rating scale，CARS）　该量表由 Schoplen（1980）编制，是由检查者使用的评定量表，包括 15 个评定项目。每一项都附加说明，指出检查要点，让评定者有统一的观察重点与操作方法。量表是按 1、2、3、4 四级标准评分。每级评分意义依次为"与年龄相当的行为表现""轻度异常""中度异常""严重异常"。每一级评分又有具体的描述性说明，以期不同的评分者之间尽可能一致。量表最高分为 60 分，总分低于 30 分则评分为非自闭症；总分等于高于 36 分并且至少有 5 项的评分高于 3 分，则评为重度自闭症；总分为 30～36 分，并且低于 3 分的项目不到 5 项，则评为轻中度自闭症。CARS 量表具体内容如下所示。

（1）人际关系

1）1 分，与年龄相当：与年龄相符的害羞、自卫及表示不同意。

2）2 分，轻度异常：缺乏一些眼光接触，不愿意，回避，过分害羞，对检查者反应有轻度缺陷。

3）3 分，中度异常：回避人，要使劲打扰他才能得到反应。

4）4 分，严重异常：强烈地回避，儿童对检查者很少反应，只有检查者强烈地干扰，才能产生反应。

（2）模仿（词和动作）

1）1 分，与年龄相当：与年龄相符的模仿。

2）2 分，轻度异常：大部分时间都模仿，有时激动，有时延缓。

3）3 分，中度异常：在检查者极大的要求下有时会模仿。

4）4 分，重度异常：很少用语言或运动模仿他人。

（3）情感反应

1）1 分，与年龄相当：与年龄、情境相适应的情感反应——愉快不愉快及兴趣，通过面部表情姿势的变化来表达。

2）2 分，轻度异常：对不同的情感刺激有些缺乏相应的反应，情感可能受限或过分。

3）3 分，中度异常：不适当的情感示意，反应相当受限或过分，或往往与刺激无关。

4）4 分，严重异常：极刻板的情感反应，对检查者坚持改变的情境很少产生适当的反应。

（4）躯体运用能力

1）1 分，与年龄相当：与年龄相适应的利用和意识。

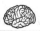

2）2分，轻度异常：躯体运用方面有点特殊——某些刻板运动、笨拙、缺乏协调性。

3）3分，中度异常：有中度的手指或身体姿势功能失调的征象，如摇动旋转、手指摆动、脚尖走。

4）4分，重度异常：上述所描述的情况严重而广泛地发生。

（5）与非生命物体的关系

1）1分，与年龄相当：适合年龄的兴趣运用和探索。

2）2分，轻度异常：轻度的对物体缺乏兴趣或不适当地使用物体，像婴儿一样咬东西，猛敲东西，或者迷恋于物体发出的吱吱叫声或不停地开灯、关灯。

3）3分，中度异常：对多数物体缺乏兴趣或表现有些特别，如重复转动某件物体，反复用手指尖捏起东西，旋转轮子或对某部分着迷。

4）4分，严重异常：严重地对物体不适当的兴趣、使用和探究，如上边发生的情况频繁地发生，很难使儿童分心。

（6）对环境变化的适应

1）1分，与年龄相当：对改变产生与年龄相适应的反应。

2）2分，轻度异常：对环境改变产生某些反应，倾向维持某一物体活动或坚持相同的反应形式。

3）3分，中度异常：对环境改变出现烦躁、沮丧的征象，当干扰他时很难被吸引过来。

4）4分，严重异常：对改变产生严重的反应，假如坚持把环境的变化强加给他，儿童可能会逃跑。

（7）视觉反应

1）1分，与年龄相当：适合年龄的视觉反应，与其他感觉系统是整合方式。

2）2分，轻度异常：有时必须提醒儿童去注意物体，有的全神贯注于"镜像"，有的回避眼光接触，有的凝视空间，有的着迷于灯光。

3）3分，中度异常：经常要提醒他们正在干什么，喜欢观看光亮的物体，即使强迫他，也只有很少的眼光接触，盯着看人，或凝视空间。

4）4分，重度异常：对物体和人的广泛严重的视觉回避，着迷于使用"余光"。

（8）听觉反应

1）1分，与年龄相当：适合年龄的听觉反应。

2）2分，轻度异常：对听觉刺激或某些特殊声音缺乏一些反应，反应可能延迟，有时必须重复声音刺激，有时对大的声音敏感，或对此声音分心。

3）3分，中度异常：对听觉不构成反应，或必须重复数次刺激才产生反应，或对某些声音敏感（如很容易受惊、捂上耳朵等）。

4）4分，重度异常：对声音全面回避，对声音类型不加注意或极度敏感。

（9）浅感觉反应

1）1分，与年龄相当：对疼痛产生适当强度的反应，正常触觉和嗅觉。

2）2分，轻度异常：对疼痛或轻度触碰、气味、味道等有点缺乏适当的反应，有时出现一些婴儿吸吮物体的表现。

3）3分，中度异常：对疼痛或意外伤害缺乏反应，比较集中于触觉、嗅觉、味觉。

4）4分，严重异常：过度地集中于触觉的感觉探究而不是运动功能的作用（吸吮、舔或摩擦），完全忽视疼痛或过分地做出反应。

（10）焦虑反应

1）1分，与年龄相当：对情境产生与年龄相适应的反应，并且反应无延长。

2）2分，轻度异常：轻度焦虑反应。

3）3分，中度异常：中度焦虑反应。

4）4分，严重异常：严重的焦虑反应，儿童可能在会见的一段时间内不能坐下、很害怕、退缩等。

（11）语言交流

1）1分，与年龄相当：适合年龄的语言。

2）2分，轻度异常：语言迟钝，多数语言有意义，但有一点模仿语言。

3）3分，中度异常：缺乏语言或有意义的语言与不适当的语言相混淆（模仿言语或莫名其妙的话）。

4）4分，严重异常：严重的不正常言语，实质上缺乏可理解的语言或运用特殊的离奇的语言。

（12）非语言交流

1）1分，与年龄相当：与年龄相符的非语言性交流。

2）2分，轻度异常：非语言交流迟钝，交往仅为简单的或含糊的反应，如指出或去取他想要的东西。

3）3分，中度异常：缺乏非语言交往，儿童不会利用或对非语言的交往做出反应。

4）4分，严重异常：特别古怪的和不可理解的非语言的交往。

（13）活动量

1）1分，与年龄相当：正常活动水平——不多动也不少动。

2）2分，轻度异常：轻度不安静或有轻度活动缓慢，但一般可控制。

3）3分，中度异常：活动相当多，并且控制其活动量有困难，或者相对不活动或运动缓慢，检查者很频繁地控制或以极大努力才能得到反应。

4）4分，严重异常：极不正常的活动水平，要么是不停，要么是冷淡的，很难得到儿童对任何事件的反应，几乎不断地需要大人控制。

（14）智力功能

1）1分，与年龄相当：正常智力功能——无迟钝的证据。

2）2分，轻度异常：轻度智力低下——技能低下表现在各个领域。

3）3分，中度异常：中度智力低下——某些技能明显迟钝，其他的接近年龄水平。

4）4分，严重异常：智力功能严重障碍——某些技能表现迟钝，另外一些在年龄水平以上或不寻常。

（15）整体印象

1）1分，与年龄相当：不是自闭症。

2）2分，轻度异常：轻微的或轻度自闭症。

3）3分，中度异常：自闭症的中度征象。

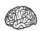

4）4分，严重异常：非常多的自闭症征象。

5. 自闭症行为评定量表（autism behavior checklist，ABC 量表）　ABC 量表是克鲁格等编制的，1989 年北京医科大学杨晓玲教授将其引进并进行了修订，主要用于自闭症儿童的筛查。该量表由 57 个描述自闭症儿童的感觉、行为、情绪、语言等方面异常表现的项目构成，所有的评估内容可归纳为 5 个因子：感觉、交往、躯体运动、语言、生活自理。其评分方法是按每项在量表中的项目级别而分别给 1 分、2 分、3 分、4 分。例如，第×项分值是 3 分，所以，只要儿童有该项表现，无论症状表现轻重都评 3 分。本量表项目数量适中，评定只需 10～15 分钟便可完成，对不同年龄、不同性别者使用无差异，其信度、效度均较好。

在进行评估时，治疗师首先让家长根据孩子近期的表现，在 ABC 量表上每个项目的相应数字上画"√"，然后计算各分测验的分数和量表总分。如果受测者的量表总分等于或高于 31 分，可怀疑其患有自闭症；如果受测者的量表总分等于或高于 62 分，可以诊断其患有自闭症。量表可见附录。

6. 自闭症儿童发展评估表（试行）　该评估表适用于年龄在 0～6 岁，能力与生长发育处于学龄前阶段的儿童。自闭症儿童发展评估表的每个领域都可以独立进行评估，整套量表可以按领域分开评估，推荐在 2 周内完成全部评估项目。量表的编制以认知心理学、语言学、社会学、生理学、生态学、儿童发展心理学、自闭症儿童的心理发展理论等为依据，参照香港协康会编制的《儿童发展评估量表》和《自闭症儿童训练指南》等，将心理评估、生态评估及功能性评估等评估方法进行整合，采用观察、测试、访谈等方法，凭借一系列的评估材料对 0～6 岁的自闭症儿童及其他广泛发育障碍儿童的发展现状及康复需要进行评估，为开展针对性的教育康复提供依据。

本评估表由感知觉（55）、粗大动作（72）、精细动作（66）、语言与沟通（79）、认知（55）、社会交往（47）、生活自理（67）及情绪与行为（52）8 个评估领域 493 个项目组成，每个评估领域都是一个评估的独立体，评估时不受其他评估领域的影响。

（1）感知觉领域评估项目共 55 项，主要评估儿童视觉、听觉、触觉、嗅觉和味觉 5 个范围在注意、反应、辨别和记忆等方面的能力现状、优劣与需求。

（2）粗大动作领域评估项目共 72 项，分为姿势、移动与操作三部分，主要评估儿童坐姿、站姿及爬、坐、站立、行走、跑、跳、推、端、抛、接、踢、击、拍等动作的平衡性、协调性等。

（3）精细动作领域评估项目共 66 项，主要评估儿童摆弄物品、基本操作能力、双手配合、手眼协调、握笔写画及工具使用的能力现状和需求。

（4）语言与沟通领域项目共 79 项，分为语言与沟通前能力、语言模仿、语言理解和表达四部分，主要评估儿童非语言沟通能力、分辨声音、口腔器官的运动、模仿单音、模仿叠音词、模仿表示物品的词、模仿动词、模仿方位词、名称指令、指认、动作指令、理解形容词的含义、理解事物关系、表达要求与回答问题、说短语、说句子、主动提问、复述与主动描述等方面的基本能力与需求。

（5）认知领域评估项目共 55 项，分为经验与表征、因果关系、概念三部分，主要评估儿童简单推理、分类、配对、排序，以及时间概念、空间概念、颜色概念、数前概念和

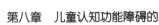

数概念等方面的能力优劣与需求。

（6）社会交往领域评估项目共 47 项，分为社交前基本能力、社交技巧与社交礼仪三部分，主要评估儿童社交中非口语能力、认识自己、评价自己、控制自己、与照顾者的互动、与陌生人互动、近距离打招呼、远距离打招呼、自我介绍、近距离的告别、电话告别、表示感谢、表示抱歉与表示称赞等方面的能力现状与需求。

（7）生活自理领域评估项目共 67 项。分为进食、如厕、穿衣、梳洗、睡眠及其他日常家居自理能力六部分，主要评估儿童吸吮、合唇、喝、咀嚼、进食方式、表示如厕需要、如厕技能、脱衣、穿衣、擦、刷、洗、梳头发、睡眠、物品归位、开关、收拾餐具等方面的能力优劣及训练需求。

（8）情绪与行为领域评估项目共 52 项，分为依附情绪行为、情绪理解、情绪表达与调节、关系与情感、对物品的兴趣、感觉偏好及特殊行为七个部分，一方面要评估自闭症及其他广泛发育障碍儿童回应行为反应、情绪理解、依恋情绪行为、表达情绪、调节情绪、物品运用、接纳亲近、引发社交沟通、社交反应、适应转变、运用物品及身体等方面所表现出来的行为模式的异常；另一方面还要评估他们的视觉、听觉、触觉、味觉和嗅觉等感官是否具有典型的特殊偏好和局限，是否具有自闭症儿童的一些特殊行为等，以便真实了解他们在情绪和行为方面的特殊需求。

七、自闭症的康复

（一）康复方向

以家庭为中心的训练方法在自闭症儿童康复治疗中尤为重要。每个自闭症儿童的家庭都需要明确整个家庭环境在训练中的地位。治疗师与家长合作，尊重家庭的选择是以家庭为中心进行实践的重要原则。治疗师必须争取让自闭症儿童的家庭逐步了解自闭症、他们自己治疗的优势以及解决问题的能力，逐步适应自闭症儿童的行为或障碍改变。治疗师需指导家长在日常生活中如何使用现有的资源和知识对儿童进行更进一步的训练。

（二）康复目标

（1）目标：最大限度地发挥儿童的潜能，帮助儿童和家庭乃至社会更有效地应对自闭症，针对不同的儿童、设定不同的目标、采取不同的治疗措施。

（2）具体目标：提高社会适应能力和学习能力，增强交流沟通能力，减少行为问题，实现独立生活。

（三）治疗策略

治疗师在自闭症儿童的训练中可针对不同领域的作业活动进行指导。关于自闭症儿童的康复治疗主要可以分为两类：①自然态的环境中由家长主导，儿童服从；②趣味的环境中更多由儿童自身主导。通常来说，自闭症儿童缺乏主动学习和参与的动机，相对于正常发育的儿童，他们的活动看起来比较奇怪和不自然。因此，医务人员需要决定要以何种方

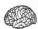

式与儿童建立和谐的治疗关系。目前已证实有一系列的治疗方法在处理自闭症儿童的症状和行为问题方面是有帮助的。治疗师要帮助各个家庭收集相关的信息，关注各种方法的临床证据，协助家长做出合适的决定。部分关于自闭症的治疗方法如表 8-1 所示。

表 8-1 自闭症的治疗

治疗方法	内容简介
Miller 方法	治疗师可以利用很多策略提高儿童的注意力水平（如逐渐增加活动的时间来达到预期的目标）。然而现在此领域的临床证据较少
结构化教学（TEACCH）	治疗师可以将很多视觉支撑的策略纳入到治疗方案当中
人际关系发展干预疗法（RDI）	该方法重点关注如何让儿童适应日常生活中的变化，表现得灵活。该方法的临床证据仍需进一步的研究
交互模仿训练（RIT）	治疗师可以通过模仿的方法促进自闭症儿童的活动参与和沟通交流。特别是当儿童回避治疗师或拒绝参与时，此种方法特别有效。治疗师会模仿儿童的行为，直到儿童做出一定的反应（如眼神，触摸等）
早期丹佛模型	治疗师利用该模型中的策略，重点关注共同注意力和分享式交流。有关该模型应用的临床研究表明该方法可以提高儿童的智力、语言功能和缓解自闭症症状
社会交流，情感调节和事务支撑模型（SCERTS）	SCERTS 是一个综合性的需要团体协作的模型。治疗师作为该团队的一员，应注重治疗方案中情感调节的环节。SCERTS 可以和其他治疗方案结合使用。同时，SCERTS 模型的评估方法也正处于研究当中
关键反应训练（PRT）	治疗师在以游戏为基础的治疗方案中可以利用一些特定的策略，如提供选择、任务变量、奖赏或是自然的强化物。PRT 特别注重教导儿童对不同线索做出反应，治疗师可以将其纳入活动当中，如视知觉运动的活动当中，治疗师给予语言提示：你能找到那个大的，圆形的玩具吗
动物辅助疗法	宠物对于自闭症的个体来说有镇定的效果，并且可以促进言语和社会交流的产生。如果治疗师有接受过该方法的培训，可考虑将此方法纳入治疗方案当中

部分治疗师常用的治疗方法将在接下来的内容中具体叙述。

1. 感觉统合训练 感觉统合理论认为，个体的运动、感觉与认知功能的发展是与大脑成熟过程相一致的。个体如果发生感觉过程或统合过程异常，出现对刺激不敏感或过度敏感，视、触觉异常，前庭功能失调等现象，可能造成个体学习等方面的困难。感官的挑战是大多数自闭症儿童都会遇到的。五种感觉，包括视觉、听觉、嗅觉、味觉、触觉和其他两个感觉（协调平衡感觉的前庭感觉和反馈关节及肌肉运动的本体感觉），都可能受不同程度的影响。

儿童的感官可能出现过度敏感或过度迟钝的现象，从而在很大的程度上影响儿童的学习和参与日常活动的能力。家长应该了解这些感官的挑战是一种神经性的问题，而且对孩子来说常常是不由自主的。我们一般很难察觉到那些由于感官的挑战而产生的巨大的焦虑和压力。例如，一些孩子对吸尘器的声音、闹市区吵杂的声音感到难以忍受，甚至可能非常痛苦。由此而产生感觉超载（难以选择性地屏蔽环境中的部分感觉输入），触发他们的行为问题，导致他们大发脾气或十分沮丧。自闭症儿童的治疗计划当中也应该包括一个长期的感觉统合训练，因为它在某种程度上可以缓解一些儿童的感官的挑战，促进核心技能训练的效果。在感觉统合治疗方法应用的同时，治疗师也应查阅相关文献，关注此方法在

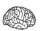

临床应用的前沿信息和演变，以便更好地改进治疗的手段。

2. 语言沟通能力训练 语言沟通障碍是自闭症儿童的重要特征之一。很多自闭症儿童缺少对他人的良好反应，在非言语表达技巧方面存在严重缺陷，很难运用手势语言等来表达自己的思想，有时为了表达自己的需求而出现一些古怪的行为举止。对于严重的自闭症儿童，治疗师要发展他们的社会能力、建立有效的沟通系统。首先要让自闭症儿童能选择合适的方式及时地表达自己的要求。当人很想得到一件东西时，我们往往需要以某种方法来要求得到它。根据这一理论基础，训练孩子表达要求，最佳的时机是他们需要某种东西而这种东西能用语言来表达时，因此训练中要利用和设计激发性操作条件。治疗师要有意识地创造儿童的需求动机，如在孩子面前呈现他爱吃的食物或喜欢玩的玩具、做有趣的游戏时突然停下来等，让他们产生表达的动机，治疗师利用各种辅助手段启发孩子提出自己的要求，其中最直接最简单的策略就是直接询问儿童需要什么或用简单的音节表达自己的需求。

3. 模仿能力的训练 模仿能力的训练可以让儿童自主地学习执行日常生活活动或学习更高阶层及更多的技能。模仿也是早期儿童学习语言和部分技能时所运用的最基本的手段。自闭症儿童要发展语言和常规的行为模式，必须具备一定的模仿能力。模仿能力的训练需要循序渐进，由简单模仿过渡到复杂模仿，其内容主要包括动作模仿、口型和发音的模仿。首先进行动作方面的模仿。先从简单的一步动作模仿开始训练，让孩子模仿粗大动作如拍手、踏脚，模仿触摸身体部位如摸鼻子、指眼睛（有困难时可对着镜子模仿，使镜中的影像成为视觉提示），这些模仿训练可在提高模仿能力的同时，帮助孩子认识自己的身体部位。当孩子基本具备了粗大运动的能力，逐步过渡到训练口语的模仿。治疗师或照顾者和儿童并排站在镜子前面，治疗师稍微夸张地发出"a"的音让儿童进行模仿，在第一阶段中主要选择口型差别很大的基本的汉语拼音。为了增加活动的趣味性，可以通过游戏的方式来进行字母的模仿，如让儿童模仿吹气球、使用吸管在装水的杯子里吹气泡，吹燃烧的蜡烛等游戏进行呼吸练习。游戏形式的介入既可达成训练，又能增强儿童的参与动机。

4. 指令听从训练 指令听从训练也是自闭症儿童训练中非常关键的一个环节，主要是让自闭症儿童通过语言等方式理解别人意念，建立与他人的关系，从而促进与他人的沟通能力。在这一训练内容中，关键的一点是要让儿童意识到听从他人的指令行事是能获得益处的，能够满足自己的要求，这在某种程度上和行为分析疗法当中的正负强化有一定的关联性。指令听从训练可以以目光接触训练为基础，每次通过糖果或有趣的玩具引起儿童的的注意，然后给予具体指令。发出的指令要求做到简明易懂、不拖泥带水，如"给我一个球"，指令发出后给儿童一定的反应时间。在十次尝试中有八次正确执行，就说明儿童基本能接受此指令。训练中注意教孩子区别不同指令，将几个不同内容的指令随机轮换进行训练，直到他能按不同指令完成相应的不同动作。当孩子有一定的接受指令能力后，指令逐渐复杂多样化，并在活动中随时发出。此训练的内容也可以与其他的训练（如感觉融合训练）融合在一起进行。

5. 结构化教学（TEEACH） 结构化教学就是有组织、系统地安排教学环境、材料及程序，注重训练程序的安排和视觉提示，在教学方法上充分运用语言、身体姿势、图标等各种方法增进儿童对训练内容的理解和掌握。结构化教学法中有五个重要组成部分，其中

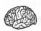

包括两个重点教学策略和三个主要体现形式。

（1）两个重点教学策略

1）视觉安排：把环境、材料和程序做适当的安排，让儿童一看就能知道该做什么、怎么做、什么时候做完。

2）常规建立：建立"从左到右、从上到下"的常规，让儿童知道如何开始有组织的工作，重新建立释放的模式习惯，学习适应社会环境的要求。治疗师和家长要多使用视觉提示，协助自闭症儿童接收和处理信息，理解环境。同时为他们建立适当的规则和流程，引导他们明白活动的程序，体会日常生活的模式。

（2）三个主要体现形式

1）环境安排：清楚地划分进行固定活动的地方，让儿童一看就知道那里有特定的活动，如工作的地方、玩耍的地方。

2）程序时间表：清楚地列出活动的程序，让儿童通过实物、照片、图片或者文字知道活动的先后顺序。

3）个人工作系统：把儿童需要做的工作项目（如计划表）系统地展示出来，让儿童一看就知道如何开始、做什么、怎么做、什么时候完成，从而建立独立工作的技巧。

教学策略通过以上三个主要形式来体现。

6. 心智解读训练　心智解读训练可以包括以下五方面。

（1）共同注意：训练儿童通过眼神接触、指示、声音或说话来与别人分享自己感兴趣的一件事。若孩子能用语言或非语言方式向治疗师或家长表达他的兴趣，治疗师或家长应称赞或加以奖赏，增加他与别人分享有趣事物的动机。

（2）视线观察：在此阶段中，让儿童明白视线的方向可表露别人的意愿。

（3）假想游戏：治疗师或照顾者与儿童一起透过将某物体想象成另一样物体（如将手势想象成手枪）或角色扮演，以此来促进自闭症儿童的联想力、模仿力及感情表达，并由假想游戏中认识真实世界。治疗师或照顾者可先做示范，并加以解释及引导。该训练注重整个游戏的过程而不是结果，自闭症儿童在此过程中正性的想象都应该是可接受的，治疗师与照顾者应注意引导和鼓励儿童将假想游戏当中的思维模式应用到日常生活当中。

（4）辨认情绪：治疗师通过此训练使孩子学会如何辨认他人的情绪，让他们能多关注自己及他人的情感，明白愿望或信念与情绪的关系，以及如何对别人的感受产生同理心。

（5）解读想法：在日常生活当中，人为了能够顺利地和他人进行社会交流，需要大量地猜测他人当下的想法，从而估计及理解他们的行为，再做出适当的反应。事实上，想法、动机及行为之间存在着十分紧密的关系。例如，我和小明都喜欢吃苹果（想法），并且我们都很想吃（动机），所以我会将冰箱里的苹果拿出来和小明一起分享（行为）。这可以训练孩子理解自己或别人的信念和愿望，从而明白他人的行为。

7. 应用行为分析法　应用行为分析法是自闭症康复治疗中常用且有效的方法。这种训练方法是通过应用个体自发性的反应行为及所谓的正强化或负强化，来改善与削弱自闭症症状与不适应行为，帮助自闭症儿童形成与日常生活自理相适应的行为及专业技能。在应用行为分析的训练方法时，可参考以下治疗原则。

（1）渐进原则：自闭症儿童的行为问题多是长期累积而成的，为消除其行为问题，治

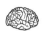

疗师与家长或照顾者、教师应共同制订阶段性目标，对儿童的行为问题做出一致性的反应，如正强化或负强化，逐步减少儿童的不适当行为。例如，孩子每天上午咬手指 15 次，通过奖赏等策略使他减为 10 次、5 次，让该不适当行为逐渐弱化。

（2）整体重点切入原则：治疗师与家长需对儿童的作业活动表现有长期全面性的了解，并选择影响最大或危险性较高的问题进行优先处理。例如，在教室内，可能就以让孩子能安静坐下来为优先处理的问题。

（3）预告原则：指治疗师与家长或照顾者在做某件事情之前，先传达信息告知孩子要做什么及流程，以便减低孩子的反抗性。例如，外出都走同样的路线，需要走另外一条路线时，就应先告诉孩子。父母在平常生活中即可训练孩子，经信息的预警提示作用，逐步养成习惯。

（4）介入原则：较难处理的行为可用此原则。简而言之，就是与孩子做同样的动作。但此行为要有所选择，并注意思考如何进行行为介入、介入后产生的效果、如何处理发展新的学习（包括语言、行为等）三要点。例如，儿童喜欢自身旋转的行为，治疗介入后可将该行为调整，由治疗师或照顾者拉着儿童进行旋转、转快或转慢而最后发展为儿童听指示进行旋转。若介入后，治疗师或家长发现儿童的旋转次数反而增加，则表示不能介入，应改用其他方法解决。

（5）替代行为原则：治疗师或照顾者在禁止孩子做某件事情之后，同时需告诉儿童需要做什么，此可做的行为就是替代性的行为，是一个新的行为。父母应及时提供行为范本，指导儿童学习任何一项新的行为及能力。

（6）一致原则：治疗师与照顾者在针对儿童行为问题时务必做到态度一致、前后行为一致。如果标准不一，将很难使儿童遵行新的行为范本，从而不能达成目标。

（7）环境控制原则：训练室、家庭和学校应提供给孩子安定、快乐的环境，以减少孩子的不安和焦虑。让儿童可以在安全的环境中执行新的行为。

8. 地板时间（DIR）　地板时间的治疗模型是由 Stanley Greenspan 提出的，是一种以家庭训练为主的治疗方案。该方法的三个主要原则是：①以儿童为主导进入他们的世界；②具有挑战性的创新和自发性；③扩展沟通交流包括感觉运动技能和情感。地板时间模型是一个综合性的治疗方案，关注儿童的情感发育水平、独特的优势和需求及儿童的偏好。该模型通过家长实施的策略，促进儿童在六个阶段中逐步发育。这六个阶段分别为：①进行自我调节和兴趣的建立；②促进活动的参与，建立亲密关系和联系应用；③双向沟通（有目的的情感交流）；④社会性的问题解决能力、情绪调节和自我意识的建立；⑤建立象征性符号和使用语言的想法；⑥建立情感性和逻辑性的思考，以及对现实的认识。治疗师主要通过不同的策略（如游戏、儿童的偏好）来促进沟通交流。在治疗方案中，治疗师需要考虑个体的差异性，如特别的感觉处理类型。地板时间治疗模型主要是通过游戏活动鼓励和加强亲子关系。因此，该治疗模型是一个以儿童为主导的治疗方法，照顾者仅仅是这个综合性模型当中的一部分。近几年来，有关以该关系建立为主的治疗模型的临床医学证据正在逐渐出现。

9. 其他训练方法　包括粗大运动训练、社交能力训练、图片交换沟通法（PECS）、社交故事、拥抱治疗等，治疗师在对自闭症儿童进行综合性评估之后，根据不同的问题、不同的需求设计不同的训练方案。

附录

表1 自闭症行为评定量表（ABC量表）

患儿姓名：_____ 性别：_____ 年龄：_____

填报表人：_____ 与患儿关系：_____

（注：填报表人指患儿父母或与患儿共同生活达两周以上的人）

本量表共列出患儿的感觉、行为、情绪、语言等方面异常表现的57个项目，请在每项做"是"与"否"的判断，判断"是"就在每项标示的分数打"√"符号，判断"否"不打符号，不要漏掉任何一项[感觉能力（S）、交往能力（R）、运动能力（B）、语言能力（L）和自我照顾能力（S）]。

项目	评分				
	S	R	B	L	S
1. 喜欢长时间地自身旋转			4		
2. 学会做一件简单的事，但是很快就"忘记"					2
3. 经常没有接触环境或进行交往的要求	4				
4. 往往不能接受简单的指令（如坐下、来这儿等）				1	
5. 不会玩玩具等（如没完没了地转动或乱扔、揉等）			2		
6. 视觉辨别能力差（如对一种物体的特征——大小、颜色或位置等的辨别能力差）	2				
7. 无交往性微笑（无社交性微笑，即不会与人点头、招呼、微笑）		2			
8. 代词运用的颠倒或混乱（如把"你"说成"我"等）				3	
9. 长时间地总拿着某件东西				3	
10. 似乎不在听人说话，以致怀疑他/她有听力问题	3				
11. 说话无抑扬顿挫、无节奏				4	
12. 长时间地摇摆身体			4		
13. 要去拿什么东西，但又不是身体所能达到的地方（即对自身与物体的距离估计不足）	2				
14. 对环境和日常生活规律的改变产生强烈反应					3
15. 当他和其他人在一起时，对呼唤他的名字无反应		2			
16. 经常做出前冲、脚尖行走、手指轻捏轻弹等动作			4		
17. 对其他人的面部表情或情感没有反应		3			
18. 说话时很少用"是"或"我"等词				2	
19. 有某一方面的特殊能力，似乎与智力低下不相符合					4
20. 不能执行简单的含有介词的指令（如把球放在盒子上或把球放在盒子里）				1	
21. 有时对很大的声音不产生吃惊的反应（可能让人想到此儿童是聋子）	3				
22. 经常拍打手			4		
23. 发大脾气或经常发点脾气					3
24. 主动回避与别人进行眼光接触		4			
25. 拒绝别人接触或拥抱		4			
26. 有时对很痛苦的刺激（如摔伤、割破或注射不引起反应）	3				
27. 身体表现很僵硬，很难抱住（如打挺）		3			
28. 当抱着他时，感到他肌肉松弛（即他不紧贴着抱他的人）		2			
29. 以姿势、手势表示所渴望得到的东西（而不倾向用语言表示）				2	
30. 常用脚尖走路			2		

续表

项目	评分				
	S	R	B	L	S
31. 用咬人、撞人、踢人等来伤害他人					2
32. 不断地重复短句				3	
33. 游戏时不模仿其他儿童		3			
34. 当强光直接照射眼睛时常常不眨眼	1				
35. 以撞头、咬手等行为来自伤			2		
36. 想要什么东西不能等待（一想要什么就马上要得到什么）					2
37. 不能指出 5 个以上物体的名称				1	
38. 不能发展任何友谊（不会和小朋友来往、交朋友）			4		
39. 有许多声音的时候常常盖着耳朵	4				
40. 经常旋转，以致碰撞物体			4		
41. 在训练大小便方面有困难（不会控制小便）					1
42. 一天只能提出 5 个以内的要求				2	
43. 经常受到惊吓或非常焦虑、不安		3			
44. 在正常光线下斜眼、闭眼、皱眉	3				
45. 不是经常帮助的话，不会自己穿衣					1
46. 一遍一遍重复一些声音或词				3	
47. 瞪着眼看人，好像要"看穿"似的		4			
48. 重复别人的问话和回答				4	
49. 经常不能意识所处的环境，并且可能对危险情况不在意					2
50. 特别喜欢摆弄并着迷于单调的东西或游戏、活动等（如来回地走或跑，没完没了地蹦、跳、拍敲）					4
51. 对周围东西喜欢触摸、嗅和（或）尝			3		
52. 对生人常无视觉反应（对来人不看）	3				
53. 纠缠在一些复杂的仪式行为上，就像被缠在魔圈子内（如走路一定要走一定的路线，饭前或睡前或干某事以前一定要把什么东西摆在什么地方或做什么动作，否则就不睡、不吃等）			4		
54. 经常毁坏东西（如玩具、家里的一切用具很快就被弄破了）			2		
55. 在 2 岁半以前就发现该儿童发育延迟					1
56. 在日常生活中至今仅会用 15 个但又不超过 30 个短句来进行交往				3	
57. 长期凝视一个地方（呆呆地看一处）	4				

小计分数

总分：S+R+B+L+S

该儿童还有什么其他问题请详述：

表 2　自闭症儿童感知觉评估表

代号	评估范围	评估项目	评估材料	评估方法	评估标准	参考年龄
1	视觉	视觉注视 注视光线刺激	光线可调节的小手电筒 1 支	在距离儿童眼睛约 25cm 处出示光亮以吸引儿童注意，观察其反应	P——注视球 3 秒或以上 E——注视 3 秒以下 F——目光不能或没有注视	0～6 月

代号	评估范围	评估项目	评估材料	评估方法	评估标准	参考年龄
2	视觉注视	注视颜色刺激	红色气球1只	在距离儿童眼睛约25cm处摇晃气球以吸引儿童注意,观察其反应	P——注视球3秒或以上 E——注视3秒以下 F——目光不能或没有注视	0~6月
3	视觉追视	灵活追视	红色气球1只或儿童感兴趣的物品	在儿童面前出示气球等,摇晃气球或其他物品以吸引儿童注意,左右、上下慢慢移动	P——目光追随气球,上下左右移动,均可追视 E——目光偶有追随气球移动但不连续 F——不能或没有任何追视	4~6月
★4		追视飘动物体	肥皂泡液	在儿童面前吹肥皂泡,观察儿童有没有追视肥皂泡飘动	P——明显可见儿童追视肥皂泡移动 E——偶尔追视,时间很短 F——没有追视肥皂泡	6~12月
5		追视快速运动物体	红外线小手电筒1支及红色气球1只	测试员先在儿童面前3m处由慢而快地来回移动气球;然后再将手电的光点在房间的墙上来回移动,引起儿童追视	P——对移动的气球和光点,儿童能明确做出反应 E——目光追视间断、不连续 F——没有任何追视反应	12~18月
★6	视觉辨认	辨认熟悉人物的面孔(如:爸爸、妈妈)	观察项目	在日常或评估期间观察;或向家长询问:孩子能辨认熟悉的人物吗?	P——见到熟悉人物面孔时有2次或以上的反应或笑;对陌生人则不会 E——有1次反应 F——见到熟悉人物面孔时没有任何反应	5~6月
7		辨认自己的影像	小镜子1只	测试员在儿童面前出示小镜子,让儿童照着镜子,问他:"这是谁呀?"	P——开心地笑、拍手,或用手触摸镜子,或说自己的名字等 E——目光反应迟钝,或盯着看 F——没有任何反应	12~15月
★8		辨认常见物品	观察项目	在日常生活或评估期间观察;或询问家长:儿童能够辨认一些常见物品吗	P——能按指示/需要去挑选2种或以上的常见物品(如汤匙、杯子、奶瓶、鞋、玩具等) E——偶尔或提示下能按指示/需要去挑选一种常见的物品 F——不能做出正确反应	12~24月
9		辨认1种颜色	红、黄、蓝、绿积木各1块	测试员在儿童面前逐一出示4种颜色,并问是什么颜色	P——能正确说出其中1种颜色 E——提示下能说出其中1种颜色 F——不能或没有说出其中任何1种颜色	16~20月
10		辨认2种颜色	红、黄、蓝、绿积木各1块	测试员在儿童面前逐一出示4种颜色,并问是什么颜色	P——能正确说出其中2种颜色 E——能说出其中1种或提示下能说出其中2种颜色 F——不能或没有说出其中任何1种颜色	22~26月
11		找出两种不同的颜色	红、黄、蓝、绿积木各1块	测试员在儿童面前出示4种颜色的积木块,要求儿童找出红色和蓝色的积木块	P——能正确找出2种颜色积木块 E——能找出其中1种或提示下能找出2种颜色积木块 F——不能找出其中任何1种颜色积木块	35~38月

续表

代号	评估范围	评估项目	评估材料	评估方法	评估标准	参考年龄
12	视觉记忆及重整	指出图形拼块的正确位置	形状拼块（圆形、正方形、三角形和模板）	测试人员将模板放在儿童面前（三角形的底边靠近儿童），将各种形状的拼块正面向上放在模板与儿童之间，避免将各拼块放在与其形状相同的洞下面。 指向拼板并示意儿童将各拼块放进模板。 一段时间后，若儿童表现出不明白或有困难，测试员可用圆形拼块示范，然后将该拼块放回桌子上，并指示儿童将所有形状的拼块放进模板。 指示步骤：①用圆形拼块示范；②用全部拼块示范；③用动作协助儿童尝试拼放全部拼块	P——无须示范，能将 3 个形状拼块放在模板的正确位置或其附近 E——最少将 1 个形状拼块准确放在正确位置或其附近；或需示范才尝试或完成此项目；或需将拼块逐块交给儿童才尝试或完成此项目 F——示范后仍不能或没有尝试指示出不同形状拼块的正确位置	34～39 月
13		指出动物拼块的正确位置	动物拼块及模板	测试员将动物模板放在儿童面前，动物拼块则放在模板与儿童之间，避免将拼块放在拼块大小对应的位置下。指向模板并指示儿童将各拼块放进去，但不要直接指向任何一个模板洞	P——无须示范便能指出 3 块拼块的正确位置。即使未能准确放入，但能将拼块放在正确位置附近（上或下） E——虽未能完全准确放入，但能正确指示出最少 1 块拼块的正确位置 F——示范后仍未能或没有尝试将拼块放在模板上	34～39 月
14		完成物品拼板	物品拼块和模板（雨伞、小鸡、蝴蝶、梨子及模板）	测试员将已完成的拼板放在儿童面前，取出所有拼块并将其中 1 块拼块交给儿童，指着模板指示儿童将拼块放进模板。完成后，再把另一块交给儿童，用同样的程序测试剩下的拼块。注意将各拼块以正面向上的方式交给儿童	P——无须示范便能完成 4 块拼块的拼板 E——最少能放入 1 块拼块或须示范后才尝试或完成 F——示范后仍未能或没有放进任何拼块	45～49 月
15		完成动物拼图	剪成三块的小狗的拼图	测试员将已完成的小狗图放在儿童面前，让儿童看 3 秒钟后拆开，要求儿童拼成小狗	P——无须示范便能完成 3 块的小狗拼图 E——须示范后才尝试或完成 F——示范后仍未能完成	45～49 月
16		颜色积木配对	颜色积木 5 块（黄、红、蓝、绿、白）颜色相同的纸板 5 个	测试员随意选出 3 块积木以及颜色相配的纸板，将纸板放在儿童面前，给儿童任何 1 块积木，并指向各纸板，利用语言指令和手势示意儿童将积木放在颜色相同的纸板上。必须避免说出颜色名称	P——无须示范，能把 5 种颜色正确配对 E——至少完成 1 种颜色配对；或需示范才能去尝试或完成此项目 F——未能或没有配对任何颜色	45～49 月

续表

代号	评估范围	评估项目	评估材料	评估方法	评估标准	参考年龄
17		杯下寻物	小糖果、不透明杯子3只	测试员将3只杯子倒扣在桌上，排成一排，吸引儿童的注意。并开始第一次测试：将1颗糖果藏在中间的杯子里，慢慢将它与右边的杯子交换位置，然后指示儿童寻找糖果。若儿童没有明白测试员的动作，就拿起右边的杯子，出示糖果，然后将糖果重新放在中间的杯子里，重复以上程序1次，再指示儿童寻找糖果。	P——3次测试中有2次能找出糖果 E——3次测试中有1次能找出糖果 F——未能或没有尝试去寻找糖果	58~62月
				接着开始第2次测试。将糖果藏在测试员左边的杯子里，慢慢与中间的杯子交换位置，指示儿童寻找糖果。然后进行第3次测试，将糖果放在右边的杯子里，然后和左边的杯子交换位置，指示儿童去寻找糖果		
18	视觉偏好	对图画感兴趣	测试用书（有图画的部分）或其他彩色儿童图画	测试员将图画书放在儿童面前的桌子上，并观察儿童的反应。一段时间后，若儿童没有翻看书本，便鼓励儿童去做，说："看看图画书吧。"观察儿童如何翻看书本	P——观看图书，对图书内的图画感兴趣（翻开书本，逐页翻看，专心注视着图画） E——观看图书，但对图书内的图画没有很大兴趣（翻开书本粗略地看画页而非专心注视图画；或每次翻动数页） F——虽经多次鼓励，但仍没有翻开画册	20~25月
19		表现出使用惯用眼	万花筒 观察项目	测试人员示范如何观察万花筒，让儿童模仿时注意观察儿童是否表现出使用惯用眼（即儿童持续地使用同一眼睛观看万花筒）	P——表现出使用惯用眼（持续地使用同一眼睛观看2秒以上，而且2次也使用同一眼睛） E——开始表现出使用惯用眼（第一次用左或右眼，都是持续观看2秒以上，或同一眼看少于2秒） F——没有惯用眼 （2次尝试分别以不同眼睛观看，也未能持续2秒以上）	30~36月
★20	听觉	听觉反应	母亲叫其名有反应	观察项目	在日常观察或询问家长：母亲叫儿童名字能否引起儿童注意	P——能引起反应，如停止动作、注视、头部转动、仰头、笑等 E——偶尔有反应 F——无任何反应	0~6月
21		对突发声做出反应	摇铃1个	在儿童不注意时，快速摇铃5下（响声不要太大，若太大，用手进行控制）	P——对声音做出反应，如静下来、突然受惊、睁大眼睛、眨眼、眼珠转动、身体抽动一下、嘴动、头扭动、有哭相、哭闹等 E——对声音做出轻微反应 F——无任何反应	0~6月

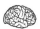

续表

代号	评估范围	评估项目	评估材料	评估方法	评估标准	参考年龄
22	听觉反应	听到两侧或身后响声，头会转向声源	摇铃1个	在儿童不注意时，在儿童头的两侧摇铃或发出响声，或走到他背后摇铃5下	P——听到声音后，头向后转，并且可用头和眼睛的转动来寻找声音的方向 E——对声音的反应迟缓轻微 F——对声音无反应	3～6个月
★23	听觉注意	注意声音	观察项目	在日常观察或询问家长：母亲的声音能否引起儿童注意	P——哺乳停止或动作减少 E——偶尔有反应 F——无任何反应	0～6月
24		专心聆听音叉响声	音叉1支	在儿童背后，慢慢接近他，尽量把音叉保持在儿童视野范围以外，距离儿童耳朵10cm左右，两边都要测试。用有颜色的盒子来吸引儿童的注意力，以防他的目光跟随那些移动的人	P——表现出有聆听的征象，有些儿童马上听到，并且将头转向有声音的一面 E——对声音的反应迟缓轻微 F——对声音无反应	5～6月
★25		专心聆听秒表	观察项目	测试员将秒表放在儿童视野以外，距离儿童5～10cm处，开始测试，两边要检查。检查者或母亲可用耳语来诱导儿童达到一个聆听的情绪	P——表现出有聆听的征象，并且至少将头转向声音来源的其中一边 E——对声音有轻微反应 F——对声音无反应	8～9月
▲26	听觉辨别	别人叫自己名字时会做出反应，而对其他名字则没有反应		在评估期间，当儿童正进行活动时（如游戏、进食），在较远处叫他的名字，并观察他的反应。过一会儿，再叫另外一个名字，观察儿童反应	P——2次或以上只对自己名字有反应（如转头望、停止活动）；对其他名字则没有反应 E——偶尔对自己的名字有轻微反应 F——对名字无反应	6～12月
			观察项目	在日常观察或询问家长：别人叫儿童名字时他有什么反应？叫其他名字时，他又有什么反应		
27		聆听响板声及转向声源	响板	在儿童注意测试员时，或在两个测试项目之间的间隙，将响板放在儿童看不见的地方（测试员背后或桌子下），抖动响板一次（维持数秒），观察儿童反应 若儿童对声音有反应，但没有转向声源，测试员可以问他为什么有那样的反应，看他会不会指出声音的来源	P——能聆听和转向声源；或指出声源 E——对声音有轻微反应（可能会抬起头，但未能转向声源） F——对声音没有反应	7～15月
28		聆听哨子声及转向声源	哨子	在儿童没有注意测试员时，或在两个测试项目的间隙，将哨子藏于掌中，然后用力吹响，观察儿童反应。 注意：收放哨子的动作不要过大，以免儿童看见，阻碍检查听觉反应	P——对声音有明显的正确反应，能正确地转向声源，儿童的反应包括语言反应（如问：是什么声音？）或非言语反应（如眨眼、面部表情改变或将头转向声源） E——表现出听到声音，但没有声源或转向方向不正确 F——无语言或非语言的反应来表现未听到声音	7～15月

续表

代号	评估范围	评估项目	评估材料	评估方法	评估标准	参考年龄
29		聆听摇铃声及转向声源	摇铃	在儿童注意测试员时，或在两个测试项目之间，将摇铃放在儿童看不见的地方（测试员背后或桌子下），弄响摇铃，观察儿童反应。若儿童对声音有反应，但没有转向声源，测试员可以问他为什么有那样的反应，看他会不会指出声音的来源	P——清楚显示对声音的反应及正确地转向声源，儿童的反应包括语言反应，（如问：是什么声音？）或非言语反应（如眨眼、面部表情改变、跳起、哭或将头转向声源） E——有听到声音的表现，但没有转向声源或转向方向不正确 F——没有显示出是否听到声音（语言或非语言的显示）	7~15月
30		分辨声音的长、短、强、弱、快、慢	小喇叭和小鼓各一只	在儿童面前用小喇叭吹出长、短音，让儿童进行辨别，说出（或指出）用力击、轻轻击、快击、慢击鼓，让儿童辨别鼓音的强弱与快慢	P——从声响中可以正确分辨出2种的喇叭声或鼓声 E——提示下正确区分出2种喇叭声或鼓声 F——不能分辨出喇叭声或鼓声的不同	24~36月
31		分辨生活中和自然界的各种声音	门铃声、冲水声、下雨声、雷声、犬叫声、猫叫声等声音的录音带及对应声音的图片	用收录机播放门铃声、冲水声、下雨声、雷声等其中2种声音，逐一对儿童说"这是什么发出的声音？"让儿童找出对应的图片。	P——正确找出2种与声音对应的图片 E——能找出1种与声音对应的图片或在提示下找出2种正确的图片 F——不能正确找出对应图片	24~36月
32		辨听常见的乐器声	钢琴声、鼓声等声音的录音带	用收录机播放钢琴声、鼓声等两种声音的录音带，对儿童说"这是什么发出的声音？"让儿童找出对应的2种图片	P——正确找出2种与声音对应的图片 E——能找出1种与声音对应的图片或在提示下找出2种正确的图片 F——不能正确找出对应图片	36~48月
33		分辨2种以上的铃声或节奏音	摇铃、音叉和沙锤各1个或其他铃声的录音（如电话铃声、打字机声、自行车铃声、汽车喇叭声等）	测试者先在儿童面前摇摇铃，要求仔细听并记住摇铃的声音；接着再让他听音叉和沙锤的声音并记住。然后在儿童背后分别摇摇铃、音叉和沙锤，并让他说出哪个是摇铃发出的声音，哪个是音叉和沙锤发出的声音。也可以用其他声音代替	P——从声响中可以正确分辨出两种以上的铃声 E——只能正确区分出1~2种铃声 F——不能分辨出各种铃声	48~60月
▲34	触觉	触觉辨别	对东西碰撞身体时，做出适当的反应	布娃娃1个	测试员向儿童背部扔一个布娃娃，观察儿童是否有转头的反应	P——身体被布娃娃碰撞后做出明显反应 E——反应迟缓或轻微 F——没有反应	3~6月
			观察项目	在日常生活中或评估期间观察；或询问家长	2次或以上做出反应者除外	
★35			对3种不同触觉刺激做出反应	观察项目	在日常生活中或评估期间观察；或询问家长：儿童对不同的触觉刺激有反应吗？是什么触觉刺激？有什么反应？（如果家长不能举出儿童有反应的3种触觉刺激或不明白问题，就列举一些例子供其参考）	P——对3种不同质地的材料（如粗糙的刷子或梳子、柔软的毛巾或棉花、沙或水）做出反应（如面部表情转变、手脚较为紧张、手脚慢慢退缩以避开物品、手脚伸向物品等） E——对其中的1~2种材料反应正常 F——对3种材料反应过敏或过于迟钝。如：手脚猛然退缩、身体过分抽紧或对上述任何材料或其他材料表现过分抗拒	0~12月
★36			对自己的衣物湿了有反应	小半杯水	测试员将儿童的衣袖打湿一小片，观察儿童是否有抓拿衣袖或哭喊的反应	P——反应正常，如抓拿衣袖 E——反应轻微，如看一眼 F——反应过于灵敏或过于迟钝	12~24月

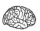

续表

代号	评估范围	评估项目	评估材料	评估方法	评估标准	参考年龄
37	触觉辨别	凭触觉配对物品	一样大小的海绵球及硬塑胶球1个，小布袋1个，以便装球	把儿童的眼睛蒙起来，先让儿童触摸海绵球，告诉他：这个球是软的。把海绵球放入已装着硬塑胶球的小布袋，说："这里有两个球，有一个是软的，你把它拿出来。"	P——正确取出海绵球 E——提示或示范后取出海绵球 F——不能取出海绵球或没有反应	2～3岁
38		凭触觉挑选常见物品	布袋、小车、牙刷、玩具球各一个	把儿童的眼睛蒙起来，将所有物品放入小布袋里，然后让儿童把手伸入小布袋中摸索物品，说："你用手摸一摸，把小车拿给我。"把小车放回袋中，再测试其他两样物品，每次都将物品放回袋中（顺序：车、牙刷、球）	P——按指示正确拿出物品 E——示范或提示后正确拿出物品 F——不能正确拿出物品或无反应	24～36月
39		凭触觉区分轻重	小木块和小铁块各一个	将相同体积的木块和铁块放在桌上，让儿童拿一拿木块、再拿一拿铁块，提问："哪个轻，哪个重？"观察并记录儿童的回答	P——能正确说出（或用手指示）木块轻、铁块重 E——能说出一半正确答案，或提示下说出完整答案 F——不能正确区分	36～48月
40		凭触觉区分干湿	干毛巾和湿毛巾各一条	让儿童摸一摸干毛巾、湿毛巾，提问："哪条毛巾干，哪条毛巾湿？"观察儿童是否能说出（指出）	P——能正确说出（或指出）对应答案 E——能说出一半正确答案，或提示下说出完整答案 F——不能正确区分	36～48月
41		触摸物体的形状	圆形的杯子、长方形的盒子、细皮筋和铅笔等各一个	把儿童的眼睛蒙起来，先将圆形的杯子和长方形的盒子摆放在桌上，问："杯子是什么形状？盒子是什么形状"；再拿出铅笔和细皮筋，问："哪一个粗，哪一个细？"	P——能说出（或指）4个正确答案 E——能说出3个以下正确答案，或提示下说出全部答案 F——不能说（指）出1个以上的正确答案	48～60月
42	触觉记忆	触摸物体按大、小排列	弹子球、乒乓球、小皮球各一只	把儿童的眼睛蒙上，让儿童触摸不同大小的弹子球、乒乓球、小皮球，将它们按从小到大（从大到小）的顺序排列	P——能正确排出3个球的顺序 E——能正确排出2个球的顺序或提示下全部排出 F——不能排出正确顺序	60～72月
43		触摸物体按轻、重排列	海绵块、木块、铁块等不同重量的物品各一个	把儿童的眼睛蒙上，让儿童触摸不同轻重的海绵块、木块、铁块，将它们按从轻到重（从重到轻）的顺序排列	P——能正确排出3块的顺序 E——能正确排出2块的顺序或提示下全部排出 F——不能排出正确顺序	60～72月
44	味觉	味觉反应 对3种不同味道做出反应	观察项目	在日常生活或评估期间观察；或询问家长：儿童对不同的味道有反应吗？是什么味道或什么反应？如果家长不能自己列举出有反应的3种味道，或不明白问题，则说出一些例子供其参考	P——对3种味道（如甜、咸的汤水或薯条，酸的果汁，苦的药水）做正确反应（如面部表情做出转变、舔嘴唇或舔舌头或吐出舌头） E——对其中1～2种味道能做出正确反应 F——对3种味道都不能做出正确反应，沉迷、过敏或迟钝	0～12月
45		味觉辨别 分辨酸、甜味道	准备酸、甜2种味道的食物的（如酸梅、甜饼干）	测试员分别让儿童品尝，提问："哪种食物是酸的？哪种食物是甜的？"观察儿童能否说出	P——能正确辨认酸、甜味道 E——能说出或指出其中1味道或提示下全部辨别出 F——2种味道都不能说出或指出	12～24月

代号	评估范围	评估项目	评估材料	评估方法	评估标准	参考年龄
46	味觉辨别	分辨咸、苦味道	准备咸、苦2种不同味道的食物（如咸饼干、黄连素药粉）	测试员分别让儿童品尝，提问："哪种食物是咸的？哪种食物是苦的？"观察儿童能否说出	P——能正确辨认咸、苦味道 E——能说出或指出其中1种味道或提示下全部辨别出 F——2种味道都不能说出或指出	12～24月
47		辨别食物的冷热	准备冷开水和温开水各一杯	分别让儿童喝冷开水和温开水，提问："哪杯水冷，哪杯水热？"观察并记录儿童是否能分别指出冷开水、温开水	P——能正确说出（指出）冷开水和温开水 E——能说出或指出其中一个或提示下全部辨别出 F——冷热都不能说出或指出	24～36月
48	味觉记忆	辨别各种味道的浓和淡（如甜味）	准备浓糖水和淡糖水各一小杯	分别让儿童品尝，问："哪杯糖水味道浓，哪杯糖水味道淡？"观察并记录儿童是否能指出（说出）	P——能正确说出（指出）浓糖水和淡糖水 E——能说出或指出其中1个或提示下全部辨别出 F——2杯都不能说出或指出	36～48月
49		辨别食物的软、硬和滑、粗	准备香蕉、苹果和汤圆、糙米饭	分别让儿童品尝汤圆和米饭，提问："哪种食物滑？哪种粗糙？"观察记录（可在日常生活中测试观察）	P——能正确说出（指出）汤圆滑、糙米饭粗糙 E——能说出或指出其中1种或提示下全部辨别出 F——2种都不能说出或指出	48～60月
50		识别混合味道的食物	准备鸡蛋饼或苹果酪各一份	让儿童品尝鸡蛋饼或苹果酪，提问："你吃的是什么食物？"观察记录	P——能正确说出（指出）鸡蛋饼（苹果烙）名称 E——提示下说出（比划）名称 F——不能说出或比划出名称	60～72月
★51	嗅觉	嗅觉反应	对3种不同气味做出反应	观察项目	在日常生活中或评估期间观察；或询问家长：儿童对不同的气味有反应吗？是什么气味或什么反应？如果家长不能自己举出有反应的3种气味，或不明白问题，则说出一些例子，以供其参考	P——对3种气味（香、酸、臭）做出正确反应（如面部表情做出转变、头部转移以避开或发出声音） E——对其中1～2种气味能做出正确反应 F——对3种气味都不能做出正确反应，沉迷、过敏或迟钝	0～12月
52		嗅觉辨别	分辨香、臭气味	准备香水和臭豆腐各一份	拿出少量香水和臭豆腐，让儿童闻一闻，问："哪个是香的，哪个是臭的？"	P——能正确说出（指出）香水是香的，臭豆腐是臭的 E——说出（指出）1种或提示下说出（指出）2种 F——不能正确说出或指出任1种	12～24月
53			依气味配对	准备樟脑丸、臭豆腐、香水、香皂等	让儿童把相同气味的东西放在一起	P——能正确摆放樟脑丸和臭豆腐及香水和香皂 E——能摆放1对或提示下完成全部 F——不能完成任务	48～60月
54		嗅觉记忆	根据气味，指出或说出常见的食物	准备蛋糕、巧克力各一份	蒙住儿童眼睛，闻气味，问："哪个是蛋糕，哪个是巧克力？"	P——能正确说出（指出）蛋糕、巧克力 E——能说出（指出）1种或提示下说出（指出）2种 F——不能正确说出或指出任1种	24～36月
55			根据气味，说出两种水果的名称	准备香蕉和苹果各一份	蒙住儿童眼睛，闻气味，问："哪个是香蕉，哪个是苹果？"	P——能正确说出（指出）香蕉和苹果 E——能说出（指出）1种或提示下说出（指出）2种 F——不能正确说出或指出任1种	24～36月

备注：★代表观察项目；▲代表观察或直接评估项目。

在完成8个领域的评估之后，治疗师将各方面评估结果的优势和劣势记录在表3当中，并由此制订出一个综合的康复训练方案。

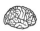

表3　自闭症儿童评估结果分析表

儿童姓名：_____　　评估者：_____　　评估时间：_____

领域	能力现状描述	优劣分析	训练目标
感知觉		优势： 劣势：	
粗大动作		优势： 劣势：	
精细动作		优势： 劣势：	
语言与沟通		优势： 劣势：	
认知		优势： 劣势：	
社会交往		优势： 劣势：	
生活自理		优势： 劣势：	
情绪与行为		优势： 劣势：	

第二节　注意缺陷与多动障碍

一、概　　述

注意缺陷与多动障碍（attention deficit and hyperactive disorder，ADHD）是儿童时期最为常见的一种慢性心理行为障碍，临床主要表现为明显的注意力不集中和注意持续时间短暂、活动过多和冲动等，常伴有不同程度的学习困难和认知障碍。这些异常的行为不仅仅影响患儿个人的生活、学习效率和人际交往，也给父母、学校带来许多麻烦，甚至会造成一些社会问题。尽管 ADHD 的病因尚不明确，但越来越多的国内外研究发现，ADHD 患儿与

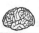

正常儿童的脑部结构、脑血流变化、脑电活动、基因结构及执行功能等方面都有着明显的差异，并且这种差异长期存在。目前，ADHD 已成为一种被人们高度关注的公共社会问题。

ADHD 是外国学者对多动症的简称，它是 1987 年美国《精神疾病诊断与统计手册修订版》（DSM-Ⅲ-R）中采用的诊断名称，1994 年美国精神医学学会在美国《精神疾病诊断与统计手册》修订版（DSM-Ⅳ）中对多动症诊断标准的内容做了进一步的修改，缩写为"AD/HD"。目前在国内外教科书与文献报道中"多动症"的缩写仍多用"ADHD"或"AD/HD"。在使用"ADHD"和"AD/HD"之前，还曾使用过"ADD"（attention deficit disorder），直译为"注意缺陷障碍"。ADD 是 1980 年由美国《精神疾病诊断与统计手册》第 3 版（DSM-Ⅲ）制定的多动症诊断标准中使用的。ADHD 与 AD/HD 强调"注意缺陷"和"多动冲动"两大主要症状来诊断多动症，而 ADD 只以"注意缺陷障碍"为主要诊断标准，相对于 ADHD 较为宽松，也不够全面和准确。

随着国际上有关多动症诊断标准的逐渐统一，现在国内外报道的患病率已比较接近。目前我国儿童多动症的患病率为 4.31%～5.83%，粗略估计，我国有 1461 万～1979 万多动症患儿。国外报道的多动症患病率为 3%～6%，且男女患病率之比为（4∶1）～（9∶1）。也有学者报道，去除男孩个性中多动的因素，侧重从自控能力与注意障碍方面来诊断多动症，则男女患病率之比为（1.5∶1）～（2∶1）。随着年龄的增长，女孩多动症的患病率相对稳定，而男孩的患病率会有所下降。

在中医学中虽无"多动症"这一疾病的名称，但在许多古医籍文献中均有类似的病症记载。如《素问·阳明脉解篇》记载："阳盛者则四肢实，实则能登高也……"。中医认为，ADHD 与先天禀赋不足、后天失养、情志不畅等因素有关。病位在心、肝、脾、肾，以本虚标实为主。病机关键在于阴阳失调、脏腑失和。最常见证型为肝肾阴虚证和心肝火旺证，兼见痰火内扰证和心脾两虚证。

二、ADHD 与脑功能

（一）ADHD 患者的脑部结构

通过采用 fMRI 对多动症儿童的大脑进行检查，发现多动症儿童的脑部结构与正常儿童之间存在许多差异。例如，Rapaport 在美国国立精神卫生研究院进行的大脑成像研究报告中发现，在脑体积方面 ADHD 儿童的脑体积小于正常儿童，其额叶较正常儿童也更小，基底核、尾状核和苍白球不对称缺失，而在正常儿童中，右侧往往比左侧大；与正常人相比，在脑结构方面 ADHD 患者的后颅窝中空隙更多。Rapaport 还认为，ADHD 儿童大脑发育的早期即发生了异常。

（二）ADHD 与执行功能

近年，越来越多的研究提示 ADHD 儿童认知缺陷的核心为执行功能障碍。所谓执行功能是指人们以灵活、优化的方式控制多种认知加工过程和协同操作的能力，以实现某一特定的目标，包括注意和抑制、任务管理、工作记忆、计划（语音内在化）、情绪和动机的控制等。与正常儿童相比，ADHD 儿童通常在抑制、警觉、工作记忆和任务计划中的表

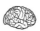

现更差。大脑的前额叶主要负责执行功能，有研究支持大脑前额叶异常在 ADHD 发病中的作用。Mc Alonan 等认为，ADHD 儿童大脑的结构异常集中于主管注意和执行功能的大脑区域。目前关于执行功能与多动症的确切关系，尚需进一步的研究。

神经解剖和神经生理：磁共振成像发现，患者额叶发育异常和双侧尾状核头端不对称，白质纤维的完整性异常、白质的过度发育和灰质结构异常。功能磁共振成像研究显示，苍白球和海马任务态的异常正激活导致了 ADHD 儿童的执行功能受损，此异常都可能与 ADHD 有关。正电子发射断层成像研究发现，患者运动前区及前额叶皮质的灌流量减少，推测其代谢率降低，而这些脑区与中枢对注意和运动的控制有关。脑电图显示慢波增多，快波减少，在额叶导联最为明显。脑电图功率谱分析发现慢波功率增加，α 波功率减小、平均频率下降。提示本病患儿存在中枢神经系统成熟延迟或大脑皮质的觉醒不足。

三、ADHD 的病因

对 ADHD 病因和发病机制的研究已进行了 100 多年，但至今尚未完全明确。目前认为，ADHD 是一种异质性的行为异常，发病的原因为生物、社会和心理多种因素的协同作用，而不是单一的因素。

（一）生物因素

1. 遗传因素　根据家系调查结果显示，ADHD 具有明显的家族聚集性，在一级亲属中患病率为总体人群的 5～7 倍，二级亲属中患病率也明显增高。父母中一方是 ADHD，其孩子有 50% 的患病率；如果一个儿童患 ADHD，那么其家庭成员的患病风险为普通人群的 5 倍。双生子的研究显示，儿童 ADHD 的遗传率为 55%～97%，且同卵双生子 ADHD 各种行为异常的一致性比异卵双生子更为明显。在寄养子的研究中也发现，ADHD 患儿养父母中，酒精中毒、反社会人格或 ADHD 等情况的发生率比亲生父母低。家系、双生子和寄养子的研究表明，基因遗传因素在 ADHD 易感性中起着非常重要的作用。

另外，在 ADHD 分子遗传学方面，对 ADHD 神经生物化学的研究提示，单胺类神经递质代谢通路障碍可能是 ADHD 的病理基础。采用全基因组扫描和优势对数评分（LOD scores）的方法，已确认有 6 个染色体位点和至少 20 个微效候选基因与 ADHD 有联系或相关。其中 6 个染色体位点分别是 7p、10q26、12q23、15q、16p13、17p11。涉及候选基因主要有多巴胺转运体（DAT），多巴胺-β-羟化酶（DβH）基因，多巴脱羧酶（DDC），多巴胺受体 1～5（DRD1～5），单胺氧化酶（MAO），5-羟色胺转运体（5-HTT），肾上腺素能受体 α-1C、α-2A、α-2C，去甲肾上腺素转运体，儿茶酚氨-O-甲基转移酶，烟碱型乙酰胆碱受体亚基因。目前研究比较多的是多巴胺能系统基因、肾上腺素系统相关基因、血清素能功能基因与 ADHD 的关联分析。

2. 生物化学因素　神经系统中有大量的神经元，每一个神经元内往往有两种或以上的神经体递质，根据其功能和性质不同可分为胆碱、单胺、氨基酸等类型的神经元。研究发现多动症的发病与单胺类神经递质有着密切的关系。单胺类神经递质主要包括儿茶酚胺和吲哚两大类，其中儿茶酚胺包括多巴胺（DA）、去甲肾上腺素（NE）和肾上腺素（E），

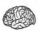

吲哚类主要是指 5-羟色胺（5-HT）。Rogeness 在 1992 年提出，DA、NE 和 5-HT 三种递质系统处于平衡状态时，人的行为表现正常，若三者中任何一种递质功能增高或降低，都可能会打破这种平衡，进而表现为递质失调或失衡的继发性行为障碍，也就是多动症状。

另外，国内外关于 ADHD 儿童氨基酸代谢方面的研究认为，ADHD 儿童中存在多种氨基酸代谢异常。氨基酸是构成人体营养所需蛋白质的基本物质，分为必需氨基酸和非必需氨基酸，为人体提供了合成蛋白质的重要原料，也为人体进行正常的代谢、维持生命基础提供了物质基础。如果人体内缺乏或减少任一种氨基酸，都会影响人体的正常生命代谢，甚至导致疾病的发生或生命活动终止。不少基于对外周血氨基酸的研究提示，ADHD 儿童体内存在一种或多种氨基酸代谢异常，但是氨基酸影响脑功能和心理行为往往是通过神经递质及其受体这一环节发挥作用，已有研究证实氨基酸代谢与多种中枢精神疾病有关。目前 ADHD 儿童脑内氨基酸的代谢水平及脑内氨基酸和外周血氨基酸的关系逐渐成为研究的热点。

3. 免疫学因素　免疫系统也广泛地参与中枢神经系统的生理和病理过程。有关细菌病毒感染、变态反应及免疫细胞因子与 ADHD 之间的关系研究越来越多，研究提示免疫系统功能异常在 ADHD 发病过程中起着一定的作用。

（二）家庭和社会心理因素

1. 家庭因素　家庭对儿童的影响不仅仅是提供生活保障，更重要的是影响儿童的人格形成。父母的支持和教养方式，父母的教育水平和经济地位，以及家庭成员的健康水平都从不同的方面对儿童的心理发展产生着影响。例如，亲子关系紧张、父母关系不和、家庭破裂、父母性格不良、受虐待、家庭经济困难、住房拥挤、童年与父母分离，母亲患抑郁症、父亲有反社会行为或物质成瘾等，均可能增加儿童罹患 ADHD 的风险。

2. 社会心理因素　儿童的心理发展是在个体与环境相互作用的过程中实现的，儿童的心理特征正是个体与环境相互作用的结果。人一出生就生活在社会环境中，所以社会制度、社会风气及社会文化环境在 ADHD 的发病、发展当中起着不可忽视的作用。一些不良的社会环境和风气，以及生活和学习的环境都可能会成为 ADHD 的影响因素，如学校的教育方法不当及社会风气不良等均可能成为发病诱因或症状持续的原因。

另外，母亲妊娠期间或围产期吸烟、酗酒、多并发症，甚至胎儿脑损伤、出生低体重等，均是引起儿童 ADHD 的危险因素。

四、ADHD 的临床表现

（一）ADHD 的主要症状

目前认为 ADHD 是一种发育障碍，其症状具有较高的个体化特征。主要症状包括注意力障碍、多动和冲动，但在不同的 ADHD 儿童中，三者的症状表现程度可不同，且主要症状一般会出现随着年龄的增长而变化的特点，主要表现为注意障碍越来越突出，而多动和冲动随着年龄的增长逐渐减轻，甚至不明显。

1. 注意障碍　注意障碍具体表现为注意力不集中和持续时间短暂，其主动注意能力减弱。因此 ADHD 儿童很难持续较长时间去从事一项任务或活动，常常从一种活动转向另

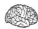

一种活动。而 ADHD 儿童在做自己感兴趣或喜欢的事情时（如看动画片或玩玩具），坚持的时间会较长，这主要是其被动注意增强的体现，但即使在这种情况下 ADHD 儿童注意力集中的时间，通常也比正常儿童短。ADHD 儿童注意障碍常见的表现形式见表 8-2。

表 8-2　ADHD 儿童注意障碍常见的表现形式

不同环境或任务中	ADHD 儿童注意障碍的表现形式
1.上课时	注意力难以持久，容易因外界刺激分心，显得听课特别不专心，经常出错
2.完成家庭作业时	经常拖拖拉拉，一会儿玩玩具，一会吃食物，一会上厕所……即使在家长督促和监管下，也很难按时保质保量地完成作业
3.日常活动中	常不能注意到细节，经常因粗心大意而犯错。例如，考试中无意间漏掉一些题目，或抄错题目等
4.与别人交谈时	心不在焉，似听非听，眼睛环顾四周
5.其他	经常回避或不愿意完成需持续集中注意力较长时间的任务，如课堂和家庭作业，也不能按时完成作业或指定的任务。平时还容易丢三落四，经常遗忘或丢失学习用具、随身物品和玩具，忘记日常的活动安排

2. 多动　多动往往是 ADHD 儿童就诊时家长描述最多的症状，也是家长关注的主要问题之一。主要表现为活动过多，尤其在需要相对安静的环境中 ADHD 儿童的活动量和内容明显增多，在需要自我约束的场合显得更为突出。大部分 ADHD 儿童的母亲回忆在妊娠期就觉得胎动特别多，不同发育阶段 ADHD 儿童多动的表现特点见表 8-3。

表 8-3　不同发育阶段 ADHD 儿童多动的表现特点

不同阶段	ADHD 儿童多动的表现特点
新生儿期	手脚乱动，吃奶时也不安宁；睡眠少，醒后马上哭闹
婴儿期	手脚舞动，部分患儿时常敲打自己的头；睡眠浅且时间短，易惊醒，过分的哭闹
幼儿期与学龄前期	走路跌跌撞撞，到处乱跑，不顾危险，很难安静下来片刻，甚至以跑步代替走路；吃饭时边吃边玩，喜欢到处跑；不能认真地玩玩具，频繁更换玩具，将玩具散落一地；在幼儿园无法安静地坐在座位上，到处乱跑、攀爬，片刻不停，无法进行安静的活动或游戏
学龄期	因活动受到限制，大动作减少，但小动作增多；上课时在座位上扭来扭去，无目的地变换动作，东张西望；手脚不停地动，撕纸片、削铅笔、玩辫梢、踢凳子等；擅自离开座位；喜欢恶作剧；在操场上无目的地乱跑乱跳
少年期	多动仍是主要问题，但有逐渐减轻或缓解的趋势

多动症不仅表现为肢体多动的症状，而且可以表现为明显的语言过多。ADHD 儿童在任何场合说话都特别多，甚至在别人讲话时插嘴或打断；在老师提问时，问题尚未说完，便迫不及待地抢先回答。

3. 冲动　由于 ADHD 儿童自控能力差、任性、耐受力差、急躁及情绪不稳，常常出现一些冲动的行为，对一些不愉快的事物反应过激、不计后果，对自己的要求总是希望立刻得到满足，否则便大吵大闹。ADHD 儿童冲动的行为一方面与患儿盲目性的活动过多有关，一方面与患儿的情绪变化相关。前者在日常活动中表现为行为冒失、鲁莽；在与同学进行集体活动或游戏时，乱闯乱撞、插队抢先，从不按规则进行；在做作业时，没看清楚题目就开始答题，发现出错后，就撕毁作业本，有时还无故折断铅笔尖、用小刀乱刻，显示出明显的破坏性。后者常在与伙伴玩耍中，因一点不满就与伙伴发生冲突或纠纷、甚至

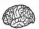

打斗，带有明显的攻击性。

除了注意障碍、多动和冲动这三个主要的症状，ADHD 儿童常伴随学习困难、品行障碍、人际关系差及情绪失控等症状。

（二）ADHD 在不同年龄阶段的特点和临床表现

ADHD 在不同年龄阶段的特点和临床表现见表 8-4。

表 8-4　ADHD 在不同年龄阶段的特点和临床表现

年龄阶段	ADHD 的特点和临床表现
婴儿期	不安宁，易激惹，过分地哭闹，睡眠浅且时间短，易惊醒；并逐渐表现出注意力的问题，不能倾听父母的话语，不能专注于游戏玩耍，不能专注观察彩色图片和玩具
幼儿期	以活动过度为主要表现，到处乱跑，爬桌子、上窗户，乱丢玩具，很少有安静的时候；不听话、难管教，喂食困难；部分睡眠不安，伴遗尿
学龄前期	ADHD 的症状开始逐渐表现出来，注意力集中困难、持续时间短，不能静坐，不愿学习；管理困难，情绪不稳，好发脾气，行为具有冲动性、破坏性和攻击性；活动过多，以跑代走，在幼儿园我行我素，无法进行集体活动；部分患儿很早入睡或很早醒来，伴遗尿
学龄期	ADHD 的症状充分暴露：女孩好做白日梦，男孩不能静坐；除注意力不集中、多动和冲动明显表现出来外，学习困难成为突出的表现；情绪不稳、冲动性、破坏性和攻击性较学龄前期更为明显，与伙伴相处困难；甚至出现说谎、行为不轨及逃学的现象
中学时期	活动过多可能会逐渐减轻，但注意力障碍表现更明显，导致学习下降程度严重，表现为接受教育迟钝、注意集中时间短暂、缺乏学习动力、不能完成作业；此期冲动、控制能力差也较突出，且无法适应更高要求的学习、人际交往和社会环境，容易出现说谎、离家出走、逃学，甚至犯罪行为等品行问题；情绪波动也比较明显，可出现抑郁等情绪障碍
成年时期	多动情况明显减少，行为问题在程度上和表现形式上较儿童时期减轻和减少；注意障碍仍比较明显，程度轻者可完成一般的工作，但其注意容易转移，难以在事业上取得好成绩；情绪不稳、任性、冲动和攻击性也常有表现，导致与同伴关系难以持久，工作中也容易出现事故；部分成人 ADHD 患者伴有不良的情绪问题（如广泛性焦虑）、人格问题（如反社会性人格）和不良嗜好（如药物、酒精滥用），少数合并有严重的精神障碍

（三）ADHD 的共患病

ADHD 儿童大多数存在共患病，有共患病的 ADHD 社会功能损害比单纯的 ADHD 更严重，治疗也更困难。与 ADHD 常见的共患病有对立违抗障碍、品行障碍、学习障碍、言语和语言发育障碍、抽动障碍及情感障碍（焦虑障碍、抑郁障碍和双向情感障碍约）。

五、ADHD 诊断与鉴别诊断

（一）病史采集

ADHD 儿童的病史主要由父母或监护人提供，收集病史采用访谈的方式。访谈的过程中要注意访谈的技巧，根据父母或监护人提供的线索，对重点问题进行深入的询问。ADHD 的症状是描述性的，访谈中还应注意：①要根据不同年龄阶段的儿童心理发育水平来评估儿童的情绪和行为表现是否正常；②应结合儿童的不同发育阶段，出现缺乏目的、不分场

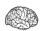

合的多动才有诊断意义；③注意共病，除核心症状外，应全面了解病史；④注意病史提供者的个人因素影响，如个人素质、文化水平、性格、心理因素、与孩子接触的时间、对孩子表现的忍耐程度或对问题理解的偏差等。

1. 基本资料　基本资料包括①ADHD 儿童的姓名、性别、出生日期或年龄、年级；②病史提供者的姓名、年龄、文化程度、职业、联系方式（家庭住址及电话）、与患儿的关系及了解程度。

2. 现病史　采集现病史的基本思路可以围绕"起病形式、主要症状、病程、可能的病因和诱因、治疗经过"几个方面展开，也可以结合自身的临床经验和实际情况灵活掌握。

在开始交谈时，首先倾听监护者对 ADHD 儿童相关情况的介绍。在掌握大致情况后，可以启发、引导监护者有重点地进行提供所需的信息，多采取半封闭或封闭式的提问，并掌握访谈的时间和节奏。例如，可以让监护者举例说明，多动的目的性强不强？常发生在什么场合？有什么特点？在什么情况下会更明显？什么时候发现孩子注意力开始不集中，大概能持续的时间？冲动及情绪不稳是否有明显的诱因？同时对可能存在的共病也要进行详细询问和了解，如是否伴随学习困难、人际关系问题、品行问题等。

3. 个人史　个人史包括出生史、喂养史、生长发育史和预防接种史。

（1）出生史：包括胎儿期、妊娠期及围产期三个时期的情况（表 8-5）。

表 8-5　不同时期出生史包括的信息

时期	出生史包括的信息
胎儿期	孕前父母健康状况
妊娠期	正常、先兆流产、流感、风疹、肝炎、发热、堕胎失败、精神疾病、癫痫、曾服用的药物、特异食物、胎动情况等
围产期	足月产、早产、过期产
	难产（胎头吸引、产钳助产、剖宫产、臀位、脐带绕颈、药物催产）
	产伤（颅脑损伤、窒息、缺氧、缺血）

（2）喂养史：母乳喂养、人工喂养、混合喂养；偏食、厌食、异食；偏爱零食。

（3）生长发育史：包括粗大运动、精细运动和言语发育的月龄，以及生活自理能力、学习情况、人际交往能力、个性特征和生活史（表 8-6）。

表 8-6　生长发育史包括的信息

项目	生长发育史包括的信息
粗大运动发育（月龄）	抬头、翻身、独坐、爬、独站、走、跑、跳的月龄
精细运动发育（月龄）	大把抓、双手交换玩具、捏取、一页一页翻书、持勺进食、使用筷子的月龄
言语发育（月龄）	哭、笑出声、大笑、叫爸妈，手势语表示再见、吃、拿、要，分清你我的月龄
生活自理能力	自行控制大小便、自己脱衣服和袜子、自己穿衣服和袜子、洗脸、刷牙、洗澡的年龄
学习情况	入学年龄、在学校的行为表现、理解和记忆能力、学习成绩和老师的评价
人际交往能力	与父母之间是否融洽、在社交活动中的表现、与同学相处是否和谐、在学校适应集体生活的情况
个性特征	外向/内向、情绪稳定/不稳定、自主/依赖、孤僻/合群、对事物的反应快/慢、自我控制能力和适应环境的能力
生活史	婴幼儿期的抚养情况、就读幼儿园的情况、家庭生活氛围及居住条件

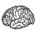

（4）预防接种史：曾接种过的疫苗种类、时间、次数和不良反应。

4. 既往史 有无中枢神经系统感染史、头部外伤史、抽搐发作史、药物过敏史，发病后有无行为、情绪、人格或认知方面的变化。

5. 家族史 父母是否近亲结婚、父母的健康状况和人格特点；父母两系三代内有无ADHD及其他精神疾病、智力低下、性格异常或药物成瘾、酗酒者等。

（二）相关检查

1. 体格检查与实验室检查

（1）体格检查：包括一般躯体检查和神经系统检查。大部分 ADHD 儿童的一般体格检查没有明显的阳性体征，部分存在阳性体征的患儿与 ADHD 的诊断一般也无直接关系。但是有部分患儿有轻微的发育畸形，如头颅宽大、发际低、多指、贯通手、平足症或足内翻等，这些发育异常有助于 ADHD 的诊断。

神经系统检查方面，虽然 ADHD 儿童一般无明显的神经系统阳性体征，但多数可检查出神经系统的软体征，如双臂伸展实验、翻手试验、指鼻试验、点指试验、跟-膝-胫实验阳性，以及单足站立、闭眼站立、直线行走困难。临床上约有一半以上的 ADHD 儿童存在一到两种神经系统的软体征。

（2）实验室检查：目前大部分学者认为实验室检查的阳性结果对 ADHD 的诊断并无确切的意义，但是由于鉴别诊断和药物的治疗需要，临床做一些血常规、尿常规、肝肾功能和心电图等常规检查也是必须的。另外，应注意鉴别某些躯体疾病可能存在多动或注意力不集中的表现，如甲状腺功能亢进或减退及明显贫血的儿童。

2. 神经电生理检查与影像学检查

（1）神经电生理检查：包括脑电图、脑地形图和脑诱发电位。

ADHD 儿童的脑电图异常主要表现在慢波的增加，调幅不佳、不规则，基线不稳，β波的频度及波幅较低，而 α 波的频度较高，部分患儿可出现癫痫波，但均无特异性，且不能反映注意、认知等高级精神活动的变化，其机制尚未清楚。脑地形图的异常主要表现为慢波增多，大脑皮质调节功能差。异常的程度与病情的严重程度呈正相关，但无特异性。因此脑电图与脑地形图只能作为诊断和鉴别诊断的参考，但对监测治疗过程和判断预后有比较好的临床参考意义。

ADHD 儿童与正常儿童脑诱发电位有明显差异，由于 ADHD 儿童注意集中困难，主动注意时诱发电位波幅不大，被动注意时诱发的电位波幅降低也不多，所以显示电位的变化率不大，而正常儿童这两种注意诱发的电位有显著差异。因此，ADHD 儿童与正常儿童的脑诱发电位有明显差异，且主要表现在晚（长）潜伏期诱发电位。事件性相关电位检查证实部分多动障碍患儿存在认知缺陷。

（2）影像学检查：随着医学影像学技术的发展，有学者采用 CT 和 MR 对 ADHD 儿童大脑进行研究，结果显示两者大脑 CT 图像没有明显差异，而 MR 图像提示部分 ADHD 儿童右侧额叶比左侧额叶小，右前脑皮质、大脑胼胝体膝部、压部及前部、右侧尾状核较正常儿童小。虽然研究结果不一，也无特异性，但都提示大脑发育异常。所以，影像学检查对 ADHD 的诊断和鉴别诊断、预测病情的程度及预后具有较为重要的参考价值。

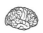

（三）评估

共病情况在儿童注意与多动障碍中普遍存在，90%以上的 ADHD 儿童可同时伴有或合并众多的伴随症状或障碍，如学习困难、品行问题、人际关系问题、情绪问题和语言及神经发育等问题。共病也是导致 ADHD 儿童社会功能损害及预后不良的重要因素。为了进行准确的诊断与鉴别诊断判断预后，并制订合理的治疗方案，也便于进行科学研究和国际交流，在临床工作中必须进行相关的心理和行为方面的评估。

1. 儿童行为评估　　儿童行为评估多采用儿童行为评定量表，以问卷的形式进行评估，由父母、老师或儿童自己按照指导语的要求逐项作答，通过将结果与常模相比，来了解儿童行为是否有异常。由于儿童的年龄等关系，对量表问卷的理解及配合程度不同，因此儿童行为评定量表多为他评量表，但年长儿童及少年则常用自评量表。有的评定量表用以全面评估儿童行为问题，也有的仅用于某些症状或某些疾病。

儿童行为评定量表可以被看作是访谈的延伸，但与访谈相比，儿童行为评定量表既有优势也有缺陷。因此我们在使用评定量表前应充分了解其优缺点，才能理性地看待评定结果。

儿童行为评定量表的优点：①系统全面地收集临床资料，协助诊断、疗效评估和流行病学调查。②是一种客观量化的评价方式，便于统计、分析和交流，尤其适合于临床研究。③方便、易于掌握，可以弥补访谈和直接观察中忽略的一些行为问题。

儿童行为评定量表的缺点：①欠缺客观性，填表者的观察机会、理解与判断能力，甚至情绪及个性特征等因素均可能影响填表的客观性。②内容局限，儿童行为评定量表往往仅能反映患儿当前或近段时间内的行为特点，不能够反映行为的发展变化过程及环境因素的影响等。③评分方法局限，大多数量表采用固定的评分方式，可能会漏检那些行为数量少但特别严重的患者。④常用的行为评定量表可信度和效度多有缺陷。因此，行为评定量必须与临床检查相结合，才能得出准确诊断及可靠的科研资料。

常用于儿童多动障碍行为评定的量表包括 Conners 儿童行为评定量表、儿童活动水平评定量表、家庭问卷和 ADHD 评定量表。其中 Conners 儿童行为评定量表是临床应用最广泛的量表，包括父母症状问卷和教师评定量表两部分。

（1）Conners 评定量表：是目前最常用的儿童多动症障碍行为评定量表，主要包括父母症状问卷（parent symptom questionnaire，PSQ）、教师评定量表，前者较常用，适用于 3～17 岁儿童。由 Conners 于 1969 年创制，应用至今已有 30 多年的历史，是筛查儿童行为问题（特别是多动症）使用最广泛的量表。在国外目前使用的是 Conner 于 1998 年基于 DSM-Ⅳ诊断标准制订的修订版，称为 CRS-R Conners 评定量表。

1）Conners 父母症状问卷：目前国内用的是 1978 年版的 48 项量表，包括品行问题、学习问题、心身问题、冲动-多动和焦虑 5 个分量表；另外，还有 10 条简明的症状问卷（即多动症指数），适用于筛查儿童多动症及追踪疗效。PSQ 项目问题简单易懂，指导语简单明确，无须培训，家长仅需 5～10 分钟便可独立完成填表。本量表的信度和效度已经过广泛检验。

2）Conners 教师评定量表（teacher rating scale，TRS）：目前使用的是 1978 年的修订

版，共 28 个条目，分为品行问题、多动、注意不集中-被动 3 个分量表与 PSQ 一样也有 10 条简明症状问卷（多动症指数）。主要用于儿童多动症状的评估及临床追踪疗效和流行病学调查。

Conners 教师评定量表同样有较好的信度和效度。

（2）ADHD 评定量表（ADHD rating scale）：是美国学校心理学教授 Du Paul 根据 DSM-Ⅳ诊断标准编制的评价量表，广泛用于对儿童多动障碍的心理评估及追踪治疗效果等。分为家庭版和学校版两种。

ADHD 评定量表共 18 个条目，由两个分量表组成，分别是注意缺陷分量表和多动-冲动分量表，各 9 个条目。根据儿童最近 6 个月的表现，由家长评定。每个条目按 0～3 分四级评分，可分别计算分量表分和总分。

（3）儿童活动水平评定量表（Werry-Weiss-Peters activity rating scale）：是由美国 Routh 修订的用于评定儿童活动水平的父母评定量表。主要用于临床评定儿童多动症的多动程度和疗效水平，也可用于流行病学调查辅助筛查多动症儿童。

儿童活动水平评定量表主要是评价儿童就餐、看电视、玩耍、睡眠、外出时的活动情况。量表共有 22 个条目，按 0～2 三级及"不适用"计分（即项目对儿童不适用则不记分），活动水平由单个条目的得分相加得到。

（4）家庭场合问卷（home questionnaire，HSQ）：是由 Baxkley 编制的从多场合评估儿童的多动行为目标的问卷，为父母用评定量表。ICD -10 在多动性障碍的诊断标准中要求儿童发生多动等行为问题必须出现在 2 个场合以上。儿童多动障碍的行为问题常表现在家庭、学校及各种公共场合。

（5）Achenbach 儿童行为量表（child behavior checklist，CBCL）系列：是众多儿童行为评定量表中应用较多，内容较全面的一种。由美国心理学家 Achenbach 及 Edelbrock 编制，1970 年首次在美国使用，1983 年出版了使用手册-父母用量表，通常称为 Achenbach 儿童行为量表（CBCL），主要用于评定儿童行为和情绪问题，主要适用于 4～16 岁儿童。1986～1988 年作者在 CBCL 基础上又分别出版了针对教师用量表、针对儿童自填的量表及针对专业人员使用的量表，即教师报告表、青少年自我报告表和直接观察表。1991 年 Achenbach 对 CBCL 及 TRF、YSR 再次进行修订。该类儿童行为量表是目前国际上最常用的儿童行为评定量表之一，广泛用于临床评估、病例对照研究、追踪预后和流行病学调查。该量表不仅可以了解儿童多动症障碍的主要症状，而且可以评估其伴发的症状及共病情况。我国在 1980 年就引进了 Achenbach 儿童行为量表。现多使用 1991 年版本，应用最早、最广泛、最有经验的是 CBCL，近年来其他量表也陆续开始使用。

（6）常用于儿童多动障碍心理评估的其他辅助量表：如判断环境影响因素、伴发症状及共病，鉴别和评估预后等。由于对儿童多动障碍的研究不断深入和扩展，以及儿童期心理卫生评定量表的大量出现，人们在儿童多动障碍的诊断、治疗及科学研究中已不单纯限于使用与儿童多动、冲动及注意缺陷的评定量表，而是结合儿童多动障碍病因的复杂性、临床表现的特点、伴发的症状及共病等情况，从各角度、多元化地进行量表评定以求更全面、更准确地进行心理评估。例如，经常配合使用的评定量表有家庭环境量表（family environment scale，FES）、Rutter 儿童行为问卷、父母养育方式评价量表（EMBU）、青少

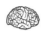

年自评生活事件量表（children's self-rating life events check list，ASLEC）、儿童大体评定量表（children's global assessment scale，CGAS）、儿童自我意识量表（Piers-Harris children's self-concept scale，PHCSS）、艾森克个性量表（Eysenck personality questionnaire，EPQ）、儿童焦虑性情绪障碍筛查表（the screen for children's anxiety related emotional disorders，SCARED）、儿童抑郁障碍自评表（depression self-rating scale for children's，DSRSC）、耶鲁综合抽动严重程度量表（YGTSS）、儿童感觉统合能力发展评定量表等。

2. 儿童心理评估　儿童心理评估可通过试验、观察等方式进行。虽然人的心理特性存在着明显的个体差异，且不能被直接观察到，但是任何一种心理特性都会以一定的行为表现出来。心理评估就是让人们在评估时产生某些行为，并根据这些行为反应来推论其相应的心理特性。常用于临床诊断，包括各种精神疾病的诊断和心理特征的诊断。用于各种精神疾病的诊断是指测验的结果直接作为疾病诊断的主要指标。例如，精神发育迟滞的诊断需要智商显著低于正常水平和社会适应能力受损两项指标，而学习无能的诊断要在成就测验显著低于同年级儿童水平而智力测验结果在正常范围的情况下方能成立。用于心理特征的诊断是对各类儿童心理特征的全面了解，如对多动障碍患儿的注意力、智力、人格、神经心理等特征的全面评估。心理测验的结果也是制订治疗措施的依据和较好的疗效观察指标。同时，心理测验结果相对客观可靠，故可作为各种临床研究的指标。

常用于儿童多动障碍的心理评估包括注意力的评估、儿童多动障碍的执行功能评估、儿童多动障碍的记忆评估、儿童多动障碍的智力评估等。

（1）注意力的评估：这一直是多动障碍研究中一个令人感兴趣的领域。早期最常用的是持续性操作试验，简称 cpt。但此测验在行为障碍、动机问题、学习困难、智力低下等均可出现异常，故无特异性意义。目前，数字划消测验（cancellation test，CT）是测试患者注意障碍的主要方法。给受试者提供 3 张 0～9 的数字表（不规则排列），要求划去"3"、"3"前面的数字和"3"后面的"7"按划对、划错或漏划的数目计算失误率。在测评注意持续稳定的同时，还测评注意的选择性和分配性。此测验简便易行，常用于测验，同时可作为儿童多动障碍的注意训练。

（2）儿童多动障碍的执行功能评估：已有研究表明多动障碍儿童存在着不同层面的执行功能缺陷。执行功能是指许多认知加工过程的协同操作，即在实现某一特定目标时所使用的灵活而优化的认知和神经机制。执行功能对于制订、形成、完善和执行计划，以及处理和解决问题起重要作用。执行功能于认知领域的感觉、知觉语言和记忆不同，注意、推理和问题的解决与执行功能相重叠，但不完全，许多复杂的行为需要执行功能参与，如许多人类的社会活动。执行功能的完成，依赖前额叶皮质及皮质下区域之间动态的交互作用。与执行功能有关的脑结构有额叶-纹状体环路及小脑等。

Barklev（1997）经研究提出的神经心理模型认为儿童多动障碍最主要的缺陷是行为抑制，它与非抑制行为症状共同构成了工作记忆、运动的协调和一致、数字广度、计算功能、计划和展望、完成任务的组织策略等方面的缺陷。以上功能的有效执行均依赖于行为抑制，反过来，这些执行功能允许进行运动抑制提供有效的自我调节和适应能力，Barklev 提出可将儿童多动障碍三种核心症状（注意缺陷、冲动性、多动性）描述为行为抑制的不同类型。由儿童多动障碍的抑制障碍导致四个主要的神经心理功能缺陷：工作记忆、情感动机

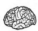

控制、语言内化和重构。Barklev 还提出行为抑制有三个相互联系的加工过程，即抑制对一个事件原先的优势反应，终止一个正在进行的反应和干扰控制。

Sergeant（2000）提出认知能量模型，他认为认知能量模型由三级水平构成，最低一级包括编码、中央加工和反应（运动）结构；第二级由三个能量库组成，即唤醒、激活和作用力；第三级由管理和执行功能系统组成。Sergeant 认为多动障碍患儿第一级水平上没有缺陷，在第二级水平上主要缺陷是激活库，儿童多动障碍的主要缺陷是能量因素，以及能量的维持和资源分配发生缺陷，从而产生不能抑制的行为。

常用于检测儿童执行功能的测验有威斯康星卡片分类试验、前进/停止（go/no - go）任务、迷宫测验。

A. 威斯康星卡片分类试验（WCST）：是一种神经心理测验方法，他所测查的是根据以往的经验进行分类、概括、工作记忆和认知转移的能力。该测验首先由 Berg 于 1948 年用于检测正常人的抽象思维能力，后来发现它是为数不多的能够较敏感地检测有无额叶局部脑损害的神经心理测验之一。经过 Heaton1981 年加以扩充和发展，成为目前广泛使用的一种检测额叶执行功能的测验。威斯康星卡片分类试验对额叶病变，尤其是额叶背外侧部病变较敏感。

威斯康星卡片分类试验由四张模板（分别为 1 个红三角形、2 个绿五角星、3 个黄十字形和 4 个蓝圆形）和 128 张根据不同形状（三角形、五角星、十字形、圆形）、不同颜色（红、黄、绿、蓝）和不同数量（1、2、3、4）的卡片构成。要求受试者根据 4 张模板对总共 128 张卡片进行分类，测试时不告诉受试者分类的原则，只说出每一次测试是正确还是错误。开始后如受试者按颜色进行分类，告诉受试者是正确的；连续正确 10 次后，在不做任何暗示下将分类原则改为形状；同样地，根据形状分类连续正确 10 次后，分类原则改为数量；根据数量分类连续正确 10 次后，分类原则又改为颜色；然后依次又是形状、数量。受试者完成 6 次分类或将 128 张卡片分类完毕，整个测试就算结束。威斯康星卡片分类试验没有时间限制，但太慢可能由于注意力分散或忘记了以前的分类经验而影响测试成绩。威斯康星卡片分类试验的主要功能是区分是否有脑损害及是额叶还是非额叶的脑损害。威斯康星卡片分类试验提供的指标共有 13 个，目前国外应用最多的评定指标有持续性错误数（preservative errors，PE）、分类完成数（categories control，CC）、不能维持完整分类数（failures to maintain set，FM）、非持续性错误数（non-persistence errors，NVPE）、完成第一个分类所需应答数、概念化水平和持续性反应数（preservative responses，PR）。

威斯康星卡片分类试验属于限定属性的分类测验，其限定的属性特征包括三个维度（颜色、形状和数量），每一个维度中又有 4 个值，加上分类原则的转换，使测验的内容较复杂。威斯康星卡片分类试验不仅需要受试者对卡片上不同属性的特征有概括能力，同时还需要对分类原则出现转换时有应变能力。威斯康星卡片分类试验测试受试者的抽象能力、概念的形成、选择性记忆和认知过程的转换能力，主要反映额叶的执行功能，其中持续性反应和持续性错误是反映额叶执行功能主要的指标。

多动障碍患儿在威斯康星卡片分类试验中常表现出分类完成数、持续性错误数、非持续性错误数增高，提示患儿不能很好地利用反馈信息来调整自己的任务决策，而且对错误决策的修正也存在困难，说明其认知灵活性下降，执行功能不好。

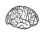

威斯康星卡片分类试验已广泛地用于儿童多动障碍的研究，但还不能作为儿童多动障碍的特异性诊断工具。

B. 前进/停止（go/no-go）任务：也称为执行-不执行测验，是一种主要用于检测执行功能的神经心理学测验，是让受试者先对某一任务做出反应后再进行反应抑制的行为控制试验。此任务有很多版本及方法。例如，在显示屏上给两种图像信号，一种看见敌机就按键（前进任务），一种是看见后面有导弹的敌机就不能按键（停止任务）。多动障碍患儿在进行停止任务时，出错率增高，说明其控制行为能力方面存在缺陷。本测验方法简便易行，图像生动有趣，儿童乐于配合。

C. 迷宫测验（maze trial）：主要用来评估个体执行计划和解决问题的决策能力，主要评估额叶功能。迷宫测验要求受试者在不碰壁的条件下，尽可能快地走出迷宫，迷宫分为从简单的测试运动功能的螺旋形迷宫到复杂的测试认知功能的迷宫试验。通过观察受试者完成测验所需的时间（操作时间）、错误（碰壁次数）、路径长度（与最短距离相比）及执行功能进行评估。越复杂的迷宫测验，越能显示认知的缺陷程度。

临床还经常应用字色干扰测验（Stroop 测验）、相同图形选择测验（matching familiar figures test，MFFI）、本德视觉动作格式塔测验（Bender Visual Motor Gestalt Test）等神经心理测验检测多动障碍患儿的持续注意能力、执行功能及认知缺陷程度等。

（3）儿童多动障碍的记忆评估：记忆与注意关系密切，多动障碍患儿由于注意集中困难而导致以注意为基础的记忆活动受到影响的问题，越来越受到人们的重视。临床工作中经常听到多动障碍患儿父母反映患儿记忆特别不好，经常丢三落四的，前一天生字考试挺好的，第二天就忘了。国内研究证实多动障碍患儿忆力与正常儿童有明显差异，包括数字广度测验、逻辑记忆和视觉记忆等。因此，记忆评估对 ADHD 的诊断和治疗有一定的参考价值。

韦氏记忆量表及中国修订本：韦氏记忆量表（Wechsler memory scale）最早编制于 1945 年（WMS），之后历经修订。原量表只用于 20 岁以上的成人。1980 年龚耀先教授等修订的中国版本把年龄扩展至 16 岁，后又制订了 7～15 岁的儿童版本。至此形成韦氏记忆量表中国修订本（WMS-RC）。中国修订本增加了触摸记忆分测验，其他内容与 WMS 的内容相同，包括远事记忆（个人经历、时空定向、数字顺序关系）、近事记忆（视觉再认、图片回忆、视觉再生、联想学习、触摸记忆及理解记忆）及即刻记忆（顺背数和倒背数）。仍分甲、乙两式。中国修订韦氏记忆量表（WMS-RC）是目前国内应用最广泛的记忆测验方法。

可用于儿童多动障碍的记忆测验还有图形记忆测验（memory for design）、本顿视觉保持测验（Benton visual retention test，BVRT）、听觉言语学习测验（auditory verbal learning test，AVLT）、加利福尼亚言语学习测验（the California verbal learning test，CULT）、言语选择性提示测验（verbal selective reminding test，VSRT）、连续再认记忆（continuous recognition memory，CRM）、简易视空间记忆测验（brief visuospatial memory test，BVMT）、California 整体-局部学习测验（California global-local learning test，CGLT）等。

（4）智力测验：大多研究认为多动障碍患儿没有明显智力损害。多动障碍患儿在智力测验上获得的智商（IQ）往往低于正常儿童，但一般都在正常范围，而且有少数多动障碍

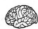

患儿的 IQ 可能在 120 以上。多动障碍患儿的智力测验主要是在那些对注意和工作记忆敏感的分测验上成绩低，在其他分测验成绩并不低，因此认为可能是轻微脑损害的后果，更可能是注意缺陷导致的。因为在药物提高注意力或注意缺陷改善后智力测验成绩可有明显提高，智力明显受损时可能意味着病情比较严重。目前常用的儿童智力测验主要为中国修订的韦氏儿童量表。

中国修订的韦氏儿童智力量表简介：由龚耀先主持，以 WISC 和 WISC-R 为蓝本修订而成，称中国修订韦氏儿童智力量表（C-WISC，1993）。C-WISC 分别建立了城市和农村常模，适用范围广，有较好的信度和效度。C-WISC 有 11 项分测验，包括知识测验、领悟测验、算术测验、分类测验、数字广度测验、词汇测验、编码测验、填图测验、木块图测验、图片排列测验和图形拼凑测验。前 6 项分测验构成言语量表，后 6 项分测验构成操作量表，测验结果可转换成总智商、言语智商和操作智商。一般认为，智商在 80~120 为正常，小于 70 为智力低下。

（四）诊断标准

目前关于 ADHD 的诊断标准常用的有世界卫生组织《国际疾病分类（第十版）》（ICD-10）、中华医学会精神病学分会《中国精神障碍分类与诊断标准（第三版）》（CCMD-3）和美国精神病学学会《精神疾病诊断与统计手册（第四版）》（DSM-Ⅳ）三个版本。

1. ICD-10 关于 ADHD 的诊断标准（表 8-7）

表 8-7　ICD-10 关于 ADHD 的诊断标准

症状	要求	症状表现
不注意	应至少具备 6 条，持续时间至少 6 个月，达到适应不良的程度，并与患儿的发育水平不一致	①常常不能仔细地注意细节，或在做功课或其他活动中表现出漫不经心的错误；②在完成任务或做游戏时常常无法保持注意；③别人对他/她讲话时，经常显得没在听；④常无法始终遵守指令，无法完成功课、日常杂务或工作中的义务（不是因为违抗行为或不理解指令）；⑤组织任务或活动的能力常受损；⑥常常回避或厌恶需要努力保持精神的任务，如家庭作业；⑦常遗失某些活动的必需品，如学校的作业、铅笔、玩具或工具；⑧常易被外界刺激吸引过去；⑨在日常活动中常忘事
多动	应至少具备 3 条，持续时间至少 6 个月，达到适应不良的程度，并与患儿的发育水平不一致	①双手或双脚常常不安稳，或坐着时常蠕动；②在课堂上或其他要求保持坐好的场合离开位子；③常常在不适当的场合奔跑或登高爬低（在少年或成年，可能只存在不安全感）；④游戏时常不适当地喧哗，或难以安静地参与集体活动；⑤表现出持久的运动过分，社会环境或别人的要求都无法使其显著改观
冲动性	应至少具备 2 条，持续时间至少 6 个月，达到适应不良的程度，并与患儿的发育水平不一致	①常在提问未完成时，答案即脱口而出；②在游戏或有组织的场合常不能排队按序等候；③经常打扰或干涉他人（如冲撞别人的交谈或游戏）；④常说话过多，不能对社会规则做出恰当的反应

（1）诊断说明：起病年龄早，小于六岁，症状持续超过半年。

（2）必需的临床表现：注意缺陷或活动过度必须同时存在，缺一不可。

（3）可协助诊断的常见症状：易冲动、行为鲁莽，做事不顾场合和后果，不重视社会和学校的规范，学习困难，运动协调性差。

（4）排除标准：①排除其他行为障碍、情绪障碍或明显智力低下者；②排除某些器质性（如

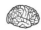

各种脑炎、脑损伤、脑肿瘤等）病变或功能性精神病（如精神分裂、焦虑症、躁狂症等）。

2. CCMD-3 关于 ADHD 的诊断标准（表 8-8）　CCMD-3 将 ADHD 排在第九类，归类为童年和少年期多动障碍、品行障碍和情绪障碍。其对 ADHD 的描述：注意缺陷与多动障碍是发生于儿童时期（多在 3 岁左右），与同龄儿童相比，表现为同时有明显注意集中困难、注意持续时间短暂及活动过度或冲动的一组综合征。症状可发生在各种场合（如家里、学校和诊室），男童明显多于女童。

表 8-8　CCMD-3 关于 ADHD 的诊断标准

症状	要求	诊断标准
不注意	至少有下列 4 项	①学习时容易分心，听到外界任何声音都要去探望；②上课很不专心听讲，常东张西望或发呆；③做作业拖拉，边做边玩，作业又乱又脏，常少做或做错；④不注意细节，在做作业或其他活动中常常出现粗心大意的错误；⑤丢失或不爱惜东西（如常把衣服、书本等弄得很脏很乱）；⑥难以始终遵守指令、完成家庭作业或家务劳动等；⑦做事难以持久，常常一件事没做完，又去干别的事；⑧与他说话时，常常心不在焉，似听非听；⑨在日常活动中常常丢三落四
多动	至少有下列 4 项	①需要静坐的场合难以静坐或在座位上扭来扭去；②上课时常有小动作，或玩东西，或与同学讲悄悄话；③话多，好插嘴，别人问话未完就抢着回答；④十分喧闹，不能安静地玩耍；⑤难以遵守集体活动的秩序和纪律，如游戏时抢着上场，不能等待；⑥干扰他人的活动；⑦好与小朋友打逗，易与同学发生纠纷，不受同伴欢迎；⑧容易兴奋和冲动，有一些过火的行为；⑨在不适当的场合奔跑或登高爬低，好冒险，易出事故

（1）严重标准：对社会功能（如学业成绩、人际关系等）产生不良影响。

（2）病程标准：起病于 7 岁前（多在 3 岁左右），符合症状标准和严重标准至少 6 个月。

（3）排除标准：排除精神发育迟滞、广泛发育障碍、情绪障碍。

3. DSM-Ⅳ 关于 ADHD 的诊断标准（表 8-9）

（1）A 或 B

A. 下述注意缺陷症状中至少有 6 项，持续至少 6 个月，达到适应不良的程度，并与发育水平不相称：①在学习、工作或其他活动中，常常不注意细节，容易出现粗心所致的错误；②在学习或游戏活动时，常常难以保持注意力；③与他说话时，常常心不在焉，似听非听；④常常难以完成有条理的任务或其他活动；⑤不喜欢、不愿意从事那些需要持久精力的事情（如做作业或家务），常设法逃避；⑥常常丢失学习、活动所必需的东西（如玩具、课本、铅笔、书或工具等）；⑦很容易受外界刺激而分心；⑧在日常活动中常常丢三落四。

B. 下述注意缺陷症状中至少有 6 项，持续至少 6 个月，达到适应不良的程度，并与发育水平不相称：①常常手脚动个不停，或在座位上扭来扭去；②在教室或其他要求坐好的场合，常常擅自离开座位；③常常在不适当的场合过分地奔来奔去或爬上爬下（青少年或成人可能只有坐立不安的主观感受）；④往往不能安静地游戏或参加业余活动；⑤常常一刻不停地活动，好像有个机器在驱动他；⑥常常话多，冲动；⑦常常别人问话未完即抢着回答；⑧在活动中常常不耐心地排队等待轮换上场；⑨常常打断或干扰他人（如别人讲话时插嘴或干扰其他儿童游戏）。

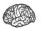

（2）某些造成损害的症状出现在 7 岁之前。

（3）某些症状造成的损害至少在两种环境（如学校、工作或家里）出现。

表 8-9 CCMD-3 关于 ADHD 的分型诊断标准与程度分类标准

分型	诊断标准	程度
混合型	在过去 6 个月中符合（1）和（2）	轻度：症状少于或稍微超过诊断所需要的条目数，学校、家庭和社会功能没有或仅轻微损害
以注意缺陷为主型	在过去 6 个月中符合（1）的标准，但不符合（2）的标准	中度：症状或损害介于轻度和重度之间
多动-冲动型	在过去 6 个月中符合（1）的标准，但不符合（2）的标准	重度：症状明显超过诊断所需的条目数，学校、家庭和社会功能等有明显且广泛的损害

（4）在社交、学业或职业功能上具有临床意义损害的明显证据。

（5）症状不是出现在广泛发育障碍、精神分裂症或其他精神病性障碍的病程中，也不能用其他精神障碍（如心境障碍、焦虑障碍、分离障碍或人格障碍）来解释。

以上三种诊断标准在我国通常并行使用，其共同点主要表现在对发病年龄的要求（7 岁前）、病程要求（6 个月）和鉴别诊断（排除精神发育迟缓、广泛发育障碍和情绪障碍）。但三种标准之间也有较大的差异，如对症状标准要求应具备不同的条目数、亚型的分类等。国内的研究显示：在 ADHD 诊断方面，ICD-10、CCMD-3 的要求相对于 DSM-Ⅳ 较宽松，但 DSM-Ⅳ 中的分型诊断降低了该标准的诊断特异性；在我国，CCMD-3 更适合临床使用。

（五）鉴别诊断

由于 ADHD 的临床表现多而复杂，缺乏特异性，且经常出现在其他精神障碍及躯体疾病中，易混淆，所以对 ADHD 的鉴别诊断显得尤为重要。通常 ADHD 需要与正常活泼的儿童、自闭症、品行障碍、抽动障碍、精神发育迟滞、躁狂发作、儿童精神分裂症、情绪障碍（抑郁、焦虑）、儿童因视听障碍而出现多动的情况相鉴别。

1. ADHD 儿童与正常活泼的儿童 可以从多动程度的差异，多动行为是否存在目的性，多动的环境是否不分场合，以及相关的评定量表、注意力和记忆力测验等检查是否正常来进行鉴别诊断。

2. ADHD 与自闭症 自闭症临床特征表现为有社会交往障碍、语言障碍、兴趣狭窄及刻板行为，同时也有注意力不集中、多动不安的表现。可从以下几个方面鉴别：①患病率方面，自闭症患病率相对于 ADHD 较低，且不能主动与外界交往，而 ADHD 儿童可以主动与外界交往，只是无法处理好人际关系；②智力和语言方面，自闭症儿童存在不同程度的智力低下和语言发育障碍，且语言具备错用代词、语言刻板等特点，而 ADHD 儿童智力基本在正常范围，较少伴有语言问题，若有也缺乏以上特点；③兴趣方面，自闭症儿童兴趣范围比较窄，而 ADHD 儿童似乎对什么都感兴趣。

3. ADHD 与品行障碍 ADHD 儿童伴发品行障碍比较多见，其中部分品行问题经过心理行为矫正和药物治疗可以得到改善，当品行问题发展为 ADHD 儿童主要症状时，可以下双重诊断。

4. ADHD 与抽动障碍 抽动障碍表现为抽动的多样性、发作的波动性和反复性，以及使用氟哌啶醇类药物治疗有效等特点，可以与 ADHD 相鉴别。临床 ADHD 与多发性抽动可同时存在。

5. ADHD 与精神发育迟滞 ADHD 主要与轻度精神发育迟滞相鉴别，可以从以下几个方面进行鉴别：①生长发育史方面，精神发育迟滞儿童在生长发育过程中有语言、运动和感觉等发育迟缓的病史，而 ADHD 儿童多正常；②智力方面，精神发育迟滞儿童智商应低于 70，而 ADHD 儿童大多在正常范围；③学习困难方面，精神发育迟滞儿童学习困难主要由智力低下造成，他们的理解和接受能力、分析判断能力等均低下，学习困难成不可逆状态，即使加强教育和帮助，学习成绩也难提高；而 ADHD 儿童学习困难主要由注意缺陷和多动导致，经过治疗和督促，学习成绩有明显波动的特点；④社会适应能力方面，精神发育迟滞儿童的社会适应能力低下呈广泛性，而 ADHD 儿童的社会适应能力仅表现在人际关系处理等方面。

6. ADHD 与躁狂发作 躁狂发作多起病于 12 岁以后，发病后学习成绩开始下降，多为发作性病程。而 ADHD 一般发病于 7 岁以前，学习成绩开始就不好，且为持续性病程。

7. ADHD 与精神分裂症 精神分裂症一般起病于 10 岁以后，情感淡漠、孤僻离群、行为怪异、思维不切合实际，部分患儿可出现幻觉、妄想等症状。与 ADHD 容易鉴别。

8. ADHD 与情绪障碍 情绪障碍主要发生在 15 岁左右的青少年，以焦虑、抑郁、恐怖为主要临床表现。ADHD 儿童因受到批评或要求没得到满足而产生焦虑和不愉快的情绪。两者的区别在于情绪障碍患者的发病以情绪问题首先出现，且为主要症状，病程为发作性，持续时间也短。

9. ADHD 与儿童因视听障碍而出现多动的情况 儿童因视听障碍而影响学习，出现注意不集中、烦躁、多动不安的症状，注意不集中、多动的症状发生在视听障碍之后且程度不及 ADHD 儿童；其冲动任性的情况也较少发生；视听障碍得到改善后，注意不集中和多动的症状会逐渐减轻或消失；另外，服用中枢兴奋剂后症状改善不明显，而 ADHD 儿童可以明显改善。

六、ADHD 的康复治疗及预防

目前已明确，ADHD 的症状不会随着年龄的增长而消失，所以应积极治疗。如果不能较好地控制 ADHD 的症状，对患者的学业、社会交往、情感及行为发展都会产生影响。由于 ADHD 的病因和发病机制尚不明确，故应采取综合治疗的治疗措施，包括必要的药物治疗、合理的教育、康复治疗（心理疏导、认知和社会技能的训练等）及传统中医康复治疗（针灸、中药等）。

（一）药物治疗

药物能改善注意缺陷，减轻活动过多症状，在一定程度上提高学习成绩，改善患者与同学和家长的不良关系。

（1）中枢兴奋剂：哌甲酯（methylphenidate），有效率为 75%～80%。有助于改善注意缺陷、多动、冲动症状，减少其他行为问题。

1）速释剂哌甲酯：初始剂量每日 5mg，剂量每日 5～40mg。每日早晨上学前口服，剂量增加后分 2 次于早晨和中午口服，下午 4 时以后禁止使用。一般在用药 45 分钟后显效，最佳效果出现在用药后 1.5～3 小时，血中有效成分可维持 2～4 小时。

2）控释剂哌甲酯：初始剂量 18mg，每日一次，最大推荐量 54mg/d，每日早晨一次整粒吞服，每次服药后疗效持续 8～12 小时。

在治疗早期可能出现食欲缺乏、胃痛、头痛、入睡困难等副作用。其他药物不良反应有情绪不稳、烦躁易怒、心率增快和血压增高等。至今的研究提示在治疗早期出现体重下降，长期治疗对儿童生长发育没有显著影响。在保证儿童营养摄入、定期监测身高和体重的情况下用药，一般不会出现生长发育受阻。对有潜在心功能不全、猝死危险性升高者，在用药过程中应警惕，心脏结构性损害患者禁用。采用药物假期的使用方法，即每周六、日及节假日停用，可以减少药物副作用，但可能会降低疗效。

（2）选择性去甲肾上腺素再摄取抑制剂：托莫西汀（tomoxine），该药可用于治疗 7 岁以上儿童及成人 ADHD，疗效与哌甲酯相当。

用法：体重小于 70kg 的患者，每日初始剂量为 10mg，或 0.5mg/（kg·d），早晨一次服用。一周后逐渐增加至目标剂量每日 25～40mg，或 1.2mg/（kg·d），早晨一次服用，或分二次服用。最大剂量不可超过每日 80mg 或 1.2mg/（kg·d）。一次用药疗效持续 18～24 小时。一般在用药 2～3 周后开始显效。体重大于 70kg 的儿童、青少年及成人患者，每日初始量可为 40mg，每日最大剂量不可超过 100mg。

托莫西汀的耐受性较好，不良反应少见。常见不良反应有食欲缺乏、恶心、疲劳、眩晕和情绪不稳。少数有失眠、嗜睡等不良反应。同时，还需要监测自杀风险。药物在短期内对患者的身高和体重增长有一定负面影响，但也有 5 年随访研究发现托莫西汀不影响患者的最终身高和体重。在使用过程中应当监测患者的生长发育情况。

（二）康复治疗

1. 注意力训练　认知过程中有大量信息来自视觉和听觉，可以从视觉协调追踪、听觉及综合注意力三个方面进行训练。

（1）视觉注意力训练举例：①可让孩子头不动，用眼睛去追踪移动的物体；②走迷宫；③按顺序找数字。

1）比较简单常用的方法：是"舒尔特方格"，既可以简单测量注意力水平，也是最有效最科学的注意力训练方法。"舒尔特方格"可以通过动态的练习锻炼视神经末梢；也用来研究和发展心理感知的速度，其中包括视觉定向搜索运动的速度。通过反复的练习，眼球的末梢视觉能力提高，能够培养注意力集中、分配、控制的能力；提高视觉的稳定性、辨别力、定向搜索能力；并加快视频，锻炼眼睛快速认读，加快阅读节奏；拓展纵横视幅，达到一目十行。通过训练，看表所需的时间会逐渐缩短，注意力水平会越来越高。

2）训练的方法：在一张有 25 个小方格的空表中，将 1～25 的数字打乱顺序，填写在里面（图 8-1），然后以最快的速度从 1 数到 25，要边读边指出，同时计时。数完 25 个数字所用时间越短，注意力水平越高。可以多制作几张这样的训练表，每天坚持训练。

21	13	7	2	20
6	15	8	23	19
1	4	17	9	22
12	3	18	25	5
10	24	14	11	16

图 8-1　舒尔特方格训练方法图

5~7 岁年龄，达到 30 秒以下为优秀，46 秒属于中等水平，55 秒则问题较大。7~12 岁年龄组，达到 20 秒以下为优秀，36 秒属于中等水平，45 秒则问题较大。18 岁及以上成年人最好可达到 8 秒的水平，25 秒为中等水平

3）辨别找差异：例如，当孩子"2"和"5"不分，"土"和"士"不分时，家长可列出不同的符号、不同形状的物体，让孩子辨别找差异，如图 8-2 所示。

66666666966666669999969999999696666969999969	共（　）个6
888388888888388888888388888838888838888388888888	共（　）个3
2222252222252222222552222222522222252222222	共（　）个5
GCGGGCGGGGGGGGGCGGGGGGGGGGGGGCGGG	共（　）个C
友友友支友友友友支友友友友支友友友友支友友友	共（　）个支
土土士土土土土土土土土土土土土土土士土土土土	共（　）个士
弓弓弓弓弓弓弓弓弓弓弓弓弓弓弓弓弓弓弓弓弓弓	共（　）个弓
人人人入人人人人入人人人人入人人人人入人人人	共（　）个入
佳佳住佳佳佳佳佳佳佳住佳佳佳佳佳佳住佳佳佳	共（　）个住

图 8-2　视觉注意力辨别找差异举例

（2）听觉注意力训练：提高孩子的听觉能力，首先家长要教孩子学会倾听。

1）鼓励孩子复述别人的谈话，也可尝试将故事只讲一半，让孩子猜结果，并且在讲故事过程中多与孩子互动，提出问题，让孩子回答。

2）提高孩子听力中的辨别能力，如辨别不同动物发出的声音，或者在闹市中让孩子辨别某一事物发出的声音，或者念出两句相似的句子，让孩子区别其中不同的地方。

3）给出一组词语，让孩子认真听，如听到水果就马上举起左手，听到学习用具就马上举起右手。例如，苹果、香蕉、金鱼、篮球、游泳池、自行车、书包、梨、作业本、葡萄、芭乐、牛油果、香橙、被子、杯子、钢笔、手机、羽毛球。在训练过程中，根据孩子的具体情况，可适当加减速度，来调节活动的难易程度，提高孩子参与的兴趣及集中注意力的程度。

4）听字训练：选一篇合适的短文诵读，让孩子认真听，如当听到一个"一"字就用笔在纸上打一个"√"，读完后统计"一"字的个数，直到孩子记录的个数与短文中"一"的个数相同为止。

5）图片排列：可以给出 3~5 张图片，让孩子根据自己的理解排出顺序，并讲出一个小故事。

6）游戏：游戏的设计要注意符合不同年龄段孩子的心理特点，要能够调动孩子的积

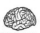

极性和参与程度。

A. 玩扑克游戏。取三张不同的牌排列于桌上，如从左到右依次是红桃A、梅花6、方块8，让孩子选取其中一张，并记住牌的花色、数字和目前的位置。例如，红桃A，然后把三张牌倒扣在桌上，由家长快速并随意地更换三张牌的位置，然后，让孩子报出红桃A的位置。可以通过增加牌的数量、变换牌的位置的次数和提高变换牌位置的速度，来增加游戏的难度。这个游戏可以锻炼孩子注意力高度集中和快速反应能力。

B. 玩"开火车"游戏。需要3人或以上。参与的成员围坐一圈，每人报上一个站名，如有北京站、上海站、广州站等。游戏开始的时候，其中代表北京站的成员拍手喊："北京的火车就要开。"大家一齐拍手喊："往哪开？"北京站的成员拍手喊："广州开"，于是，广州站成员要马上接口："广州的火车就要开。"大家又齐拍手喊："往哪开？"广州站成员拍手喊："上海开"……依次火车开到谁那儿，谁就得马上接口。尽量中间不要有停歇。

2. ADHD 的生物反馈治疗 近年来，国内已开始使用生物反馈治疗 ADHD，疗效比较肯定。EEG 生物反馈治疗以脑电生物反馈仪为手段，应用操作性条件反射原理，通过选择性强化训练注意力维持、视觉追踪、实事任务等阶段中某一频段的脑电波来达到治疗目的。

3. 心理认知行为训练 患者通常缺乏恰当的社会交往技能，如不知怎样去开始、维持和结束人与人之间的交流，同伴关系不良，对别人有攻击性语言和行为，自我控制能力差等。心理认知行为训练主要采用心理支持疗法、行为治疗及认知行为治疗。

（1）支持性心理疗法：家长和老师要了解药物不能替代 ADHD 的教育，通过改善家庭和学校教育环境、教育方法，尽可能消除各种不良的刺激因素，加强有针对性、个体化的教育，增强患儿的自信心。也要避免惩罚和打骂，影响患儿的自尊心和上进心，容易导致患儿不愿配合治疗。

（2）行为治疗：利用操作性条件反射的原理，采用阳性强化法和消退法、惩罚法相结合的方法，及时对患者的行为予以正性或负性强化，使患者学会适当的社交技能，用新的有效的行为来替代不适当的行为模式。

（3）认知行为治疗：主要解决患者的冲动性问题，主要内容有让患者学习如何去解决问题，预先估计自己的行为所带来的后果，克制自己的冲动行为，识别自己的行为是否恰当，选择恰当的行为方式。心理治疗形式有个别治疗或小组治疗。小组治疗的环境对患者学会适当的社交技能更有效。

另外，在心理治疗过程中应遵守以下原则：①共情原则，注意保持与来访者的共情状态，取得患儿及监护人的充分信任，保证心理治疗顺利进行。②接受性原则，治疗过程中注意保持"倾诉"（来访者倾诉）和"倾听"（治疗者刻意倾听）的状态。③支持性原则，给予患儿及家长以支持、鼓励，可反复强调疾病的可逆性和可治性，增强战胜疾病的信心。

4. 个体化教育 个体化教育原则：①克服对患儿的歧视、粗暴或冷淡的态度；②制订有针对性的、切实可行的个体化短期、中期、长期教育目标；③经常让患儿参加有意义的集体活动，如踢球、田径赛、爬山、户外郊游等，让患儿有机会释放过多的精力；④当患儿的行为改善时，应及时给予表扬和鼓励；⑤规律生活；⑥正确对待患儿，忌以"病"为借口，过分迁就孩子。

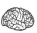

（三）传统中医药治疗

中医药治疗儿童 ADHD 的方法较多，分为内治法和外治法，内外结合效果最佳。治疗以疏肝健脾为主，兼以补肾、养心、安神、益智、祛痰、开窍等。内治以汤剂为主，根据临床症状辨证选方用药，常用药物为石菖蒲、远志、熟地黄、白芍、龙骨、益智仁、茯苓、山药、牡蛎等 19 味药。外治以针灸治疗为主，根据症状进行辨证选穴，主穴常用百会、四神聪、太阳、印堂，配穴常用足三里、三阴交、神庭、风池等，并配以五脏腧穴针对性治疗。另外，文献提示耳穴贴压常用穴位为心、肝、脾、肾、脑干、神门、内分泌、皮质下。

（四）家长培训及学校干预

可采取单个家庭或多个家庭参与的小组形式，内容主要有给父母提供良好的支持性环境，让他们学习和掌握解决家庭问题、与孩子共同制订明确的奖惩协定、有效地避免与孩子之间的矛盾和冲突等技巧，掌握使用阳性强化方式鼓励孩子的良好行为，使用惩罚方式消除孩子的不良行为的正确方法。教师需要针对患者的特点进行教育，避免歧视、体罚或其他粗暴的教育方法，恰当运用表扬和鼓励的方式提高患者的自信心与自觉性，通过语言或中断活动等方式否定患者的不良行为，课程安排时要考虑到给予患者充分的活动时间。

（五）预后和预防

近半数患者在 4 岁以前起病，但很多患者在进入小学以后因为注意缺陷导致学习困难，或因为出现严重的行为问题而就诊。约 30%患者在青春期以后症状逐渐消失，但大部分患者的症状将持续进入青春期和成年期，成年患者中 20%～30%不仅有临床症状，且合并反社会行为、物质依赖、酒精依赖等问题。合并品行障碍、阅读困难、情绪障碍，不良的家庭和社会心理因素、智力偏低等是导致预后不良的因素。

对导致 ADHD 病因中的环境因素进行早期的产前识别、必要的实验室检查，然后进行预防和治疗。对幼儿园和小学儿童进行 ADHD 的早期筛查，在社区和学校对重点人群加强 ADHD 相关知识的宣传和培训工作，提高家长、老师、基层保健医生对 ADHD 症状的早期识别水平，及早让患者诊治，提高 ADHD 的早期识别水平和诊治水平，减少疾病对自身、家庭和社会的危害。

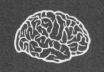

第九章

认知功能障碍的研究技术和方法

第一节　功能核磁共振技术

脑功能定位的磁共振成像（magnetic resonance imaging，MRI）技术，或称功能磁共振成像（functional MRI，fMRI）是一种非常有效的研究脑功能的非介入技术，已经成为最广泛使用的脑功能及认知功能障碍的研究手段。最早起源于 1991 年，美国麻省总医院（Massachusetts General Hospital，MGH）的磁共振研究中心利用磁共振成像生成反映脑血流变化的图像，20 世纪 90 年代中期后，fMRI 开始在对运动、记忆、学习、语言等人脑高级功能的神经机制研究当中得到了广泛的运用。它虽然是一种非介入的技术，但却能对特定的大脑活动的皮层区域进行准确、可靠的定位，空间分辨率达到 2mm，并且能以各种方式对物体反复进行扫描。fMRI 的另一个特点是能实时跟踪认知实验中信号的变化，跟踪在仅几秒钟内发生的思维活动。大批的脑科学研究人员已经开始从事磁共振功能神经成像的研究，并将它应用于认知神经科学。医学领域的迫切需求也进一步促使 fMRI 技术的发展，一些在病理方面的应用已初见端倪，如利用扩散（diffusion）成像和灌注（perfusion）成像技术对大脑局部缺血进行诊断等。通过 fMRI 对认知功能障碍患者脑功能区改变的研究，可为认知功能障碍疾病的早期诊断、治疗和预后提供参考依据。

核磁共振成像，又称自旋成像、磁共振成像，是利用核磁共振原理，使磁矩不为零的原子核在外磁场作用下自旋能级发生塞曼分裂，共振吸收某一定频率的射频辐射的物理过程。原子核在进动中，吸收与原子核进动频率相同的射频脉冲，即外加交变磁场的频率等于拉莫频率，原子核发生共振吸收，去掉射频脉冲之后，原子核磁矩又把所吸收能量中的一部分以电磁波的形式发射出来，称为共振发射。共振吸收和共振发射的过程称为"核磁共振"。

BOLD 效应：fMRI 是基于神经元功能活动对局部氧耗量和脑血流影响程度不匹配所导致的局部磁场性质变化的原理。血红蛋白包括含氧血红蛋白和去氧血红蛋白，两种血红蛋白磁场有完全不同的影响。氧合血红蛋白是抗磁性物质，对质子弛豫没有影响。去氧血红蛋白属顺磁物质，可产生横向磁化弛豫时间（T_2）缩短效应（perferential T_2 proton relaxation effect，PT_2PRE）。因此，当去氧血红蛋白含量增加时，T_2 加权像信号减低。当神经元兴奋时，电活动引起脑血流量显著增加，同时氧的消耗量也增加，但增加幅度较低，其综合效应是局部血液氧含量的增加，去氧血红蛋白的含量减低，削弱了 PT_2PRE，T_2 加权像信号

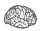

增强。总之，神经元兴奋能引起局部 T$_2$ 加权像信号增强，反过来就是 T$_2$ 加权像信号能反映局部神经元的活动。这就是 BOLD 效应（blood oxygenation level dependent）。神经元活动引起局部血流增加是短暂的，普通的 MRI 成像速度慢，难以用来研究神经电活动引起的这种变化，所以需要快速成像技术。目前快速成像技术主要包括快速小角度激发（fast low angle shot，FLASH）成像和快速回波平面成像（echo planar imaging，EPI）。但 FLASH 成像仍需几秒钟，虽然可通过减少重复扫描来提高时间分辨率，但会明显降低空间分辨率。EPI 技术是把经典成像中的多次扫描简化成一次扫描，使成像速度明显提高。EPI 技术需要梯度场快速转换，对硬件要求较高，而且梯度场转换产生的噪声也较大。典型的 MRI 实验是先获取一般状态下的 T$_2$ 加权像，然后让被试者在扫描过程中执行一个安排好的任务。当任务刺激开始被呈现给被试者，相应神经元的活动导致局部微环境中相对氧合血红蛋白含量的增加，也就是 BOLD 信号的增加，于是获取到"功能性"的 T$_2$ 加权像。通过比较刺激前后不同的信号强度，可以分析得出神经元活动增加的脑区，并用不同色彩的方式标注出来。

目前，对于 fMRI，在认知领域的应用中研究最多的是静息态及任务状态下的默认网络，包括关于 AD、MCI、正常老年人等的研究。

一、阿尔茨海默病

AD 是一种以认知缺陷为特征、记忆功能障碍突出的中枢神经系统原发性退行性疾病，fMRI 检测可为 AD 早期诊断提供参考。Kato 等通过 fMRI 研究了正常志愿者和轻度 AD 患者，要求所有受试者在 45 秒内注视并记忆 1 组几何图形，结果 AD 患者对几何图形的回忆能力较差，刺激中仅在视觉相关的大脑区域 fMRI 信号增强，健康者对图形的回忆能力较强，刺激中被激活的大脑区域较多（右内嗅皮质、右缘上回、右额前区及左颞下回的前部），AD 患者颞叶及前额区未被激活，说明 AD 早期存在认知障碍。AD 的神经病理改变还会影响大脑内视觉相关区域。有研究者应用 fMRI 对 AD 患者在主动视空间过程中的大脑功能活动及局部脑萎缩对其活动强度的影响进行了研究，发现两组受试者在顶上回、额叶及颞枕叶区域、原始视皮质、基底核和丘脑被激活的大脑区域相互重叠，其中最显著的区别在顶上回区（对照组活动信号较强）和颞枕叶区域（病例组活动信号较强），这种功能活动上的差异可能是由 AD 患者 SPL 部位的脑萎缩引起的，提示 AD 患者顶叶功能的活动障碍可由背侧的视觉回路进行代偿。AD 患者执行不同认知任务时多个脑区功能异常。Smith 等应用 fMRI 对两组认知功能正常、具有不同 AD 易患因素妇女的皮质激活状况进行比较，发现两组人群的局部脑激活模式相似，但高危组在执行命名和字母流利性任务时，双侧颞下区中后部的激活显著减低，这可能与颞下区存在亚临床神经病理改变，或者与其输入纤维功能失常有关。

近年来提出的局域一致性（regional homogeneity，ReHo）与低频振幅（amplitude of low frequency fluctuation，ALFF）可对脑局部活动情况进行观察，和大脑自发活动的 BOLD 信号振荡幅度进行检测，在一定程度上反映脑神经活动的强度。有研究发现 AD 和正常对照组相比，后扣带回和楔前叶的活动同步性下降，并且下降的程度和疾病的严重程度相关；

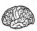

同时，后扣带回的 ALFF 值也较正常人明显减低。除局部脑功能的异常，静息态 fMRI 的研究也发现 AD 患者表现出异常的功能连接。还有研究发现 AD 患者额顶叶之间的功能连接下降，而脑叶内的功能连接上升，且首次发现负相关的网络功能连接下降，提示 AD 患者内在及外在脑网络的受损。此外，有研究发现，AD 患者包括默认网络、楔前叶网络、额顶网络、视觉网络、听觉网络在内的多个网络受损。

二、轻度认知功能障碍

轻度认知功能障碍（MCI）为介于痴呆和正常衰老间的认知功能变化的一种状态，超出由年龄和教育程度所造成的记忆力下降，仍有日常生活活动和一般的认知功能。Dickerson 等将 fMRI 初步应用于预测 MCI 与痴呆，随访 5 年，25 例受试者扫描时海马的激活程度可以预测认知能力的衰退，海马越活跃，认知功能下降越严重。Rami 等研究发现，AD 前期患者在行视觉记忆任务时，楔前叶、后扣带回出现明显激活，激活改变可能是 MCI 记忆减退的一种代偿。杨延辉等对 MCI 患者进行 fMRI 扫描，选择大脑双侧海马为感兴趣区，分别对双侧海马每个时间点所有像素的时间序列进行平均，计算血氧水平依赖信号变化，发现 MCI 患者双侧海马的激活均低于正常对照组。Staffen 等检查 12 例 MCI 患者听力刺激下的脑白质活跃程度，与健康对照组进行对比，发现低刺激下 MCI 患者，在颞回、颞极、颞上沟、前扣带回皮质等位置异位激活明显，MCI 患者认知障碍异位激活要明显高于健康人群。王荫华通过患者在记忆和再认无意义的图形时进行 fMRI 扫描，研究 MCI 患者的视觉情景记忆损伤，MCI 组在颞叶内侧区中的海马旁区、双侧前额叶、右侧颞叶外侧和梭状回激活强度有所减弱，说明 MCI 患者存在与记忆编码、贮存和提取有关的神经网络功能的减退。近期研究发现，MCI 患者的内侧前额叶、后扣带回、海马及海马旁回 ALFF 值较正常人降低，在枕叶及部分颞叶 ALFF 值较正常人高，并且 ALFF 的异常和选择的特定频率有关。此外，有研究表明，A-MCI 患者情景记忆与语义记忆均受损害。静息状态下左侧颞叶、海马及枕叶部分脑区的 ReHo 降低，而右侧额叶、顶叶及左侧枕叶、左侧额叶的部分脑区 ReHo 增高，并且与神经心理检查成绩相关。同时 A-MCI 患者左侧海马旁回与双侧扣带回后部、楔前叶的许多脑区功能连接降低，与左侧额叶、顶叶及扣带回中部的部分脑区功能连接增强。全脑功能连接分析显示，A-MCI 患者额叶-顶叶、颞叶-脑岛、颞叶-枕叶之间的功能连接降低，但左侧额叶内部和枕叶-颞叶之间的功能连接增强。

三、癫 痫

癫痫患者的认知障碍主要表现为记忆障碍、注意障碍、知觉和思维运动等过程障碍，研究语言认知功能区的准确定位，不仅有利于对癫痫的诊断和治疗，还有利于深入了解癫痫的发病机制。Dupont 等应用 fMRI 对左内颞叶癫痫（medial temporal lobe epilepsy，MTLE）患者和健康人进行对照研究，发现两组对象均显示海马旁回的激活，与健康人相比，癫痫患者在执行记忆任务时显示广泛一致的左前额叶激活，患者词句记忆任务并没有激活相同的功能区,其原因可能是癫痫发作及左侧海马硬化。通过对癫痫灶的定位研究,癫痫患者的全视野视觉刺激结果显示,明显左右不对称激活,其激活异常侧与癫痫发作侧一致,表明癫痫灶同侧视觉皮质功能区异常,fMRI 全视野刺激是一种检测癫痫灶的可靠、非创伤性方法。还有研究发现癫痫患者的非典型语言侧化与脑白质纤维束异常有关。Briellmann 对 9 例枕叶癫痫患者进行 fMRI 和扩散张量成像(diffusion tender imaging,DTI)研究,发现 2 例非典型语言侧化患者均存在左侧颞叶 DTI 异常。而且有研究发现癫痫患者的语言优势半球及语言皮质发生了改变和重塑,而这种变化可以由 fMRI 检查获得。负激活是静息状态减去任务数据有脑活动信号的现象,Al-Asmi 等通过 EEG-fMRI 研究发现,癫痫患者发作间期痫样放电会导致 BOLD 信号出现正激活和负激活的变化。负激活一般与棘-慢复合波中的慢波成分有较好的锁时关系,可能与慢波对应的较长的抑制过程相关,而单纯的棘波则较少引起负激活现象。有研究表明,长期癫痫发作,患者的意识、记忆、认知能力均减退,可能与 DMN 的功能处于抑制状态相关。rs-fMRI 研究是基于癫痫发作间期致痫灶及其周围脑组织的痫性放电引起的局部血氧改变,进而导致功能的变化。通过监测 BOLD 变化可以对致痫灶进行三维定位,了解病灶的范围及其功能变化、病灶与周围功能区的关系,为指导手术方式的选择及切除范围提供客观依据。对比研究发现,ALFF 增加的区域集中在颞叶与丘脑,发作间期的异常放电可能与 ALFF 增加相关。

第二节　正电子断层扫描技术成像

正电子发射断层显像(positron emission Tomography,PET)是当今最高层次的核医学技术,它也是当前医学界公认的最先进的大型医疗诊断成像设备之一。PET 显像是一种基于电子准直技术,有较高特异性的功能显像和分子显像,主要是在分子水平上提供有关脏器及其病变的功能信息。PET 所用的示踪药物主要是 ^{18}F-FDG 短寿命正电子核素,它们是组成有机体组织的基本成分并能参与代谢过程。大多数疾病的生化变化先于解剖学的变化,并且 PET 对于示踪剂浓度的灵敏度非常高,能高精度地定量地检测出代谢过程的非正常增加并给出清晰的图像,即所谓热源成像,因此,PET 能提供很多疾病在发展过程中的早期信息,可以进行超前诊断。其基本原理是当注射到人体内的放射性同位素经历正电子放射衰变时(又称为正电子的 β 衰变),它释放出一个正电子(即一个电子相对应的反粒子)。正电子将会与生物体中的一个电子遭遇并产生电子对湮灭,产生一对湮灭光子射向几乎背对背的两个方向。当它们遇到侦测器中的闪烁晶体物质时,会造成一点光亮,而被光敏感的光电倍增管或雪崩光电二极管探测到。

一、^{18}F-FDG PET 功能显像

^{18}F-FDG PET 于 20 世纪 70 年代末到 80 年代初开始应用于神经变性疾病的研究。葡萄糖是脑组织中主要能量物质,^{18}F-FDG 为葡萄糖类似物,以之为显像剂的 PET 显像,可以通过测定脑葡萄糖代谢率(CMRGlu)研究神经功能变化,从而反映突触密度和功能。一般认为,阿尔茨海默病的发病机制是 Aβ 和磷酸化 tau 蛋白协同作用,激活小胶质细胞

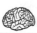

和星形胶质细胞，出现炎症反应，使突触进行性损伤，继而导致神经元凋亡；而突触和神经元活性受损则可出现脑相应部位的葡萄糖代谢水平降低。阿尔茨海默病患者 ^{18}F-FDGPET 显像呈现特征性皮质代谢降低，表现为双侧楔前叶、后扣带回、顶叶较下部分、颞叶后外侧、海马和颞叶内侧葡萄糖代谢水平降低，而且降低程度和范围与临床症状及体征的严重程度呈正相关。

二、淀粉样蛋白显像

此外，在阿尔茨海默病进展过程中，Aβ 沉积是其主要病理变化之一。了解脑组织 Aβ 演变过程，可为了解阿尔茨海默病进程和早期诊断提供帮助。Aβ 斑块显像剂的研制成功，可通过在体显像的方式呈现 Aβ 沉积变化，无疑是阿尔茨海默病诊断方法的巨大进步。^{11}C-PIB 具有良好的 Aβ 显像剂特性，美国匹兹堡大学、瑞典 Karolinska 学院和乌普萨拉大学联合进行首次 ^{11}C-PIB PET 在体显像研究，共纳入 16 例轻度阿尔茨海默病患者，观察结果显示，阿尔茨海默病患者额颞顶枕叶和纹状体 ^{11}C-PIB 摄取率明显升高，较小脑高 1.50～1.90 倍；与正常对照组相比，阿尔茨海默病组患者脑桥和小脑未见 ^{11}C-PIB 明显滞留。

三、tau 蛋白显像剂

神经元内神经原纤维缠结（NFTs）形成是阿尔茨海默病的另一主要病理变化，而磷酸化 tau 蛋白是造成神经原纤维缠结的主要原因。有研究表明部分阿尔茨海默病患者认知功能变化与脑组织 Aβ 沉积不平行，而与 tau 蛋白病变具有明显的相关性。因此，有关 tau 蛋白显像剂的研究逐渐受到临床关注。2013 年，Chien 等对 11 例受试者（8 例阿尔茨海默病、3 例正常对照者）的 ^{18}F-T808 PET 显像结果进行分析，发现 ^{18}F-T808 药代动力学特性良好，能够迅速进入脑组织，呈非特异性结合，且可被快速清除，而小脑和白质内非特异性结合少，阿尔茨海默病患者认知功能与显像剂分布相关，且与显像剂滞留量成正比。

PET 显像可以提供疾病更为早期的分子影像学改变信息，对阿尔茨海默病患者而言，PET 显像结合神经心理学测验可以早期诊断阿尔茨海默病，且可提高诊断的准确性，为早期预防和治疗提供依据，从而延缓病程进展、提高患者生活质量。

此外，对大脑结构和功能的深入研究要求认知功能成像技术同时具有高时间和高空间分辨率，多方式认知功能成像通过不同成像技术 fMRI/PET 和 EEG/MEG 的集合，能够同时在时间进程和空间定位上研究大脑认知活动的动态过程，通过几种不同技术的结合，发挥各种技术优点，正在逐步成为现代认知神经科学的一个研究焦点。目前多方式认知功能成像研究已经成功应用于选择性注意、视觉通路、随意运动和语义加工等的研究。选择性注意是认知神经科学研究的重要问题之一。早期的心理物理学研究表明，对刺激的注意可以易化目标的检测和识别。Heinze 等人为了确定注意的调制发生的视觉加工层次及区域，将 ERP 与 PET 相结合，研究发现对刺激出现一侧的空间选择性注意能够增强外纹状体皮层的活动，其在 80～130ms 时，空间定位于梭状回（fusiform gyrus）。Woldorff 等应用 PET

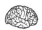

和 ERP 结合对下视野早期空间注意效应的视皮层投射关系组织（retinotopic organization）的研究，表明注意的调制效应发生在 80～150ms 的 P1 成分，主要定位于枕叶外纹状皮层的背侧区域，次要的区域在腹侧的梭状回。Wang 等人为了研究人和灵长类动物与视觉功能相关的皮层在解剖和功能上分离的两条通路（与物体或者形状、颜色等知觉有关的腹侧通路和与空间位置、运动等知觉有关的背侧通路）的相互关系，将 fMRI 与高分辨率的 ERP 相结合，研究运动形成图形（kinetic form）大脑活动的功能定位和时间进程，结果发现由运动随机点形成的图形知觉可以引起背侧通路（MT/V5）区和腹侧通路 GTi/GF 区的兴奋，而且两个区域在时间进程上是同步的。多种方式认知功能成像可以对大脑的结构和功能同时进行高空间和高时间分辨率的无创性成像。然而，无论是从技术上还是应用上，多方式的认知功能成像研究刚刚起步，如何提高多种成像技术结合的准确性和精确性，以及如何把多种方式成功地应用于更多的大脑认知活动研究，是今后认知神经科学发展的重要方向，也是认知神经科学中一个充满活力和挑战的新领域，未来的认知功能研究将更加注重解释大脑活动的动态模式，多种方式相结合的认知功能成像将会在该领域发挥重要作用。

第三节　脑　磁　图

脑磁图（magnetoencephalography，MEG）是研究脑磁场信号的脑功能图像技术。它通过超导量子干涉仪 SQUID 对人脑进行非侵入性的测量，得到由脑内神经活动产生的头外微弱磁场。MEG 能够反映毫秒时间范围内的神经活动变化，可以用它来进行人脑的动态行为，如诱发刺激反应的脑功能研究。

一、脑磁图发展概况

MEG 是无创伤性地探测大脑电磁生理信号的一种脑功能检测技术，在进行脑磁图检查时探测器不需要固定于患者头部，检测设备对人体无任何副作用。在 19 世纪初，丹麦物理学家 Osrsted 发现随着时间的变化电流周围产生磁场，人类首次记录生物磁场测定是在 1963 年，美国的 Baule 和 Mcfee 用 200 万匝的诱导线圈测量心脏产生的磁信号。美国麻省理工学院的 Cohen 于 1968 年首次在磁屏蔽室内进行了脑磁图记录。Cohen 用诱导线圈和信号叠加技术及超导技术测量了脑的 8～12 Hz 的 α 节律电流所产生的脑磁信号。

1969 年 Zimmermun 等发明了点接触式超导量子干涉仪（super conducting quantum interference device，SQUID），使探测磁场的灵敏度大大提高，首次记录包括心磁图，随后在磁屏蔽室内使用 SQUID 技术测量了脑磁图。

随着 MEG 设计制作技术及数据解析技术的不断发展和日趋完善，以及全球装机数量的不断增加和在临床应用中的普及，MEG 已成为神经科学研究及诊治神经系统疾病的一项重要工具，在各方面的应用也将迅速增加，如被广泛用于癫痫病灶的定位上、无创地对大脑的各种功能进行解剖学定位及手术前的脑功能定位和脑损坏判定，此外还可以完全无创地检查胎儿神经系统的功能。MEG 还是研究神经精神高级活动，如人脑特殊功能和认识神经精神疾病的重要手段。另外还可用于新药、特效药开发及药理和药效的研究。

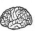

二、MEG 的原理及特征

（一）MEG 原理

人体生物磁场的来源主要分为生物电流产生的磁场、由生物磁性材料产生的感应磁场和侵入人体内的强磁性物质产生的剩余磁场。其中，第一种就是产生脑磁场的磁源。脑磁图主要记录来源于大脑皮质锥体细胞树突兴奋性突触后电位所产生电流引起的交变磁场信号。由于锥体细胞的树突排列非常规则，单位面积脑皮质中的数千个锥体细胞同步兴奋形成兴奋性突触后电位，就会产生一个明显的电流活动并形成磁场，脑磁图检测到的就是细胞内电流产生的该磁场信号。一组紧密排列的脑神经元细胞产生的生物电流可看作一个信号源。由这一电流源产生的生物磁场可穿透脑组织和颅骨到达头部之外，可用一组探测器阵列来测量分布在头皮表面上的这种磁场以确定脑内信号源的精确位置和强度。

（二）MEG 特点

1. 高精确度　脑磁图记录的是根据神经元的突触后电位所产生的电流形成的相关脑磁场信号，可以反映出脑部磁场的变化，与脑电图反映脑的电场变化不同。脑磁图可十分准确地捕捉微弱的颅内电磁信号，其时间分辨率小于 1 毫秒，空间分辨率误差在 0.5～1mm。它不仅能够捕捉到每一瞬间的脑细胞活动，而且还可将捕获的动态数据与三维 MRI 解剖图像叠加，形成四维的结合电和磁信号一体化的脑功能影像图，实现病灶的动态精确定位，从时间、空间和分辨率三个方面最大限度地提高检测精度。它的毫秒级时间分辨率和毫米级的空间分辨率使其在功能上比 EEG 具有更加优越的功能定位特点，在病灶定位上比 PET 更加精确。

2. 直接显示脑功能状况　脑磁图测量的是脑神经细胞内的电流，是直接检测神经元的电活动，而不是检测神经元活动的间接反应（代谢变化）。因此脑磁图可直接给出因自发或诱发而引起的大脑活动的功能信息，科学地评估和定位颅脑损伤后脑组织的健康状况并提示预后。这种能力对实验治疗的评估及了解缺血细胞的坏死和恢复的基本状况等方面也十分有价值。

3. 无创性　脑磁图是一种应用脑功能图像检测技术对人体实施完全无接触、无侵袭、无损伤的大脑研究和临床应用设备。脑磁图检测过程中测量系统并不会发出任何射线、能量或机器噪声，而是对脑内发出的极其微弱的生物磁场信号加以测定和描记。在实施脑磁图检测时脑磁图探测器不需要固定于患者头部，对患者无须特殊处置，所以测试准备时间短，监测简便安全，对人体无任何副作用及不良影响。这点尤其适用于孕妇，因为一般对成人具有相当应用效果的医学影像技术对于胎儿却有不可接受的危险性，对成人使用安全的 X 射线剂对于胎儿却是有害的，且这已经得到普遍的认同。

（三）MEG 与 EEG、fMRI、PET 的区别

（1）MEG 与 EEG 的区别：①MEG 主要检测神经元细胞内电流产生的磁场，EEG 检测的是椎体细胞产生的兴奋性突触后电位。②EEG 电位在穿过不均匀的头皮、颅骨及脑外

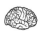

组织时部分衰减；MEG 测定的是神经元产生的磁场，不受头皮、颅骨及脑外组织等影响。因此，MEG 比 EEG 定位更加准确。③从经济上讲，MEG 设备昂贵，检查费用高，EEG 价格便宜。④MEG 操作简便，EEG 准备时间长，电极必须逐个手工安放在患者头皮上，因此空间误差大。

（2）MEG 与 fMRI、PET 的区别：相比而言 MEG 有很多优点①MEG 直接测量脑的电生理学变化，而不是测量脑代谢和血流动力学变化。②实时记录神经生理学变化，而且为毫秒级记录。而 fMRI 及 PET 需要数十毫秒或数十秒。Roberts 等人的研究发现，fMRI 在正常健康人和患有脑肿瘤患者的体感运动皮质定位是很有效的，但是对患有中央沟附近血管畸形的患者成功率很低，推测是因为异常的血管干扰了神经元活动与血流变化之间的关系，相反，除了因为金属造成的明显的伪影外，MEG 对所有的患者适用。

脑皮层电图（electrocorticogram，ECoG）为皮质功能区定位的金标准，但是 ECoG 最大的缺点是创伤性检查，需要扩大颅骨的切除范围并延长手术时间，不易被患者接受，而 MEG 为非创伤性检查。

三、研究进展及临床应用

脑磁图是一种无侵袭、无损伤、无接触的脑功能检测技术，能对患者重复多次测量，被广泛地用于大脑功能的开发研究和临床脑疾病诊断。

（一）脑磁图在癫痫中的应用

很多临床难治性癫痫患者在服药无效后常寻求外科手术局灶性切除癫痫灶，脑磁图以其较高的时间分辨率和空间分辨率成为术前癫痫灶定位的重要手段。脑磁图在发现皮质癫痫方面较脑电图更为敏感。在颞叶癫痫中，脑磁图能够明确定位颞叶致痫灶，并能区分中间部、外侧部及弥漫性痫性发作。在非颞叶癫痫中，脑磁图能够给未发现病灶的病例提供独有的信息，也能帮助确定癫痫活动与致病灶及语言皮质的关系。脑磁图还能够为皮质性失语、癫痫外科手术后复发等疾病的临床诊断提供帮助，在脑磁图指导下对 MRI 进行重新评估，有助于发现隐藏的致痫灶。脑磁图在癫痫的术前评估方面也优于脑电图，对脑磁图确定的致痫灶进行完全切除，能够预测术后痫性发作的控制程度。脑磁图还具有能够准确定位感觉运动中枢及语言中枢皮质等许多重要功能。

郭韬等探讨了大脑半球萎缩继发癫痫患者术前功能区无创、安全的定位、评估方法，以减少术后功能损伤，对大脑半球萎缩伴顽固性癫痫患者进行术前联合应用脑磁图与磁共振扩散张量成像技术评估患者功能区位置与功能代偿情况，认为其可以明确提示大脑半球萎缩继发癫痫患者的功能区位置、范围与功能代偿情况，为手术方式的选择及功能区的保护提供可靠指导。

（二）脑磁图在脑梗死中的应用

1. MEG 体感诱发磁场（somatosensory evoked fields，SEFs）**在脑梗死中的应用** 研究表明，在 MEG 测定的 SEF 中最有代表性的波有 M_{20}、M_{35}、M_{45} 和 M_{60}（分别指电刺激正

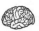

中神经后约 20 ms、35ms、45ms 和 60ms 左右出现的波峰），M_{20} 代表早期兴奋性突出后电位，M_{35} 代表早期抑制性突出后电位，M_{45} 代表第二兴奋性突出后电位，M_{60} 代表锥体细胞后期的抑制性突出后电位。

在大脑的主要动脉发生动脉硬化或阻塞性疾病时，可以有脑血流明显下降而没有明显的神经功能损害，这时就不能简单根据脑缺血严重程度来判断神经活动是否正常。

2. MEG 听觉诱发磁场（auditory evoked fields，AEFs）**在脑梗死中的应用** 初级听觉皮层中枢位于颞叶的颞横回附近，当脑梗死导致的坏死灶或皮层缺血影响到颞叶时，就会使其功能受损。从耳朵来的听觉刺激先到达对侧颞叶皮层，然后通过传导束传到同侧颞叶皮层，故同侧耳朵刺激诱发的 AEFs N100m 的潜伏期比对侧耳朵刺激诱发的潜伏期长。颞叶缺血性病变可以使这种传导延迟；给予单耳刺激后，额颞叶梗死患者同侧刺激产生的健康半球的 N100m 峰潜伏期比对照组明显延长，此种延长在单纯额叶梗死患者身上则没有发现。

3. 自发波测定在脑梗死中的应用 急性脑梗死患者梗死灶在病变区与正常组织之间。存在功能低下区域，可用 MEG 检测到低于 6Hz 的脑磁活动，称为异常低频磁场活动（abnormal low frequency magnetic activity，ALFMA），脑磁场信号即刻出现的 ALFMA 可用 MEG 定位，确定大脑功能损伤的程度和区域，为脑梗死的早期诊断和适时的治疗提供了宝贵的时间，及时给予脑梗死患者溶栓药物以使动脉再通，并进行药物治疗效果的评定。

（三）脑磁图在颅脑损伤中的应用

目前脑磁图在颅脑损伤中的作用主要表现在两个方面：轻型脑损伤时有神经生理功能障碍（如头痛、恶心或认知障碍等临床症状），但 CT 和 MRI 等各项检查却未发现异常者脑功能状态；严重颅脑损伤时对长期昏迷或植物生存状态者脑功能损伤程度及预后的评估。

1. 在轻型颅脑损伤中的应用 轻度颅脑损伤时，传统影像学检查一般无异常表现，因而不能解释轻度脑损伤时出现的临床症状，如头痛、头昏、恶心、认知下降、个性改变等。脑磁图是一种对脑功能的测量很敏感的检查方法。脑震荡后遗症患者的脑磁图可表现为异常低频磁场活动，它可以客观地反应损伤部位的病理生理学异常并评估其预后。

据研究结果显示，磁源成像对轻型颅脑损伤的敏感性比 MRI 高 3 倍，其敏感性较脑电图高。据报道 60%～70% 的脑外伤后综合征患者也有 ALFMA 表现。在脑外伤患者中 ALFMA 的存在随临床症状的改善而发生变化甚至消失，这提示 ALFMA 可能是可逆性脑组织损害的标志。将来有可能使用 MEG 作为临床评价脑损害程度，尤其是评估意外事故造成的颅脑损伤状况的重要鉴定手段。受损的神经细胞死亡后，其功能由健康的神经细胞取代，称之为神经的可塑性，表现为皮质局部功能重建或者由远处功能相近的皮质区执行其功能。MEG 可作为一种新的工具来观察受损神经功能的可塑性和重建结果，检查、预测、追踪和评定各种方法对神经功能恢复的治疗效果。

2. 在重型颅脑损伤中的应用 部分重型脑损伤患者昏迷后可生存相当长的时间，通常是由于弥漫性脑损伤导致脑功能恢复不完全。对这样的患者功能评估较为困难，诱发电位则可以提供一个脑功能障碍的客观检测。体感诱发电位在神经系统疾病的临床评估中已被

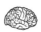

广泛应用，如可用于判断脑损伤的程度与预后，特别是严重颅脑损伤后昏迷早期阶段的生存率或慢性阶段功能恢复的情况，但由于有些患者因原发伤或手术而遗留有大的颅骨缺损或脑缺陷（如骨瓣减压和血肿清除术后），脑组织存在不均匀传导性，此时头皮体感诱发电位评估严重颅脑损伤的准确性便降低。非均匀电传导性可在皮层电位的分布上改变深度，而磁场很少受非均匀电传导性的影响，所以脑磁图适合这类患者的评估。当颅脑损伤累及神经后，神经功能的恢复一般分为两种情况，一是受损神经并未死亡可直接恢复功能，二是受损神经死亡后，其功能由健康神经取代，称之为神经的可塑性，表现为皮质局部功能重建或者由远处功能相近的皮质区执行其功能。脑磁图可作为一个新的工具来研究和观察受损神经功能的可塑性和重建，检查、预测、追踪和评定各种方法对神经功能恢复的治疗效果。

（四）脑磁图在其他神经及精神疾病中的应用

用 MEG 对 AD 病进行早期诊断，可使疾病在早期阶段得到及时治疗，延缓症状加重。Berendse 等应用 61 通道 MEG 分析 AD 病早期的脑皮质活动。相对于健康对照组的额中央区，AD 患者绝对低频磁频率明显并且广泛增高，高频率值在枕颞区明显下降。患者组对睁眼及心理任务时的磁反应减少。Kassubek 等对 8 例多发性硬化患者用 MEG 对脑异常的电磁活动进行定位，发现局灶性异常活动位于病灶附近，而在对照组没有发现异常的脑电磁活动。结果认为，皮质下病变在病灶附近产生异常的皮质神经元活动。

第四节 事件相关电位

当代科学技术的进步使人类对外在世界的认识已相当深刻。在微观方面，人类观察到分子、原子甚至更小的微粒子；在宏观方面，人类已经可以进入茫茫太空。然而，人类对自身的认识还十分肤浅，许多常见疾病仍缺乏根治方法，对大脑的高级功能——心理与认知功能原理的认识就更粗陋了。大脑作为产生心理活动的器官，常常被比喻为一个黑匣子，而脑电研究在探索这个黑匣子的奥秘中起着不可或缺的重要作用。脑电的产生与变化是脑细胞活动的基本实时表现，因此从脑电中可以提取出心理活动的信息，从而揭示心理活动的脑机制。借助脑电提取和分析技术来研究大脑认知神经功能已经成为认知神经科学与认知心理学的重要手段。人脑只要没有死亡，就会不断放电，这种在自然状态下发生的脑电称之为自发电位（electroencephalogram，EEG），它是事件相关电位（event-related potential，ERP）产生的基础。

一、事件相关电位的简介

（一）事件相关电位的概念

20 世纪 60 年代，Sutton 提出了事件相关电位的概念，通过平均叠加技术从头颅表面记录大脑诱发电位来反映认知过程中大脑的神经电生理改变，因为事件相关电位与认知过程有密切关系，故被认为是"窥视"心理活动的"窗口"。神经电生理技术的发展，为研究大脑认知活动过程提供了新的方法和途径。

所谓 ERP，就是外加一种特定的刺激作用于感觉系统或脑的某一部位，在给予刺激或撤销刺激时，在脑区引起的电位变化。ERP 是与执行认知任务相关的 EEG，将同刺激事件相关的、并在时间上同刺激锁定的 EEG 信号平均起来，就得到了与特定事件相关联的电活动，即 ERP。由于 ERP 不仅可以由外界刺激感觉所致，也可由主动的自上而下的心理因素引起，故将刺激和心理因素（统称为"事件"）引起的脑电变化称为事件相关电位（ERP）。ERP 提供了关于认知过程的脑内信息，而且具有毫秒级的时间分辨率。

（二）ERP 的产生及特征

1. 脑电的基本特征 脑细胞无时无刻不在进行自发性、节律性、综合性的电活动，将这种电活动变化作为纵轴，时间为横轴，记录下来的电位与时间相互关系的平面图称为脑电图（EEG）。ERP 是在 EEG 的基础上针对特定事件提纯的脑电信号，因此 EEG 的基本知识是进行 ERP 研究的重要基础。

脑电波的频率（或周期）、波幅、位相构成脑电图的基本特点（图 9-1）。

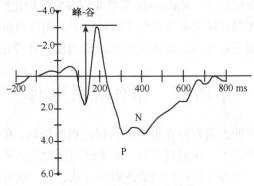

图 9-1 脑电图的基本特点

（1）周期和频率：从头颅记录的脑电信息近似于正弦波形，脑电波上下偏移的中心轴线称为基线。脑电的周期指的是一个波从离开基线到返回基线所需的时间，或者说从波峰到波峰或波谷到波谷的时间跨度，单位为毫秒（ms）。频率是指单位时间（1s）内通过的波峰或波谷数，也就是单位时间内的周期数。周期和频率为倒数关系。例如，如果 1 秒内有 5 个波峰通过，则其频率为 5Hz（次/秒），平均周期为 1/20 秒或 50 毫秒。

（2）波幅：一般情况下，波幅指的是一个波的波峰到波谷的距离。由于脑电或多或少都会出现基线的动荡，因此在测量脑电的波幅时，将相邻的两个波谷进行直线连结，则这两个波谷之间的波峰与波谷连结线中点的距离即为该波的波幅值。

（3）位相：一个随时间序列运动展开的波，在基线上或下所处的瞬间位置称为该波的位相，其代表着波的极性及其时间与波幅的相对关系。以脑电基线为标准，朝上的波称为负相波（负性波），朝下的波称为正相波（正性波）。

频率、波幅、位相构成脑电特征的三个基本要素。其中，脑电波的频率和波幅在某种

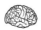

程度上代表了生理、心理、病理等状态下神经冲动发放的性质和强度，而位相则提供了冲动产生的可能部位及其可能的焦点灶区。

2. 诱发电位的特征　诱发电位（Evoked Potential, EP）是指给予神经系统（从感受器到大脑皮层）特定的刺激，或使大脑对刺激（正性或负性）的信息进行加工，在该系统和脑的相应部位产生的可以检出的、与刺激有相对固定时间间隔（锁时关系）和特定位相的生物电反应。

诱发电位有三个基本特征：①必须在特定的部位才能检测出来；②都有其特定的波形和电位分布；③诱发电位的潜伏期与刺激之间有较严格的锁时关系，在给予刺激时几乎立即或在一定时间内瞬时出现。

按刺激的种类，诱发电位可分为听觉诱发电位、视觉诱发电位和体感诱发电位，另外还有嗅觉和味觉等诱发电位。刺激种类不同，诱发电位的基本波形也有所不同。

3. ERP 的特征　ERP 是一种无损伤性脑认知成像技术，其电位变化是与人类身体或心理活动有时间相关的脑电活动，在头皮表面记录并以信号过滤和叠加的方式从 EEG 中分离出来。

与普通诱发电位相比，ERP 具有以下几个特点：①ERP 属于近场电位（记录电极位置距活动的神经结构较近）；②一般要求被试实验时在一定程度上参与实验；③刺激的性质、内容和编排多样，目的是启动被试认知过程的参与。

4. ERP 的提取和记录

（1）叠加平均技术：人脑的自发脑电（EEG）成分复杂而不规则，一般处于 10～100μV。而由心理活动所引起的脑电比自发脑电更弱，一般只有 2～10μV，通常掩埋在自发电位中。所以 ERP 需要从 EEG 中提取。EEG 是由于皮质大量神经组织的突触后电位同步总和而成的，而单个神经元电活动非常微小，不能在头皮被记录到，只有神经元群的同步放电才能被记录到。

ERP 有两个重要特征：潜伏期恒定和波形恒定。EEG 是随机变化的，所以可以将同一事件多次引起的多段脑电记录下来。但每一段脑电都是各种成分的综合，包括自发脑电（噪音），这就需要用到叠加技术。所谓叠加技术，就是将由相同刺激引起的多段脑电进行多次叠加，由于自发脑电或噪音是随机变化，有高有低，相互叠加时就出现正负抵消的情况，而 ERP 信号则有两个恒定，所以不会被抵消，反而其波幅会不断增加，当叠加到一定次数时，ERP 信号就显现出来了。叠加 n 次后的 ERP 波幅增大了 n 倍，因而需要再除以 n，使 ERP 恢复原形，即还原为一次刺激的 ERP 数值。所以 ERP 也称为平均诱发电位，平均指的是叠加后的平均。这样就获得了所希望的事件相关电位波形图。

因此，对于 ERP 研究来说，为了提取事件相关脑电位变化，传统上不得不进行多次重复刺激（次数记为 n）。现在，可以通过计算机叠加技术轻松实现上述过程。

（2）头部定位系统：ERP 记录装置是一个电极帽，上面有多个记录或吸收头皮放电情况的电极，这些电极在帽子上的位置是根据国际脑电图学会 1958 年制定的 10-20 系统确定的。每一个电极记录到的脑电变化代表的是特定位置头皮上的放电情况，并根据颅骨标志的测量分布在头颅的所有部位，覆盖额叶、颞叶、顶叶、枕叶及中央区等各个脑区。

（3）电极及其导联：安置在头皮上的电极为作用电极，放置在身体相对零电位点的电

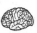

极为参考电极（常见部位有耳垂、鼻尖或乳突等），记录到的脑电信号就是作用电极与参考电极的差值。另外，还有一个接地电极，通常放置于头前部中点，有助于排除 50 周干扰。在 ERP 研究中经常还用到双极导联，即仅有两导作用电极，无参考电极的记录方法，其记录到的波幅值为两个电极之间的电位差。双极导联用来记录眼电、肌电和心电，以便数据处理时消除它们对脑电信号的影响。

（三）ERP 的成分

ERP 的命名规则是 N 代表负性波，P 代表正性波，如 P300 就是指一个潜伏期为 300 毫秒的正性波。人脑产生的 ERP 有多种分类，根据潜伏期的长短，可以分为早成分（200 毫秒以内）、中成分（200～300 毫秒）、晚成分（300～500 毫秒）及慢波（500 毫秒以后）。根据是否受刺激的物理性质的影响，可分为外源性成分和内源性成分。外源性成分是人脑对刺激产生的早成分，受刺激物理特性（强度、类型、频率等）影响，如听觉 P50、N1 及视觉 C1 和 P1 等；内源性成分与人们的知觉或认知心理加工过程有关，与人们的注意、记忆、智能等加工过程密切相关，不受刺激的物理特性影响，如 CNV、P300、N400 等。即使感觉通道不同，只要作业任务相同，也可诱发出相同的内源性 ERP。

（四）ERP 的优势和缺点

ERP 的主要优势在于时间分辨率很高。ERP 是刺激事件引起的实时脑电波，在时间精度可达到毫秒级。ERP 也可以和行为数据，特别是反应时间（RT）很好地配合，以研究认知加工过程的规律。此外，ERP 还具有无创性、设备相对简单、低成本（相对于 fMRI、PET 而言）等优点。

ERP 的主要缺点在于低的空间分辨率，在空间上只能达到厘米级，主要的影响因素是容积导体效应与封闭电场问题。另外，由于信号较弱，ERP 通常必须通过大量的试验才能精确地测到。ERP 只能采用数学推导来实现脑电的源定位，如偶极子，而这种方法的可靠性也是有限的。

二、事件相关电位技术的临床应用

事件相关电位被认为是一种能够较为客观、准确及方便评估大脑认知功能的电生理技术。ERP 的许多成分，包括 CNV、P300、N400、MMN 等，反映认知、记忆、判断、思维等功能。ERP 潜伏期延长表明对认知事件加工过程延迟，波幅降低反映受刺激后，大脑可用的资源减少（大脑同步放电神经元数目减少或神经元变性坏死）。其中，P300 是个多成分的家族，包括 N100（反映大脑感觉功能）、P200（反映感觉功能的结束）、N200（反映大脑的自动加工和控制加工）及 P3a（与定向活动有关）和 P3b（反映刺激评估、注意与记忆机制），因此，P300 有多处起源，包括顶下联络区、额叶前部、丘脑内侧、中脑网状结构和海马、海马回和杏仁核等皮质、皮质下及边缘系统结构。目前公认 P300 是测定选择性注意、记忆、判断、思维认知、感觉等高级心理活动的客观指标，是窥探心理活动的一个窗口。

P300 的潜伏期代表了从事件刺激到感觉通路、认知加工、决策、执行的整个过程，是一个可以反映执行能力认知功能的指标，且与工作记忆显著相关。P300 计数的准确率也可反映受试者的执行功能。P300 主要用于各种原因而致伴有认知障碍的患者，包括脑血管病和痴呆、弱智儿童、精神病等。这些患者的共同特点是 P300 潜伏期延长，波幅会有不同程度的降低。

ERP 的另一个内源性成分——失匹配负波（MMN）反映大脑对信息的自动加工过程，是大脑皮层早期信息处理的指标。而 MCI 患者主要功能障碍即为患者早期阶段信息处理能力的下降，而且目前以中线头皮电极（Cz，Fz）反映前额中心大脑的功能已成为一种趋势，MMN 的提取也选择的是 Cz 点，因此 MMN 可作为 MCI 患者的良好的神经电生理指标。目前，MMN 主要用于 AD、帕金森病及精神类疾病的语义记忆、工作记忆和执行功能的研究。

此外，N400 反映大脑对语言文字的加工机制。神经心理学研究发现，语义记忆障碍是 MCI 患者或 AD 早期的认知缺损特征之一，而 N400 异常的 MCI 患者，在 3 年内进展为痴呆的概率为 87%~88%。

1. 阿尔茨海默病（Alzheimer disease，AD）　AD 是一种以痴呆为主要症状的进行性神经退行性疾病，主要发生于老年及老年前期，原因尚不明确，占所有痴呆的 50%~60%。AD 起病隐匿，首发症状是记忆障碍，从近记忆障碍逐渐发展为远记忆受损、时间及地点定向障碍。认知障碍还表现为掌握新知识、熟练运用语言及社交能力下降。

大量的研究发现 P300 可作为早期诊断 AD 患者执行功能损害的神经电生理指标。大部分资料表明，AD 患者 P300 潜伏期延长，波幅降低。但就诊断 AD 而言，P300 潜伏期相对较为稳定，敏感性较高，而波幅因个体差异太大目前难以作为有效指标。P300 潜伏期延长时若可排除伪迹的干扰则可认为有认知功能的障碍，但 P300 正常不能排除有认知障碍。

有研究者对 AD 患者进行 MMN 检测，发现 MMN 面积大幅度缩减，波幅降低，得出 AD 患者记忆痕迹衰退增快，而感觉记忆是信息进入大脑的第一阶段，在大脑第一个形成记忆痕迹，AD 患者出现记忆痕迹衰退增快说明感觉记忆减退，而感觉记忆又是工作记忆的早期阶段，说明 AD 患者已出现工作记忆减退。因此 MMN 是反映工作记忆的良好指标，而且是执行功能损害的敏感指标。

2. 血管性痴呆（Vascular dementia，VD）　VD 是指由脑血管因素所导致的脑器质性损害而引起的具有以下至少 3 项精神活动受损：语言、记忆、视空间技能、情感、人格和其他认知功能（如计算力、抽象判断力）的痴呆综合征。VD 是具有明确致病因素的一类疾病，是目前唯一可预防的痴呆类型，其诊断以往要通过复杂的神经心理学测定，方法烦琐、时间长、患者耐受性差。而 ERP 中的 P300 可作为 VD 患者早期诊断的客观指标，且有早期明确潜在性痴呆的功能。

研究表明，VD 患者 P300 潜伏期明显延长，波幅降低或消失，与对照组相比有明显差异，客观反映了 VD 患者的认知功能状态。对于 VD 患者来说其认知功能损害是一个逐渐进展的病理过程。在研究中发现脑血管性病变后不久部分患者可出现轻微认知功能改变，当认知功能障碍进一步发展或再发脑卒中后有可能发展成痴呆。因此，早期 P300 检测有

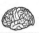

助于及时发现认知功能障碍。

3. 轻度认知功能障碍（MCI）　MCI 是介于正常老化与轻度痴呆之间的一种临床状态，每年 10%～15% 的 MCI 患者会发展为痴呆，AD 中有 2/3 由 MCI 转化而来。MCI 以记忆障碍为主，其他认知功能相对完好或轻度受损，日常生活不受影响。研究和正确诊断 MCI 有助于识别痴呆高危个体并及时进行有效干预。

研究发现在 MCI 患者中 P300 可反映工作记忆信息储存的匹配过程，与工作记忆密切相关，随着 P300 潜伏期的延长，在临床上表现为记忆力逐步降低。

研究表明，MCI 和正常老年人听觉 ERP，包括刺激前准备电位（RP）、刺激后诱发电位（P50、N100、P200、N200 和 P300）的反应时间、对刺激反应的准确程度相当，尽管 MCI 组反应时间有增加趋势，但二者差异无统计学意义；MCI 组 P50、P300 潜伏期都比对照组明显延长，P50 的波幅也增加，表明 MCI 老年人部分脑诱发电位（RP、N100、N200、P200）有健康老年人的特点，其他改变（P300 潜伏期延长、反应时间变慢）则类似于 AD 患者。

此外，研究表明，MCI 患者 MMN 潜伏期较正常人明显延长，波幅也明显降低，且发现右颞叶 MMN 的波幅下降与记忆明显相关，说明 MCI 患者的早期感觉记忆的记忆痕迹即工作记忆减退。MMN 的潜伏期可作为纵向研究 MCI 的早期检测指标，能预测 MCI 到 AD 的转化。

第五节　经颅磁刺激

经颅磁刺激（transcranial magnetic stimulation，TMS）技术是 20 世纪 80 年代中期发展起来的一种利用时变的脉冲磁场作用于中枢神经系统，将低频或高频脉冲磁场经过大脑皮层或神经系统，改变皮质神经细胞的膜电位，使之产生感应电流，影响脑内代谢和神经电活动，从而引起一系列生理功能反应的磁刺激技术。通过 TMS 可以检测运动诱发电位（MEP）、中枢运动传导时间（CMCT）、皮质静息期、运动皮质兴奋性等，对中枢神经系统疾病的诊断、评价和监测有重要意义，可提供疾病病理生理机制方面的重要信息。

重复经颅磁刺激（repetitive transcranial magnetic stimulation，rTMS）是在 TMS 基础上发展起来的新的神经电生理技术，rTMS 需要特殊设备在同一部位给予重复刺激，根据频率不同，可分为 1 Hz 及以下的低频 rTMS 和高于 1Hz 的高频 rTMS。rTMS 不仅能够引起生物学效应，影响刺激局部和功能相关的远隔皮层功能，实现皮层功能区域性重建，而且其产生的生物学效应能够持续至刺激停止之后一段时间，提示其对脑皮层网络系统具有重塑作用，成为研究神经网络功能重建的良好工具。

TMS 作为一种新型技术，具有安全、无创、无痛苦的特点，与脑电图、肌电图（electromyography，EMG）、诱发电位、事件相关电位、功能性磁共振成像（functional magnetic resonance imaging，fMRI）、正电子发射成像（positron emission tomography，PET）结合，在神经科学、脑科学研究领域和临床疾病的诊断和治疗方面得到越来越广泛的应用。

一、工　作　原　理

（一）经颅磁刺激的基本原理

TMS 仪器是一种由电阻（R）、电感（L）、电容（C）组成的电路。工作时，首先电容充电，接着放电，电流流过绝缘线圈，通过电磁转换，线圈产生时变感应磁场，磁场本身并不兴奋神经组织，而是运动磁场的感应电压产生电流的刺激作用。磁场通过高阻抗组织（如颅骨、头皮）不会衰减磁场强度，也不会影响脑组织中产生的感应电压。根据电磁感应原理，在线圈下的颅内大脑皮质产生反向感应电流，改变细胞膜电位，当感应电流强度超过神经组织的兴奋阈值时，就会引起局部大脑神经细胞去极化，引起兴奋性动作电位，产生一系列生理生化反应，如图 9-2 所示。

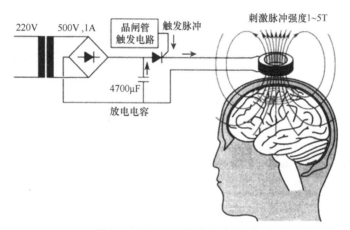

图 9-2　经颅磁刺激的基本原理

（二）经颅磁刺激的生理效应

1. 影响神经可塑性　神经系统的整体功能是对内将体内的信息整合以后调节各个系统，达到内环境的平衡和稳定；对外随时改变神经功能，适应外环境的变化，实现对客观世界的认识、适应和改造。这种功能就是靠神经系统的可塑性，将接收到的各种短暂信息和刺激经过综合处理，使神经系统的结构和功能发生长期动态改变，这种复杂的变化包括皮质功能区的改变、神经网络的重建、细胞结构的改变、突触强度的改变、mRNA 的翻译、基因的表达和转录、蛋白的合成和分解、蛋白酶的激活与失活。在这一系列变化中神经可塑性的关键在于突触。

TMS 的作用机制之一是影响大脑皮质的可塑性。TMS 是一种无创性刺激神经的外因，必须通过大脑皮质神经元的内因而起作用。刺激强度可影响刺激部位的大小与刺激深度，TMS 的刺激深度可达 1～3cm，如果用 120% 的运动阈值（motor threshold，MT）刺激，其深度一般为 2cm。普遍认为 TMS 的作用机制是影响神经系统对信息的处理过程，包括神经元的突触兴奋、突触抑制和突触的可塑性。

突触的可塑性与神经系统的发育、成熟、修复、学习、记忆等主要脑功能密切相关。

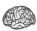

在高频 rTMS 刺激可诱导突触传递功能的长时程增强（long term potentiation，LTP）；低频刺激引起长时程抑制（long term depression，LTD）是突触功能可塑性的重要表现形式，也是 TMS 采用不同的频率影响和调控神经功能可塑性、治疗各种不同疾病的主要方式。为什么刺激频率不同会引起两种截然不同的结果呢？这是因为刺激频率的高低产生突触后电位的时空总和效应，通过兴奋神经递质，激活突触后膜的离子通道，改变突触后细胞内的钙离子浓度，细胞内钙离子浓度有频率依赖性，低频诱发 LTD 的钙浓度低阈值。高频刺激使细胞内钙离子浓度增高，产生 LTP，钙离子浓度在分子学水平控制 UP 与 DP 的转换。

在 20 多年 TMS 的应用中，目前达成共识的是高频刺激可以在皮质引起 UP 样的神经兴奋性增高；低频刺激可引起皮质 LTD 样的兴奋性降低。TMS 的多个关键参数（刺激强度、频率、时间、间歇及脉冲数量等）可组成无穷的组合。产生多种刺激模式，灵活编制的刺激方案或治疗处方可不断优化，给临床的科研与治疗创造了广阔的空间。

2. 神经功能调控

（1）对神经功能的调控：TMS 不仅是一种刺激技术，而且是一种大脑神经功能的调控技术，特别是 rTMS 不仅有在线的调控功能，而且有明显的离线调控功能，刺激停止后，由刺激引起的变化，包括生化反应、组织结构和生理功能的改变有后作用。采取不同的刺激模式刺激不同的脑区，根据病情需要，利用 TMS 人为干预，从分子水平、突触水平、细胞水平、神经网络水平，甚至大脑控制的行为学水平发挥神经可塑性调节。

（2）局部与远程效应：以前认为 TMS 只能刺激浅层大脑皮质，刺激范围只有 $2cm^2$，深度只有 1.5～3cm，通过与 PET、MRI、EEG 的联合使用，发现 TMS 不仅有局部皮质的刺激作用，而且通过刺激区域的神经网络连接有远程作用，除了刺激运动皮质可以引发远端手足肌肉抽动以外，大脑皮质与深部核团有广泛双向联系，刺激额叶、顶叶、颞叶不同的皮质区域还可以兴奋大脑深部的神经核团，引起神经递质、激素、神经营养因子、血流量的变化，以及大脑基础活动频率、共振频率的变化，通过多种机制调制大脑功能。

3. 同步振荡与独特作用

（1）诱导同步振荡：从 EEG 记录到的大脑各种节律性同步振荡活动到睡眠觉醒过程反映各种节律性同步活动普遍存在于神经系统中，神经系统复杂网络与同步振荡是近年来脑功能研究的重要内容。

脑电的同步振荡被认为是脑功能区域整合或绑定的表现。神经高级功能的实现需要特定功能的多区域神经系统间进行不同层次的整合和协调来完成。神经网络的同步振荡是一种有组织的有高度选择性的活动，涉及动态神经元集群的时空编码的理论和绑定工作机制。神经同步振荡给神经元之间动态活动的相关性提供了一种时间结构，振荡可以视为时钟，在给定的时间窗口让众多神经元联合起来协同工作。实验表明大规模神经元集群的同步活动、网络共振是大脑惊人的计算能力、联想记忆的基础。

神经元的兴奋性、抑制性、传导和突触延搁与神经元群体同步化活动有关。可能通过两种基本方式产生同步振荡是集群神经元的活动受一个中央时钟或起搏器引导，类似于指挥与乐队的关系。每个演奏者根据指挥棒的节拍严格演奏；二是通过互相兴奋与抑制来参与或分配计时功能，如同爵士音乐的即席演奏，参与者通过观察与倾听自动调整自己的节奏与大家合拍。

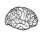

　　TMS 刺激特定的部位能够像起搏器一样引起大脑皮质广泛性同步振荡。从而提供了一个激发与创造大脑特定部位的同步振荡，作为一种研究大脑同步振荡的工具。Massimini 等人用多导脑电图与 TMS 刺激同时记录，用 4 种刺激强度刺激大脑不同部位，发现刺激皮质运动感觉区可激发广泛部位的高幅度同步振荡，具有刺激强度和刺激部位依赖性。

　　（2）TMS 的独特作用：TMS 可与许多先进新颖的科学技术交叉结合，目前在神经科学中得到广泛应用，由于 fMRI 是利用含氧血红蛋白的变化间接测量脑区功能，时间分辨率差，一项特定任务的检测结果常见多处脑区同时出现变化，难以区别哪些是必要功能区，哪些是辅助或连带功能区，难以确定某处大脑活动与功能的因果关系。TMS 应用可逆性"虚拟损伤"技术，用单个或连续的磁刺激创造虚拟患者、虚拟损伤（或虚拟兴奋）的特例。虚拟损伤技术免除了利用特殊患者开颅手术中电刺激或切除局部大脑皮质的有损性探索性实验，能够无损、无痛、方便、可重复地证明刺激部位皮质功能变化引起的因果关系。TMS 在大脑皮质功能区定位的研究中，有独特的功能分辨率和因果关系分辨率。

（三）影响因素

　　rTMS 对神经兴奋性的双向持续调控是治疗许多神经与精神疾病的基础。然而，在科研和临床实验中，rTMS 的调控方向和程度受多种因素的影响。不同的试验设计和受试者在频率依赖性的预期调制作用方面有相当大的变异。要改善和提高 rTMS 对神经的调制效果就要更好地了解、理解和解决各种对 rTMS 结果有影响的因素。

　　1. 刺激频率　刺激频率一直被认为是决定兴奋性调节方向的主要因素。高频刺激使兴奋性提高，反之亦然。实际上所有其他刺激参数都与刺激频率之间存在相互作用，也影响到刺激频率对神经的调控结果。

　　2. 刺激线圈　TMS 设备与刺激线圈的电磁特性也直接影响刺激的空间范围。圆形、"8"字形、双锥形及 H 线圈的几何形状、直径大小、线圈绕制工艺、冷却方式等硬件参数对磁刺激的空间作用都有很大影响。

　　3. 脉冲电流的波形和方向　脉冲磁场诱发的电场可使任何具有导电性的组织产生电流，磁刺激下的头皮颅骨及颅内组织的电特性具有高度的不均一性。颅内诱发电场的空间分布是刺激线圈几何形态的函数，感应电场的强度随着距离迅速衰减。每个厂商提供的线圈各不相同，线圈的直径、几何形状、电感量都影响 TMS 的电磁特性、作用范围、作用深度和作用效果。

　　4. 颅骨皮质距离　颅骨皮质距离（skull cortex distance，SCD）起着重要作用，决定刺激阈值，并且呈现年龄依赖性。由于老年或疾病引起的脑萎缩，SCD 的意义比运动阈值更重要。特别是治疗老年抑郁症时忽略 SCD 会影响治疗效果。

　　TMS 所有的影响因素本身就是一个系统研究课题，刺激结果是外因与内因、变化与稳定、基因与调控、刺激与响应相互作用决定的。其刺激参数、调节因素、作用机制和作用结果值得进一步研究。

（四）TMS 的安全性

　　虽然低频 rTMS 对实验动物模型的高级功能及正常人的心率、血压、心电图、认知功

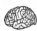

能等均无远近期影响，但 rTMS 的安全性问题一直备受诸多学者的关注。迄今为止，全球有 10 多个研究中心已应用 rTMS 进行治疗性研究。虽然高频率、高刺激强度 rTMS 可引起轻微头痛、电极处头皮的灼伤及磁刺激时的噪声等反应，但这与刺激参数有关，通过技术的改进和参数的调整可以避免发生。有证据表明，鼠脑长期接受高频或低频 rTMS 刺激，无认知功能和组织形态学改变，也无炎症介质 mRNA 的表达上调。虽然 rTMS 对正常人及癫痫患者均可诱发癫痫发作，但其刺激频率多在 10～25Hz，刺激强度均在阈强度以上。由此可见 rTMS 是否能诱发癫痫发作，主要与刺激的强度、频率、刺激部位等因素有关。此外，rTMS 可引起刺激点附近的脑电图记录电极处的皮肤灼伤，部分患者在安全性纯音反应听力测试中可有暂时性变化。此外，人体中植入的金属如心脏起搏器、头颅部的金属等，经颅磁刺激后可能增强感应电流或引起机械反应，故此类患者禁忌行经颅磁刺激。

二、经颅磁刺激的临床应用

（一）TMS 应用于脑功能检测

脑运动皮质受磁刺激后可记录到复杂的兴奋和（或）抑制效应波形，其效应取决于刺激的强度、频度及受刺激部位大脑和脊髓的兴奋性，因此使检测皮质内神经环路的兴奋性成为可能。磁刺激仪由储能电容、电源、固态开关和线圈组成，磁刺激时电容对线圈放电产生脉冲电流，线圈电流即可产生瞬变磁场并作用于组织，磁场脉冲在组织内诱发出的感应电动势产生的感应电流可以改变神经细胞的兴奋性，起到兴奋或抑制神经元活动的作用。人体组织对磁场几乎是透明的，脉冲磁场可以几乎无衰减地穿透人体到达大脑深处刺激中枢神经系统。

1. 评价皮质脊髓束的传导性

（1）中枢运动传导时间（central motor conduction time，CMCT）：CMCT 是指从脑皮质到脊髓 α 前角运动神经元的传导时间，可由皮质到目标肌肉的传导时间减去周围运动神经传导的时间而得到。周围运动神经传导时间可由电或磁刺激脊髓神经根测量 F 波的潜伏期而得。皮质脊髓束的脱髓鞘、退行性、缺血性变化及脊髓病等将导致 CMCT 延长，且通常早于临床症状出现。

（2）MEPs 波幅：当 TMS 以适当的刺激强度作用于运动皮质时，可在对侧肢体肌肉记录到 MEPs。如周围神经完整，则 MEPs 波幅反映皮质脊髓束的完整性及运动皮质和 α 前角运动神经元的兴奋性。以上结构如存在异常则 MEPs 波幅减小。由于皮质脊髓束下行到脊髓运动神经元池存在复杂的中间神经元传导过程，测试结果的个体差异较大，故对异常的判断较困难。但后来此问题被"三联刺激技术"所解决。

2. 评价运动皮质的兴奋性

（1）运动阈值：是指在连续刺激过程中至少有 50% 的刺激诱发出波幅＞50V 所需的最小刺激强度。阈值检测主要用于评价皮质脊髓束的兴奋性，脊髓损伤或脑卒中导致皮质脊髓束受损后运动阈值将明显升高。脑卒中的急性期如 MEPs 无法诱发，则预示神经功能严重受损。低阈值表示皮质脊髓束的高兴奋性，如特发性癫痫、强迫观念及早期的肌萎缩侧索硬化症等，由于运动阈值正常值在不同个体间变化较大，故自身的纵向对照意义较大。

（2）皮质静息期：TMS 诱发出 MEPs 后，当嘱受试者收缩同一目标肌肉时，肌电图显示肌肉活性下降，这段时期称静息期。皮质静息期表现为对侧目标肌肉自主收缩活性受到抑制，即从记录到磁刺激 MEPs 后该肌肉恢复肌电图活性的时间间隔。静息期早期成分表现为脊髓运动神经元抑制，后期为皮质运动神经元的抑制。刺激一侧皮质可记录同侧静息期，静息期主要经胼胝体传导通路调节，如胼胝体联合病变则静息期延迟或消失，这为多发硬化胼胝体 MRI 影像的解剖异常提供了功能上的信息。皮质静息期对评价癫痫、脑卒中、运动异常、肌萎缩侧索硬化症、偏头痛和破伤风等疾病有一定意义。

（3）皮质内抑制及易化：用同一 TMS 刺激线圈以不同的时间间隔行阈上、阈下刺激可显示易化和抑制的交互作用。刺激间隔为 1～5ms 时可观察到皮质内抑制现象，刺激间隔为 7～20 ms 时可观察到皮质内易化现象，主要由皮层内 α-氨基丁酸（α-aminobutyric acid，α-GABA）受体和 N-甲基-D -天冬氨酸（N-methyl-D -aspartate，NMDA）受体控制，如苯二氮䓬类 α -GABA 受体激活剂和 NMDA 受体拮抗剂可增加皮质抑制而减弱皮质易化。同样，其他神经递质如多巴胺、去甲肾上腺素、5 -羟色胺及乙酰胆碱等都可影响皮质抑制和易化。

（二）TMS 在临床疾病中的应用

1. 多发性硬化　在早期的研究中，电刺激大脑和脊髓用于研究多发性硬化（MS）患者的运动通路，显示出多发性硬化患者 CMCT 时间显著延长，后来的磁刺激研究也证实了电刺激的研究发现，同时用磁刺激的无反应机会比电刺激少得多。成对的 TMS 可以发现有条件反应的明显延迟，反映出可能存在皮质异常。从下肢记录到的 MEP 远不如从手部肌肉记录到的那么肯定，因此大多数的研究是从手部记录 MEP 开始的。一些其他的运动神经系统疾病，如运动神经元病、肌萎缩侧索硬化、脑卒中、脊髓损伤、脑外伤等表现出相似的中枢运动传导异常。因此，尽管其他情况很少引起极度的脱髓鞘特征性的 CMCT 延长，但这些发现并不能提供特异性的诊断。与传导异常具有良好相关性的临床症候包括靶肌肉无力、肢体锥体束征阳性及手的屈肌反射活跃和 Babinski 征阳性。系列研究可证实 CMCT 的变化，且其变化与疾病的缓解和复发或使用皮质醇激素治疗的效果一致。因此，TMS 检测方法也可以作为疾病进程中对运动功能受损进行评价的一种量化的有效方法。

2. 肌萎缩侧索硬化（ALS）　ALS 的患者，MEP 的波幅经常降低或者几乎没有出现，这与皮质运动神经元的损伤和（或）脊髓前角细胞的受损有关。CMCT 在 ALS 患者中是延长的，但通常并不是极度明显。对于 ALS 患者出现 MT 增高或者正常，提示皮质的兴奋阈值减低或者无明显变化，尚没有明确的解释。

3. 帕金森病（PD）　PD 患者可以表现出 CMCT 正常，但却检测到异常巨大的 MEP，CMCT 的正常可能与锥体束并未受损有关，并不是所有的核上瘫痪都出现提示皮质脊髓束功能损害的 CMCT 异常。在不对称性 PD 患者（单侧强直而无震颤者）中，MEP 波幅比健侧和年龄匹配的对照组高；TMS 刺激病侧肢体，对侧半球比受累侧或正常对照的阈值低。病侧皮质的 SP 也降低，而且强直侧肢体的 F 波检测可发现其波幅增高。

4. 脑卒中　TMS 研究发现脑卒中患者 CMCT 异常，可以检测到 MEP 波幅的降低或

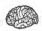

者不能引出。TMS 对脑卒中患者 MEP 的检测配合体感诱发电位 SEP 的研究,能够全面了解患者的中枢感觉及运动传导通路,比其他临床评估手段能更好地预测患者的功能结局。

5. 共济失调 小脑或小脑丘脑皮质损伤的患者,小脑磁刺激后通过皮质诱发的 MEP 生理抑制有异常的降低。相反,这种抑制在米-费综合征或有小脑传入通路损伤的患者仍保持正常。MEP 研究为鉴别脊髓小脑萎缩(SCA)亚型提供了有用的信息。有研究发现,Ⅰ型 SCA 患者 CMCT 均超过了 10 毫秒(与正常上限 8.5 毫秒比较);相反,Ⅲ型 SCA 患者 CMCT 通常是正常的。MEP 研究显示大多数弗里德赖希(Friedreich)共济失调患者有弥散的低波幅上肢反应,且潜伏期延长,而其他类型共济失调患者则少见。

6. 其他 对以脱髓鞘病变为主的吉兰-巴雷综合征(GBS),TMS 可以帮助诊断和发现极端运动纤维病变,并且可以从急性期开始追随观察,帮助深入研究其病理生理和临床演变过程。在周围神经传导通路上的 TMS 刺激也可以在神经嵌压性损害患者检测到 MET 潜伏期延长或者波幅降低。

参考文献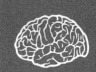

保罗·萨加德，2011. 心智：认知科学导论[M]. 上海：上海辞书出版社.

贝朝昌，2013. 广东话版全科医生认知功能评估量表在广州地区的应用及阿尔茨海默病患者认知功能纵向观察初步研究[D]. 广州：广州医学院.

车文博，1998. 西方心理学史[M]. 杭州：浙江教育出版社.

陈建民，黄恩，李美园，2009. 精神发育迟滞患儿的智力障碍程度及其相关因素分析[J]. 中国全科医学，12（16）：1538-1539.

陈立典，吴毅，2010. 临床疾病康复学[M]. 北京：科学出版社.

窦祖林，文伟光，欧海宁，2003. 脑外伤后的认知康复及其理论基础（一）[J]. 中国康复医学杂志，18（10）：625-626.

葛詹尼加，2012. 认知神经科学——关于心智的生物学[M]. 北京：中国轻工业出版社.

郭兰婷，单友荷，线惠开，等，1998. AAMD儿童适应行为量表的初步试用[J]. 中国临床心理学杂志，（01）：38-41.

郭民霞，俞世勋，杨素英，1993. 智力障碍对老年脑卒中患者康复的影响[J]. 中国康复医学杂志，（02）：86-87.

郭起浩，洪震，2013. 神经心理评估[J]. 上海：上海科学技术出版社，39.

郭起浩，洪震，2013. 神经心理评估[M]. 上海：上海科学技术出版社.

贺秀龙，2014. 脑外伤患者认知障碍与损伤部位的关系分析[J]. 临床医药文献杂志，1（11）：1128-1129.

胡永年，2000. 医学心理学[M]. 北京：中国医药科技出版社.

胡永善，刘世文，2005. 新编康复医学[M]. 上海：复旦大学出版社.

黄欢，金荣疆，2008. 国内近十年脑损伤后认知障碍康复研究概况[J]. 中国康复理论与实践，14（2）：105-107.

黄焕森，高崇荣，2012. 神经外科麻醉与脑保护[M]. 郑州：河南科学技术出版社，11，84.

黄宁，李著华，2013. 病理生理学[M]. 北京：科学出版社，225.

姜玉艳，2014. [J]. 中国临床医学影像杂志，25（12）：887-889.

姜玉艳，尹雅英，罗晓光，等，2014. 烟碱型乙酰胆碱受体在帕金森病认知功能障碍中的作用[J]. 中国临床医学影像杂志，25（12）：887-889.

李超，2008. 浅谈游戏教学及其对智力障碍儿童康复教育的作用[C]. 北京：第三届北京国际康复论坛，1.

李富德，朱永泽，2013. 系统解剖学[M]. 南京：江苏科学技术出版社，290.

李建军，2009. 综合康复学[M]. 北京：求真出版社.

李林，2010. 小儿脑性瘫痪并发智力障碍的研究现状[J]. 中国康复理论与实践，16（03）：230-232.

李凝，2008-3-20. "认知神经科学"：揭开脑功能的奥秘[N]. 科技日报，（007）.

李萍，姜丽萍，符丽燕，等，2007. 智力障碍者家庭功能与日常生活能力现状调查[J]. 护理学杂志，22（11）：70-72.

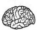

李胜利，2013. 语言治疗学[M]. 2 版. 北京：人民卫生出版社，77-142.

李文迅，2001. 循证认知康复[J]. 国外医学：物理医学与康复学分册，21（4）：166-170.

林霞凤，忻仁娥，徐韬园，1994. 适应行为量表在上海的应用[J]. 上海精神医学，（01）：27-32.

刘昌，2003. 认知神经科学：其特点及对心理科学的影响[J]. 心理科学，26（6）：1106-1107.

刘嘉秋，昝飞，2011. 智力障碍者自尊与社会比较研究的综述[J]. 中国特殊教育，（08）：31-35.

刘昭纯，2009. 中医康复学[M]. 北京：中国中医药出版社.

刘振寰，马美美，钱旭光，等，2007. 智力障碍儿童的教育康复[C]. 南京：中华医学会第九次全国物理医学与康复学学术会议，678-683.

陆德琴，李丽娟，2013. 病理生理学[M]. 成都：四川大学出版社，306-307.

罗伯特 J. 格雷戈里，2013. 心理测量：历史/原理及应用[M]. 施俊琦，等译. 北京：机械工业出版社.

马素慧，陈长香，2013. 康复护理学[M]. 北京：清华大学出版社.

南登昆，郭正成，1999. 临床医师诊疗手册：康复医学临床指南[M]. 北京：科学出版社.

倪朝民，何光远，陈进，2013. 脑卒中的临床康复[M]. 合肥：安徽科学技术出版社.

宁亚飞，缪玉，刘淑飞，等，2013. 智力障碍儿童智力等级评定工具问题[J]. 中国儿童保健杂志，21（12）：1292-1294.

邵志芳，2006. 认知心理学——理论、实验和应用[M]. 上海：上海教育出版社.

沈政，2009. 认知神经科学导论[M]. 北京：北京大学出版社.

宋岳涛，2012. 老年综合评估[M]. 北京：中国协和医科大学出版社.

苏少华，海舰，2011. 简易认知功能筛查工具及其应用[J]. 国际脑血管病杂志，19（12）：925.

唐志敏，王进，张春琳，等，2008. 老年痴呆康复训练的三要素[J]. 广西医学，（05）：632-634.

屠长兰，2015. 感觉统合训练在脑瘫患儿智力康复中的临床疗效[J]. 中国现代药物应用，（01）：239-240.

万萍，2012. 言语治疗学 [M]. 北京：人民卫生出版社，4-97.

王爱萍，蔡秀莲，2001. AAMD 适应行为量表对低智儿童的诊断应用[J]. 中原医刊，（05）：22-23.

王安民，2009. 康复功能评定学[M]. 上海：复旦大学出版社.

王波，康荣心，2010. 智力落后定义的百年演变[J]. 中国特殊教育，（06）：18-23.

王健，邹义壮，崔界峰，等，2013. 韦氏成人智力量表第四版中文版的信度和结构效度[J]. 中国心理卫生杂志，27（9）：692-697.

王茂斌，2012. 康复医学科诊疗常规[M]. 北京：中国医药科技出版社.

王晓鹏，2013. NMDA 受体及其亚基 NR2 与糖尿病认知功能障碍发病关系的研究进展[J]. 昆明医科大学学报，34（12）：149-152.

王秀华，吴婉清，耿梦雅，等，2014. 康复训练对老年痴呆症患者生活自理能力的影响[J]. 现代临床护理，（04）：31-33.

谢祎，2015. Meynert 基底核与认知[J]. 国际神经病学神经外科学杂志，42（4）：377-380.

徐嘉玉，2012. 智力障碍儿童心理理论和执行功能研究[D]. 西安：陕西师范大学，78.

徐韬园，施慎逊，林霞凤，等，2000. AAMD 适应行为量表在我国的应用[J]. 中国心理卫生杂志，14（3）：157-160+156.

许家成，2005. 再论智力障碍概念的演化及其实践意义[J]. 中国特殊教育，（05）：12-16.

薛婷，2013. 感觉统合训练对智力障碍儿童适应行为促进的实验研究[D]. 苏州：苏州大学，60.

严忠浩，沈春芳，1990. 中风患者的智力康复[J]. 中国康复医学杂志，（04）：147-149.

杨晓昀，王君，罗跃嘉，2008. 认知功能障碍的评估和康复策略[J]. 中国康复医学杂志，23（09）：849-853.

殷筱，2001. 认知神经科学研究及其哲学意义[J]. 华中师范大学学报：人文社会科学版，40（6）：14-18.

原劲松，2016. 脑外伤患者认知障碍与损伤部位的关系分析[J]. 中国医药指南，14（2）：155.

恽晓平，2011. 基于研究证据的认知康复[J]. 中国康复理论与实践，17（6）：512-514.

张海丛，许家成，方平，等，2010. 韦氏儿童智力测验与认知评估系统对轻度智力障碍儿童测试的比较分析[J]. 中国特殊教育，（02）：19-23.

张美增，谢安木，章政，2007. 老年神经病学[M]. 北京：科学出版社，7.

张瑞丽，付英秀，2009. 老化与日常生活活动[M]. 北京：北京科学技术出版社.

赵正卿，2013. 神经肽 S：睡眠-觉醒相关新型神经肽[J]. 中国现代神经疾病杂志，（5）：372-376.

朱大诚，于远望，2012. 生理学[M]. 北京：清华大学出版社，2，240.

Alsop DC，Dai W，Grossman M，et al，2010. Arterial spin labeling blood flow MRI：its role in the early characterization of Alzheimer's disease[J]. J Alzheimers Dis，20（3）：871-880.

Amicia S，Rosena H，Gorno-Tempini ML，et al，2015. Longitudinal gray matter contraction in three variants of primary progressive aphasia：a tenser-based morphometry study [J]. Neuro Image：Clinical，8：345-355.

Bak TH，Mioshi E，2007. A cognitive bedside assessment beyond the mmse: the addenbrooke's cognitive examination[J]. Pract Neurol，7（4）：245-249.

Benedict RHB，Zivadinov R，Carone DA，et al，2005. Regional lobar atrophy predicts memory impairment in multiple sclerosis[J]. American Journal of Neuroradiology，26（7）：1824-1831.

Bennett DA，Arnold SE，Valenzuela MJ，et al，2014. Cognitive and social lifestyle：links with neuropathology and cognition in late life[J]. Acta Neuropathologica，127（1）：137-150.

Berthier ML，Mier RJYRD，De-Torres I，et al，2013. Dissociated repetition deficits in aphasia can reflect flexible interactions between left dorsal and ventral streams and gender-dimorphic architecture of the right dorsal stream[J]. Frontiers in Human Neuroscience，7（7）：873.

Biessels GJ，Koffeman A，Scheltens P，2006. Diabetes and cognitive impairment. Clinical diagnosis and brain imaging in patients attending a memory clinic[J]. J Neurol，253（4）：477-482.

Bink DI，Ritz K，Aronica E，et al，2013. Mouse models to study the effect of cardiovascular risk factors on brain structure and cognition[J]. J Cerebr Blood F Met，33（11）：1666-1684.

Botha H，Duffy JR，Strand EA，et al，2014. Nonverbal oral apraxia in primary progressive aphasia and apraxia of speech [J]. Neurology，82（19）：1729-1736.

Bouman Z，Hendriks MP，Kerkmeer MC，et al，2015. Confirmatory factor analysis of the dutch version of the Wechsler Memory Scale- Fourth Edition（WMS-IV-NL）[J]. Arch Clin Neuropsychol，30（3）：228-235.

Braak H，Braak E，1991. Neuropathological stageing of Alzheimer-related changes[J]. Acta Neuropathol，82（4）：239-259.

Bruehl H，Wolf OT，Sweat V，et al，2009. Modifiers of cognitive function and brain structure in middle-aged and elderly individuals with type 2 diabetes mellitus[J]. Brain Res，1280：186-194.

Butler RA，Lambon Ralph MA，Woolams AM，2014. Capturing multidimensionality in stroke aphasia：mapping principal behavioural components to neural structures [J]. Brain，（137）：3248-3266.

Case-Smith J，O'Brien JC，2014. Occupational Therapy for Children and Adolescents[M]. Amsterdam：Elsevier Health Sciences.

Cermak SA，Katz N，McGuire E，et al，1995. Performance of americans and israelis with cerebrovascular accident on the loewenstein occupational therapy cognitive assessment（lotca）[J]. Am J Occup Ther，49（6）：500-506.

Charidimou A，Kasselimis D，Potagas C，et al，2014. Why Is It Difficult to Predict Language Impairment and Outcome in Patients with Aphasia after Stroke? [J]. J Clin Neurol，10（2）：75-83.

Clark CM，Schneider JA，Bedell BJ，et al，2011. Use of florbetapir-PET for imaging beta-amyloid pathology[J]. JAMA，305（3）：275-283.

Costall A，Still A. 1989，Gibson's theory of direct perception and the problem of cultural relativism[J]. Journal for the Theory of Social Behaviour，19（4）：433-441.

Dash T，Kar BR，2014. Bilingual language control and general purpose cognitive control among individuals with

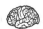

bilingual aphasia: evidence based on negative priming and flanker tasks[J]. Behavioural Neurology, (2): 679-706.

Del Sole A, Clerici F, Chiti A, et al, 2008. Individual cerebral metabolic deficits in Alzheimer's disease and amnestic mild cognitive impairment: an FDG PET study[J]. Eur J Nucl Med Mol Imaging, 35(7): 1357-1366.

Den Heijer T, Vermeer SE, van Dijk EJ, et al. 2003. Type 2 diabetes and atrophy of medial temporal lobe structures on brain MRI[J]. Diabetologia, 46 (12) : 1604-1610.

Duara R, Loewenstein DA, Potter E, et al, 2008. Medial temporal lobe atrophy on MRI scans and the diagnosis of Alzheimer disease[J]. Neurology, 71 (24): 1986-1992.

Dunn J, 2004. Children's Friendships: The Beginnings of Intimacy[M]. Oxford: Blackwell Publishing.

Estes A, Rivera V, Bryan M, et al, 2011. Discrepancies between academic achievement and intellectual ability in higher-functioning school-aged children with autism spectrum disorder [J]. Journal of Autism and Developmental Disorders, 41 (8): 1044-1052.

Farr OM, Tsoukas MA, Mantzoros CS, 2015. Leptin and the brain: influences on brain development, cognitive functioning and psychiatric disorders[J]. Metabolism, 64 (1): 114-130.

Franz S I, 1923. Nervous and Mental Re-Education[M]. London: Macmillan.

Frisoni GB, Fox NC, Jack CR, et al, 2010. The clinical use of structural MRI in Alzheimer disease[J]. Nat Rev Neurol, 6 (2): 67-77.

Gao F, Barker PB, 2014. Various MRS application tools for Alzheimer disease and mild cognitive impairment[J]. AJNR Am J Neuroradiol, 35 (6): S4-11.

Gazzaniga MS, Ivry RB, Mangun GR, et al, 2002. Cognitive neuroscience: The biology of the Mind[M]. 2nd ed. New York: W. W. Norton.

Gold M, Alderton C, Zvartau-Hind M, et al, 2010. Rosiglitazone monotherapy in mild-to-moderate Alzheimer's disease: results from a randomized, double-blind, placebo-controlled phase III study[J]. Dement Geriatr Cogn Disord, 30 (2): 131-146.

Greenspan SI, Wieder S, 2009. Engaging autism: using the floortime approach to help children relate, communicate, and think[M]. Boston: Da Capo Press.

Guze SB, 1995. Diagnostic and statistical manual of mental disorders, 4th ed. (dsm-iv) [J]. American Journal of Psychiatry, 152 (8): 1228.

Hafkemeijer A, van der Grond J, Rombouts SA, 2012. Imaging the default mode network in aging and dementia[J]. Biochim Biophys Acta, 1822 (3): 431-441.

Halliday GM, Leverenz JB, Schneider JS, et al, 2014. The neurobiological basis of cognitive impairment in Parkinson's disease[J]. Movement Disorders: Official Journal of The Movement Disorder Society, 29 (5): 634-650.

Halliday GM, Leverenz JB, Schneidr JS, et al, 2014. The neurobiological basis of cognitive impairment in Parkinson's disease[J]. Mov Disord, 29 (5): 634-650.

Harper L, Barkhof F, Scheltens P, et al, 2014. An algorithmic approach to structural imaging in dementia[J]. J Neurol Neurosurg Psychiatry, 85 (6): 692-698.

Haub C. World population aging: clocks illustrate growth in population under age5 and over age 65. Population Bulletin. Available from: URL: http://www. prb. org/Articles/2011/ agingpopulationclocks. aspx. January. 10, 2011.

Hill NL, Mogle JM, Munoz E, et al, 2015. Assessment of subjective cognitive impairment among older adults[J]. J Gerontol Nurs, 41 (4): 28-35: 36-37.

Holdnack JA, Zhou XB, Larrabee GJ, et al, 2011. Confirmatory factor analysis of the wais-iv/wms-iv[J]. Assessment, 18 (2): 178-191.

Hsu CC, Wahlqvist ML, Lee M-S, et al, 2011. Incidence of dementia is increased in type 2 diabetes and reduced by the use of sulfonylureas and metformin[J]. J Alzheimers Dis JAD, 24（3）: 485-493.

Hugo J, Ganguli M, 2014. Dementia and cognitive impairment: epidemiology, diagnosis, and treatment[J]. Clinics in Geriatric Medicine, 30（3）: 421-442.

Huot P, Johnston TH, Darr T, et al, 2010. Increased 5-HT2A receptors in the temporal cortex of Parkinson in an patients with visual hallucinations[J]. Mov Disord, 25（10）: 1399-1408.

Iadecola C, 2013. The pathobiology of vascular dementia[J]. Neuron, 80（4）: 844-866.

Ikram MA, Vrooman HA, Vernooij MW, et al, 2010. Brain tissue volumes in relation to cognitive function and risk of dementia[J]. Neurobiol Aging, 31（3）: 378-386.

Imfeld P, Bodmer M, Jick SS, et al, 2012. Metformin, other antidiabetic drugs, and risk of Alzheimer's disease: a population-based case-control study[J]. J Am Geriatr Soc, 60（5）: 916- 921.

Jack CR Jr, Bernstein MA, Borowski BJ, et al, 2010. Update on the magnetic resonance imaging core of the Alzheimer's disease neuroimaging initiative. Alzheimers dement[J]. Alzheimer's Disease Neuroimaging Initiative, 6（3）: 212-220.

Jack CR, Knopman DS, Jagust WJ, et al, 2010. Hypothetical model of dynamic biomarkers of the Alzheimer's pathological cascade[J]. Lancet Neurol, 9（1）: 119-128.

Jasmin E, Couture M, McKinley P, et al, 2009. Sensori-motor and daily living skills of preschool children with autism spectrum disorders [J]. Journal of Autism and Developmental Disorders, 39（2）: 231-241.

Kennard JA, Harrison FE, 2014. Intravenous ascorbate improves spatial memory in middle-aged APP/PSEN1 and wild type mice[J]. Behavioural Brain Research, 264: 34-42.

Kerenyi L, Ricaurte GA, Schretlen DJ, et al, 2003. Positron emission tomography of striatal serotonin transporters in Parkinson disease[J]. Archives of Neurology, 60（9）: 1223-1229.

Klunk WE, Engler H, Nordberg A, et al, 2004, Imaging brain amyloid in Alzheimer's disease with Pittsburgh Compound-B[J]. Ann Neurol, 55（3）: 306-319.

Koegel LK, Koegel RL, Smith A, et al, 1997. Variables related to differences in standardized test outcomes for children with autism[J]. Journal of Autism and Developmental Disorders, 27（3）: 233-243.

Kumar R, Anstey KJ, Cherbuin N, et al, 2008. Association of type 2 diabetes with depression, brain atrophy, and reduced fine motor speed in a 60- to 64-year-old community sample[J]. Am J Geriatr Psychiatry off J Am Assoc Geriatr Psychiatry, 16（12）: 989-998.

Levy SE, Mandell DS, Schultz R. T, 2009. Autism[J]. Lancet, 374（9701）: 1627-1638.

Li X, Xiao S, Fang Y, et al, 2013. Validation of the general practitioner assessment of cognition - Chinese version（gpcog-c）in China[J]. Int Psychogeriatr, 25（10）: 1649-1657.

Liss JM, White L, Mattys SL, et al, 2009. Quantifying speech rhythm abnormalities in the dysarthrias[J]. Lang Hear Res, 52（5）: 1334-1352.

Logothetis NK, 2015. Neural-Event- Triggered fMRI of large-scale neural networks[J]. Curr Opin Neurobiol, 31: 214-222.

Lord C, Cook EH, Leventhal BL, et al, 2000. Autism spectrum disorders[J]. Neuron, 28（2）: 355-363.

Lucke-Wold BP, Turner RC, Logsdon AF, et al. 2015. Common mechanisms of alzheimer's disease and ischemic stroke: the role of protein kinase C in the progression of age-related neurodegeneration[J]. Journal of Alzheimers Disease, 43（3）: 711-724.

Lund K, Oestergaard LG, Maribo T, 2014. Reliability and internal consistency of the Danish version of Loewenstein Occupational Therapy Cognitive Assessment 2nd Edition（LOTCA-II/D）. Scand J Occup Ther, 21（6）: 473-478.

Macgregor LJ, Difrancesco S, Pulvermüller F, et al, 2015. Ultra-rapid access to words in chronic aphasia: the

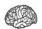

effects of Intensive Language Action Therapy（ILAT）[J]. Brain Topogr，（28）: 279-291.

Martorana A, Koch G, 2014. Is dopamine involved in Alzheimer's disease? [J]. Frontiers in Aging Neuroscience, 6: 252.

Mazmanian P E, Kreutzer J S, Devany C W, et al, 1993. A survey of accredited and other rehabilitation facilities: education, training and cognitive rehabilitation in brain-injury programmes[J]. Brain injury, 7（4）: 319-331.

McCrea M, Pliskin N, Barth J, et al, 2008. Official Position of the Military TBI Task Force on the Role of Neuropsychology and Rehabilitation Psychology in the Evaluation, Management, and Research of Military Veterans with Traumatic Brain Injury.

McCurry SM, Edland SD, Teri L, et al, 1999. the cognitive abilities screening instrument（casi）: data from a cohort of 2524 cognitively intact elderly[J]. Int J Geriatr Psychiatry, 14（10）: 882-888.

Messina S, Patti F, 2014. Gray matters in multiple sclerosis: cognitive impairment and structural MRI[J]. Multiple Sclerosis International, 2014（10）: 609-694.

Miller E, 1980. Psychological intervention in the management and rehabilitation of neuropsychological impairments[J]. Behaviour Research and Therapy, 18（6）: 527-535.

Minzenberg MJ, Watrous AJ, Yoon JH, et al, 2008. Modafinil shifts human locus coeruleus to low-tonic, high-phasic activity during functional MRI[J]. Science, 322（5908）: 1700-1702.

Muhle R, Trentacoste SV, Rapin I, 2004. The genetics of autism[J]. Pediatrics, 113（5）: 472-486.

Nakajima S, Gerretsen P, Takeuchi H, et al. 2013. The potential role of dopamine D（3）receptor neurotransmission in cognition[J]. European Neuropsychopharmacology: the Journal of the European College of Neuropsychopharmacology, 23（8）: 799-813.

Nardone R, Holler Y, Thomschewski A, et al. 2014. Dopamine differently modulates central cholinergic circuits in patients with Alzheimer disease and CADASIL[J]. Journal of neural transmission（Vienna, Austria: 1996）, 121（10）: 1313-1320.

Ogawa S, Tank DW, Menon R, et al, 1992. Intrinsic signal changes accompanying sensory stimulation: functional brain mapping with magnetic resonance imaging[J]. Proc Natl Acad Sci USA, 89（13）: 5951-5955.

Otal B, Olma MC, Flöel A, et al, 2015. Inhibitory non-invasive brain stimulation to homologous language regions as an adjunct to speech and language therapy in post-stroke aphasia: a meta-analysis[J]. Frontiers in Human Neuroscience, 9: 236.

Pajareya K, Nopmaneejumruslers K, 2011. A pilot randomized controlled trial of DIR/Floortime™ parent training intervention for pre-school children with autistic spectrum disorders[J]. Autism, 15（5）: 563-577.

Palmer P, Cooper C, Enderby P, et al, 2015. Clinical and cost effectiveness of computer treatment for aphasia post stroke（Big CACTUS）: study protocol for a randomised controlled trial[J]. Trials,（16）: 18.

Parente R, Stapleton M, 1993. An empowerment model of memory training[J]. Applied Cognitive Psychology, 7（7）: 585-602.

Park S, Cho S, Cho C, et al, 2012. Sleep problems and their correlates and comorbid psychopathology of children with autism spectrum disorders [J]. Research in Autism Spectrum Disorders, 6（3）: 1068-1072.

Perry EK, Marshall E, Thompson P, et al, 1993. Monoaminergic activities in Lewy body dementia: relation to hallucinosis and extrapyramidal features[J]. Journal of Neural Transmission Parkinson's Disease and Dementia Section, 6（3）: 167-177.

Peters R, Beckett N, Pereira L, et al, 2015. The clock drawing test, mortality, incident cardiovascular events and dementia[J]. Int J Geriatr Psychiatry, 30（4）: 416-421.

Polimeni MA, Richdale AL, Francis AJP, 2005. A survey of sleep problems in autism, Asperger's disorder and typically developing children[J]. Journal of Intellectual Disability Research, 49（4）: 260-268.

Power E, Thomas E, Togher L, et al, 2015. Development and validation of Australian aphasia rehabilitation best practice statements using the RAND/UCLA appropriateness method[J]. Bmj Open, 5（7）: e007641.

Ramirez M, Teresi JA, Holmes D, et al, 2006. Differential item functioning（dif）and the mini-mental state examination（mmse）overview, sample, and issues of translation[J]. Med Care, 44（11）: 95-106.

Richdale AL, Schreck KA, 2009, Sleep problems in autism spectrum disorders: prevalence, nature, & possible biopsychosocial aetiologies[J]. Sleep Medicine Reviews, 13（6）: 403-411.

Richeimer J, 2006. Familiarity and the inferential theory of perception[J]. Theory & Psychology, 16（4）: 505-525.

Robson H, Zahn R, Binney RJ, et al, 2014. . The anterior temporal lobes support residual comprehension in Wernicke's aphasia [J]. Brain,（137）: 931-943.

Roley SS, Brayman SJ, Anthony P, et al, 2008. Occupational therapy practice framework: domain and process[J]. The American Journal of Occupational Therapy, 62（6）: 625.

Rusz J, Hlavnic ka1 J, Cmejla R, et al, 2015. Automatic evaluation of speech rhythm instability and acceleration in dysarthrias associated with basal ganglia dysfunction [J]. Front Bioeng Biotechnol, 3（24）: 104-115.

Sabri O, Kendziorra K, Wolf H, et al, 2008. Acetylcholine receptors in dementia and mild cognitive impairment[J]. Eur J Nucl Med Mol Imaging, 35（1）: S30-S45.

Sachdev PS, Lipnicki DM, Crawford JD, et al, 2014. Progression of cognitive impairment in stroke/TIA patients over 3 years[J]. Journal of Neurology, Neurosurgery, and Psychiatry, 85（12）: 1324-1330.

Sanabria-Diaz G, Martínez-Montes E, Melie-Garcia L, 2013. Glucose metabolism during resting state reveals abnormal brain networks organization in the Alzheimer's disease and mild cognitive impairment[J]. PLos One, 8（7）: e68860.

Schmidt R, Launer LJ, Nilsson LG, et al, 2004. Magnetic resonance imaging of the brain in diabetes: the Cardiovascular Determinants of Dementia（CASCADE）Study[J]. Diabetes, 53（3）: 687-692.

Schopler E, Reichler RJ, Rochen Renner B, 2002. The Childhood Autism Rating Scale（CARS）[M]. Los Angeles: Western Psychological Services.

Serdar SN, Erguvan T K, Murat V, et al, 2010. Psychometric properties of the turkish versions of three different clock drawing tests in patients with dementia[J]. Nöropsikiyatri Arisivi, 47（2）: 91-95.

Seyedabadi M, Fakhfouri G, Ramezani V, et al, 2014. The role of serotonin in memory: interactions with neurotransmitters and downstream signaling[J]. Experimental Brain Research, 232（3）: 723-738.

Shivamurthy VK, Tahari AK, Marcus C, et al, 2015. Brain FDG PET and the diagnosis of dementia[J]. AJR Am J Roentgenol, 204（1）: W76-W85.

Siegel B, 2013. Pervasive Developmental Disorders Screening Test（PDDST）[M]. In: Encyclopedia of Autism Spectrum Disorders. New York: Springer, 2211-2215.

Vermeiren Y, Van Dam D, Aerts T, et al, 2014. Monoaminergic neurotransmitter alterations in postmortem brain regions of depressed and aggressive patients with Alzheimer's disease[J]. Neurobiology of Aging, 35（12）: 2691-2700.

Walsh MN. 2015. Assessment of cognitive impairment: the Holy Grail of risk prediction[J]. Circ Heart Fail, 8（1）: 2-4.

Wang Y, Saykin AJ, Pfeuffer J, et al, 2011. Regional reproducibility of pulsed arterial spin labeling perfusion imaging at 3T. Neuroimage, 54（2）: 1188-1195.

Weintraub D, Doshi J, Koka D, et al, 2011. Neurodegeneration across stages of cognitive decline in Parkinson disease[J]. Arch Neurol, 68（12）: 1562-1568.

Welvaert M, Rosseel Y, 2014. A review of fMRI simulation studies[J]. PLos One, 9（7）: 101953.

Wepman J M, 1951. Recovery from Aphasia[M]. New York: Ronald Press Co.

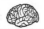

Willette AA，Xu G，Johnson SC，et al，2013. Insulin resistance，brain atrophy，and cognitive performance in late middle-aged adults[J]. Diabetes Care，36（2）：443-449.

Wing L，Gould J. 1979. Severe impairments of social interaction and associated abnormalities in children：Epidemiology and classification [J]. Journal of Autism and Developmental Disorders，9（1）：11-29.

Wu CR，Lin HC，Su MH，2014. Reversal by aqueous extracts of Cistanche tubulosa from behavioral deficits in Alzheimer's disease-like rat model：relevance for amyloid deposition and central neurotransmitter function[J]. BMC Complementary and Alternative Medicine，14：202.

Yamada M，Mimori Y，Sasaki H，et al，2000. Cognitive dysfunction among the elderly evaluated by the cognitive abilities screening instrument（casi）[J]. Nihon Ronen Igakkai Zasshi，7（1）：56-62.

Zangwill O L，1945. Psychological Work at the Edinburgh Brain Injuries Unit[J]. British Medical Journal，2（4416）：248.

Zangwill O L，1947. Psychological aspects of rehabilitation in cases of brain injury[J]. British Journal of Psychology General，37（2）：60-69.